任声权 袁 斌 编著

人体<small>的</small>长城

免疫

中国科学技术大学出版社

内 容 简 介

本书全面地介绍了免疫学的基础知识。重点梳理了关于人体免疫系统的99个问题,采用问答形式,将知识点逐个"攻破"。内容涵盖免疫的演化、免疫器官和组织、免疫分子、免疫应答、免疫耐受、免疫调节、超敏反应、免疫疾病、免疫技术、免疫与人体健康等。以事实为根本,提示广大读者在生活中正确地运用所学的知识,主动地保护自己,提高自身的免疫力。本书语言通俗易懂,言简意赅,注重有价值的知识分享和有趣味的科普传播。

本书适合大众阅读。

图书在版编目(CIP)数据

人体的长城:免疫/任声权,袁斌编著.--合肥:中国科学技术大学出版社,2024.6
ISBN 978-7-312-05975-9

Ⅰ.人… Ⅱ.①任…②袁… Ⅲ.免疫学—问题解答 Ⅳ.R392-44

中国国家版本馆CIP数据核字(2024)第088093号

人体的长城:免疫

RENTI DE CHANGCHENG:MIANYI

出版	中国科学技术大学出版社
	安徽省合肥市金寨路96号,230026
	http://press.ustc.edu.cn
	https://zgkxjsdxcbs.tmall.com
印刷	合肥市宏基印刷有限公司
发行	中国科学技术大学出版社
开本	787 mm×1092 mm 1/16
印张	13
字数	269千
版次	2024年6月第1版
印次	2024年6月第1次印刷
定价	39.00元

序 一

我们身处的时代正以史无前例的方式拓展着人类认知的新疆域。在科学技术高速发展并以前所未有的速度改造人类社会组织形式的今天，我们迫切需要建设更高水平的科学普及体系，培养更多具有科学精神和批判性思维能力的人才，培养新一代的科学家、医生和工程师以实现创新驱动发展的国家战略。为了达成这个目标，国家印发了《关于新时代进一步加强科学技术普及工作的意见》，要求各地区各部门结合实际认真贯彻落实。其中健康科普是全域科普体系中的重要一环。

我的学生任声权，很早就开始科普写作，在中国人民解放军军事医学科学院读硕士期间，院报上就登载过他的"豆腐块"文章。目前呈现给读者的《人体的长城：免疫》，用问答的方式介绍了免疫的三大功能，提出了增强免疫功能的实用策略，从根本上改变了那种"深奥难懂"的科普写作模式，使读者能真正全面地了解和掌握免疫系统的来龙去脉，在生活中正确地运用所学的知识，主动把握好自己的健康。

该书的两位作者都是年轻学者，且该书经过资深的免疫学专家审读，是一道色香味俱全的大餐。社会需要给年轻学者一个展示的平台，他们虽然偶尔也会犯错，但是就像免疫系统一样，也是在不断完善之中，还有进步的空间，可谁又不说它是我们身体的铜墙铁壁呢？期待广大读者对《人体长城：免疫》有良好的反馈。

中国工程院院士

序　二

在收到任声权老师传来的这本主要介绍人体免疫系统的书稿之前,我正在为公司内部员工进行抗体产品技术知识的培训而发愁,所以一口气读完了全书,非常兴奋。

这本书的定位是科普类的读物,用尽可能通俗的语言非常系统地对相关知识进行了介绍。在我学习的所有学科知识中,个人认为分子生物学、基因科学当然也包括免疫学等是最难的知识领域,甚至比量子力学还要难。难的原因是多方面的,虽然这个领域的知识很可能是描述我们人体自身的,但它们属于微观的、看不见摸不着的对象,描述它们的概念术语也常常比较晦涩,如同天书一般,如嘌呤等。即使我们在体检时经常会遇到的概念,如转氨酶、抗体IgG、IgM等,可能也不明所以。更重要的是,很多概念术语的起源比较复杂,因此,如果不了解这些概念是怎么来的,往往会对此一头雾水。这些术语的形成有多种不同的途径,有完全以对技术本身的描述来起名字的,这类术语相对来说是比较好理解的。如二氧化碳,从术语本身就知道是两个氧原子与一个碳原子形成的化合物。但有很多术语并不是或并不完全是对技术本身的描述,在这种情况下往往就会造成理解的困难。例如基因科学中的很多术语来自于信息科学,但又不完全是技术上严格对应信息科学的含义,如转录、密码、翻译、模板等,这些就会对理解产生巨大困扰。

有些术语是来自于最初发现的相关物,如鸟嘌呤最初是在鸟粪中发现的,由此得名;B细胞的起名也是如此,它是1965年在鸡的法氏囊(Bursa of Fabricius)中发现的,当时简单地认为这就是产生B细胞的地方,因此就取名为B细胞。这个研究结果记载于1965年1月麦克斯·戴尔·库珀等人在《自然》期刊发表的研究论文中。事实上在更早的1956年《家禽科学》上刊登的一篇论文中,库珀等人就关注到鸡的法氏囊对免疫系统的显著影响。1974年在哺乳动物的骨髓(Bone marrow)中也发现了B淋巴细胞,奇妙的是其第一个英文字母开头也是"B"。由此可见,B细胞中的"B"字只是与发现时的特定情况有关系,并不是一个纯技术性的描述。如果没有对这些概念起源所作的介绍,人们可能会很难理解为什么要起这些名字。

该书不仅对概念最初的发现过程有所介绍,而且对免疫系统的生物进化来源也进行了系统的介绍。例如对微生物、植物和动物的免疫系统也有详细的介绍,可以极大地拓宽读者的视野。爬行动物、两栖动物和硬骨鱼体内的B-1细胞,它们既可以产生抗体,也具有吞噬功能,这使人们认识到人体内的B细胞是从吞噬细胞进化而来的,并在进化过程中丢失了吞噬功能。这样尽可能从整个生物界的免疫系统的比较中,让人们对人体自身的免疫系统有更深的理解。

对以上这些问题的解答,充分体现了一本科普书所起到的作用。作者在书中对各个概念有系统的介绍,极大降低了人们理解相关概念的难度。

如果就此认为该书仅仅具备科普作用,很可能会低估它的意义。现代科学除了向狭窄的细分领域发展外,也同时跨学科横向发展。甚至于在最专业细分领域能钻多深,也可能取决于在相关领域的知识储备有多广。该书对免疫系统各个相关领域有非常广泛、系统的介绍,并且汲取了大量最新学术期刊论文的研究成果。因此,该书对相关领域研究者也具有非常重要的价值。

看完全书后我有一个很深的体会:人类的疾病与免疫系统具有最重大的关联性。所谓"中医"和"西医"事实上已经在免疫系统上取得了统一。人体内本来就存在很多病原体与免疫系统共生。即便是生活环境中人体外的病原体,事实上也时常与人平衡共生。只是在人体因各种原因导致免疫能力下降时,平衡被打破,相应的病原体不再受约束而大量繁殖,由此致人生病。因此,免疫系统是病原体和人体系统自身两方面的平衡和统一。免疫系统,是人的第一医生,是保持人自身健康最重要的课题,这正是书名中"人体的长城"的含义所在。我们每一个人都应当对其有深刻的了解。

汪涛

2023年11月18日于北京

前　　言

春风杨柳万千条,六亿神州尽舜尧。

红雨随心翻作浪,青山着意化为桥。

天连五岭银锄落,地动三河铁臂摇。

借问瘟君欲何往,纸船明烛照天烧。

(毛泽东《七律二首·送瘟神·其二》,1958年)

直到现在,这依然是我非常喜爱的诗歌之一。春风吹拂,杨柳新绿,六亿人民意气风发,个个都像古代的尧舜一样。落花随着自己的心意翻波逐浪,青山有意化崎岖险阻为康庄大道,而其主题却是送瘟神。瘟,在中国的话语中意味着流行性急性传染病,是一种发热、没有生气的状态。常与"疫"连用,语言学家孙玉文在《语言学微刊》上发表《说"瘟疫"中"瘟"的语源》,得出结论说:"这两个词得名的理据各异,'疫'得名强调外部影响,'瘟'强调症状表现,因此人们有了'疫',还需要有一个'瘟'。"从而,瘟疫成了流行性急性传染病的代名词。

我们不久前才从一场大的疫情中走出,疫情面前,人人如临大敌,不敢掉以轻心。大疫三年,人间百态,疫霾过去,大家的生活业已恢复正常。有人说,在有效疫苗和药物被研发出来之前,免疫力是预防和治疗新冠肺炎的唯一"武器"。在公共卫生事件面前,免疫力为何如此重要?

其实,当我们说免疫力为什么如此重要之时,它是有一套实实在在的生命机制在支撑运作的。生命与生俱来就拥有一位世界上最好的医生——免疫系统,原因很简单,没有免疫我们就活不下来。当免疫系统正常运作的时候,它是一道强大的防线,能有效抵抗大多数的疾病,保护我们的身体免受细菌、病毒等侵害,就如我国传统医学中所说:"正气存内,邪不可干。"

人体免疫可分为非特异性免疫和特异性免疫。非特异性免疫又称先天免疫

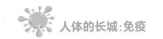

或固有免疫,是指机体先天具有的正常的生理防御功能,对各种病原微生物和异物的入侵都能做出相应的免疫应答。它和特异性免疫一样都是生命在漫长进化过程中获得的一种遗传特性。简而言之,就是没患病产生的免疫。

特异性免疫又称获得性免疫或适应性免疫,是生命经后天感染(病愈或无症状的感染)或人工预防接种(菌苗、疫苗、类毒素、免疫球蛋白等)而使机体获得的抵抗感染能力。一般是在微生物等抗原物质刺激后才形成的(免疫球蛋白、免疫淋巴细胞),并能与该抗原起特异性反应。简而言之,就是患病后产生的免疫。

当抗原物质入侵机体以后,首先发挥作用的是非特异性免疫,而后产生特异性免疫。人体内免疫系统有很多的"哨兵",当病毒入侵后,免疫系统首先对病毒进行攻击、吞噬和识别,然后把识别信息通过细胞发送给后方"工厂",最后由"工厂"产生大量抗体和攻击性T细胞,接着融合并消灭病毒。对于特别小的病原体,抗体的作用特别重要。对于那些抗体不能完全"剿灭"的病毒,T细胞就会特异性地对病毒进行攻击。

通俗而言,自身的免疫系统就像一个军队,里面有空军、海军、陆军等各类军人,当"敌人"攻击人体时,健康的免疫系统就会立即投入战斗。两军交战,自然是兵强马壮的一方胜出。但一支羸弱的军队很快就会对入侵者投降——当身体营养失调等原因,导致免疫系统过分虚弱时,我们就会生病。例如流感流行,免疫力低的人被传染的概率就要大很多。

当然,免疫系统紊乱也不行,其功能的亢进会对自身器官或组织产生伤害。就类似于一个国家的军队在没有外敌入侵的情况下对着自己的老百姓滥施攻击,红斑狼疮、牛皮癣等疾病都属于免疫系统的盲目攻击造成的。

对于如何提高免疫力,医学上有一个"社会-心理-躯体"模式,指的是社会上很多因素会影响心理变化,从而刺激身体产生相应的激素。人类在进化过程中,适量的身体和心理刺激对于提升免疫力是有利的,但是极大的压力会对身体造成恶劣影响,比如迅速生长的白发。对于这种情况,保证营养丰富的饮食、积极的心理状态、适当的身体锻炼,读读古代哲学书籍都能够缓解压力,提高免疫力。

免疫系统是一个开放的、复杂的系统,现在的科学越来越重视基础免疫学。提高免疫学和生物科学中其他学科的协同作用,特别是将系统基因组学与免疫机制和遗传、发育、进化有机地结合起来,对进一步揭示生命的最重要的问题有很大促进作用。随着对免疫学的认识不断深入,我们越来越清楚地知道免疫学的基本框架和提高免疫力的途径。

学习免疫学已经几十年了,时常还是觉得其中深藏着奥秘,"莫见乎隐,莫显乎微"。2023年8月,我国科学家首次报道自然杀伤细胞失去抗肿瘤功能关键机制,中国科学技术大学与安徽医科大学第一附属医院的研究团队对肿瘤内NK细胞膜拓扑结构的变化是否与免疫突触的形成相关问题进行了研究,该成果发表在 *Nature Immunology* 上,说明免疫学是不断进步的。但想看懂这篇论文,需要一定的基础,所以做好免疫学科普势在必行,本书就是一种尝试。

很早就想写一部免疫科普方面的著作了,这个想法可以追溯到大学的免疫学课堂之上,当时老师把免疫学讲得绘声绘色,但是我对免疫的理解还是教科书水平,直到工作多年后,有亲人受到免疫疾病的困扰,我又像一个小学生一样咨询起我的以免疫学为治学鹄的的同学——目前已经是大学教授的袁斌老师,他的回答出乎意料地准确、简练。于是我萌生想法:能不能把免疫学基本知识以喜闻乐见的形式表达出来? 让大家在学习的时候"寓教于乐",摒除枯燥、乏味、不易理解而且不易抓住关键的痛苦,也是功德一件,何乐而不为呢? 他为我提供了很多素材,然后由资深的免疫学专家把关,最后经过语言润色,形成通顺、简洁、凝练的文本,不可谓不用心用意。

人类本身就是一个奇迹,当我们环顾四周,目力所及之处,皆潜伏着无数细菌,它们伺机侵入我们的身体,试图从温暖宜居的环境、可口的蛋白和丰富的能量来源里分一杯羹,但我们人体成功地挡住了各种侵袭,免疫系统厥功至伟。

我们如何更好地保护自己,快速地提高免疫能力,我们不妨多问自己几个问题——当然,即使你不问一些问题,也不知道细胞因子有什么作用,你的身体仍然很清楚谁是谁、谁在做什么、要去哪里,谁又说不是呢? 但是我们还是希望本书能帮读者理解几件事情,甚至让读者时不时开怀一笑(临床表明,多笑笑有益健康),事实上,只要读者快乐地阅读几个问题,我们对免疫学科普的努力就已经达成了。

鉴于笔者知识水平有限,书中难免存在疏漏之处,恳请读者批评指正,以使本书更加完善。

任声权

2023年11月

目　　录

绪　言

我们的免疫系统已经演化了数亿年,从我们的祖先还是一个小不点大的动物开始,通过不断与周遭演化的环境进行互动,我们的免疫系统逐渐地形成了。

我们先不妨考虑一下那个非常刁钻的病毒:感冒病毒。

它实际上并不是"一种"病毒,而是超过200种能够引起类似症状的一系列病毒。但是,感冒病毒本身几乎不会直接导致这些症状。大多数的喷嚏和鼻涕都是自身免疫系统对这种几乎无害的病毒做出的炎症反应。

虽然感冒的感觉很糟糕,但这还只是免疫应答出错的相对无害的例子。更严重的一些,比如自身免疫疾病,让不少人吃尽了苦头。免疫系统对无害的感染过度反应,甚至对环境中无害的物质过度反应,或者更糟的是,它受了误导去攻击体内的其他细胞。

这可能是由三个因素导致的。第一,现如今大部分人生活的环境里基本没有严重的传染性疾病了。但是,在人类历史上的绝大多数时间里,传染性疾病是夺走大多数人类生命的罪魁祸首。我们已经采取了一些措施来清除它们(稍后我们还会展开讨论),这意味着,那些以前也许会死于黑死病、肺结核、天花等疾病的人,在现在会存活下来,但有更多的机会患上自身免疫病(或癌症、心血管疾病等其他疾病)。

第二,我们的免疫系统已经在充满病菌的环境里演化了数千年,而这些病菌的突然消失(从演化的尺度而言,这的确是突然的,因为只有几代人而已)让免疫系统陷入了混乱。

第三个因素也很简单,但如果你不习惯用演化的思路思考,也许会发现有点难以接受。其实,我们对于免疫系统并不完美这个事实本不必惊讶。人类的免疫系统是缓慢演化的,除了变动不居的环境条件,并没有受到任何其他因素的指引。免疫系统的演化目标是足够好,而不是完美。它的任务是,在不耗费太多资源的情况下,确保身体有相当大的把握顺利度过婴儿期、儿童期、青春期并进入成年,进而繁衍更多人类,如是生生不息。

当研究人员试图回答免疫系统如何变成今天这副模样的时候,他们并没有太多的实质性证据可以依靠。因为免疫系统的成分,即使是较大的部分,也不像骨骼那样是坚固的,这为研究免疫系统的演化带来了许多困难。它们较柔软,而且容易变形,也不会形成化石,因此,化石记录不会提供任何关于我们祖先免疫系统的证据。我们无从得知它们以前是什么样子,只能从现存的其他物种里寻找旁证,这是我们唯一的依靠。我们可以仔细观察不同系统之间的异同,从而对共同的祖先做出最合理的推演。通过这种方式来发现事实并不容易,我们目前得到的图景并不完整,而且在可见的未来也将依然如此。即使是我们自身的免疫系统,我们仍在探索、发现它的组分与工作机制。而对其他物种免疫系统的研究,我们目前也只是知道皮毛。尽管如此,我们当前了解到的内容已经非常具有启发性了。

在演化的过程中,我们跟其他物种渐行渐远,各自在不同的环境下发育出了不同的体型,形成了不同的生活方式,当然,也形成了与此配套的各不相同的免疫系统。我打算重新追溯这个演化的进程,做一次时间旅行,探讨不同物种的免疫系统:它们是如何应对感染的?它们的防御系统跟我们的有哪些异同?不同系统之间是否有共同特征?

(温馨小提示:没错,存在共同特征。)

稍后我们会谈及关于免疫与演化的一些更有趣的侧面知识:免疫逃逸(病原体试图躲避宿主的免疫应答)、卫生假说(hygiene hypothesis,试图解释为什么在目前更干净、更安全的世界里,过敏的人越来越多);最后,我还会谈到行为免疫——生物体通过改变行为,而不是通过抗体、杀伤细胞或者我们讨论过的任何免疫机制,来应对感染。

大约15年前,我看到一个游戏,在游戏中,玩家可以创造出一个假想的物种,可以决定关于它的任何参数(它有多大,是否能飞,是否有毛),然后我们让它在游戏里自由活动,在它的环境中生活几百万年(在虚拟空间里),再看它的表现如何;然后,你可以对这个物种进行修改(这是游戏中的演化部分),让它重新自由活动。玩家一开始设计的物种是一个单细胞生物,它需要生存、演化,进而发育成更复杂的生物体,这样才能解锁更高级别的游戏。再往后玩,这个物种会有智力,能建立社会,并进行星际旅行。仅仅维持在单细胞状态,或是只在自己的小池塘里活动,都无法赢得游戏。后来我再也没见过这个游戏。

这个游戏进阶背后的逻辑也被称为向着特定目标的演化,换言之,演化进程多少有一个终极目标。它的目标通常就是智能生命,这相当迎合人类的虚荣心,因为人类碰巧就有智能,这意味着,全部演化的要义就是制作出人类(当然,我猜还有黑猩猩、大猩猩、海豚和章鱼等)!

虽然这么想可能有一定的吸引力,不过,演化其实并不是这样发生的。我并不是要诋毁这款游戏;就游戏而言,它不算差,而且没有理由要求一个视频游戏百分之百地符合科学原理。但是,我们要知道,在这个公平的地球上,绝大多数生物甚至都没有演化出脊髓,更谈不上智力,但一样生存繁衍。类似的,我们对自己超乎寻常的适应性免疫系统大书特书,但是它也非常复杂,而且需要时间去发育、成熟。大多数物种都没有费这些力气,来演化出真正的适应性免疫系统,而是选择了一些更廉价的替代选项将就着过。目前,主流免疫学者的观点是,我们的先天免疫系统反映了我们更早期的演化过程,而更复杂、更特化的适应性免疫系统是哺乳动物后期才发育出来的"第二梯队"。因此,我们在那些更"低等"的生物体中可能找不到如此复杂的免疫机制……

当然,大自然并不一定按照我们的期望行事。即使是那些我们视为"初级"的生物体,比如细菌或者无脊椎动物,也像我们一样活到了21世纪,这意味着,它们和我们一样经历了地球上亿万年的演化。如果我们用代际时间,而不是地球公转时间来算(就演化而言,这样更有道理),这些生命形式有一个显著的优势——它们的寿命更短,它们比我们经历了更多的突变与自然选择的循环。

我可以从对比哺乳动物的免疫系统开始,但是事实上我们的区别很小。所以,我们不妨上溯几十万年:爬行动物和鸟类的免疫系统是什么样的? 它们和我们的区别何在?

现在,我们已经发现了一些区别:一些调控通路的细节有所不同,产生抗体、分泌抗体需要的时间也有差异(两栖动物更慢,鸟类更快)。哺乳动物的先天免疫应答似乎更强烈,而爬行动物的免疫应答则会随着体温的变化、季节的变迁而波动。无论如何,我们免疫系统的基本成分它们都有,而且看起来与我们的也很像,这意味着在我们分化成不同的物种之前,它们已经出现了。不消说,霸王龙也有T细胞。

让我们再往前追溯3亿年:两栖动物是什么情况? 依然是看起来差不多的细胞、抗体等。它们的先天免疫系统也很多样,包括许多抗菌肽和小的蛋白分子,比如防御素和马盖宁。在自然界中,我们到处都可以发现这样的多肽。人体里也有,特别是在皮肤和黏膜表面,比如,我们眼泪和鼻涕里的溶菌酶就可以杀死细菌,但是在两栖动物里,这类多肽最为重要,或者说起码被研究得最为充分。

说到多肽,人类的补体系统里也有许多抗菌肽,工作原理也很类似。在许多其他物种里,包括无脊椎动物,比如在珊瑚和海葵里,研究人员也发现了类似补体的系统,其成分和调控机制都很类似。这似乎说明,这套系统有十分古老的演化历史。两栖动物也像我们一样有免疫记忆,一样对抗体基因进行重排,然后进行克隆、筛选。最近,一个让人大跌眼镜的发现是:有些爬行动物、两栖动物和硬骨鱼似乎有一种类型的B细胞,叫作B-1细胞,它们可以产生抗体(跟我们的一样),但它们也有吞噬功能,换言之,这些B细胞也能够吞噬细菌(我们的B细胞则不可以)。这也许意味着,在遥远的过去,B细胞起源于吞噬细胞,后来逐渐失去了吞噬功能,同时逐渐发育出了分泌抗体的功能,让先天免疫系统里的巨噬细胞和其他吞噬细胞来执行吞噬细菌的功能。现在,研究人员从昆虫和人类中都发现了B-1细胞。2012年,研究人员又在小鼠中鉴定出了吞噬型B-1细胞,这使人进一步猜想,我们自己的某些B-1细胞可能也有吞噬功能。这种细胞类型就像是某种"活化石",记录了适应性免疫系统出现之前的岁月。为了更好地理解此事,我们设置了免疫童子和长寿星人两个人物,通过对话的方式,跟大家介绍免疫系统的来龙去脉。

我们再向前追溯大约5500万年,回到海洋;我们也是在这个时候跟鱼分道扬镳的。鱼类的免疫系统是什么样子的?

这里,我们再次看到了同样的故事:同样有B细胞和T细胞,同样有抗体基因的重排,同样的基因编码与同样的识别抗原的组分。

让我们再后退一步,因为在这里情况开始变得有意思起来。你可能听说过"海里可不缺少鱼"这句俗语,这没错,但是鱼类可以分成两种截然不同的类型。许多年前,其中一类开始长出骨骼来,它们也就是我们的祖先,被称为硬骨鱼;另外一类,体内没有骨骼,它们的骨头由软骨组成,被称为软骨鱼,鲨鱼就是一种软骨鱼。

你可能听过这个说法:鲨鱼不会得癌症。它们的免疫系统接近完美,它们几乎不会得任何疾病,它们的免疫系统在过去几亿年里都没多大变化。是不是很神奇?可惜,这都是无稽之谈。没错,鲨鱼的免疫系统非常惊人,全身分布有许多有趣而且有效的抗菌和抗病毒分子,它们患癌症的概率也的确比人们通常预计的更低,但是鲨鱼仍然会患上各种疾病,包括肿瘤。除此之外,数百万只鲨鱼每年死于愚蠢。不是它们自己的愚蠢(就智力而言,鲨鱼还行),而是人类的愚蠢,特别是那些认为鲨鱼软骨产品可以"提高免疫力"、抗炎,甚至抗癌的江湖郎中。那种认为"鲨鱼有完美的免疫系统"的观念是由那些想通过卖软骨药而大赚一笔的药剂师推动的,这背后的研究也不可靠。真正的科学研究已经揭穿了这些骗人的把戏,但是依然有人在猎杀鲨鱼,依然把它们的骨骼碾碎,当成"神奇的药方"。所谓"鲨鱼的免疫系统从未改变过"的说法也经不起推敲。根据化石证据,我们的确发现今天的鲨鱼跟它几亿年前的祖先看起来没什么差别,显然,这让一些人认为,鲨鱼的其他方面也没有任何变化。但这里有一个重要区别:鲨鱼的体型解决的是在水中穿行的问题;鲨鱼的免疫系统解决的则是对抗病原体的问题。水环境没有发生演化,但是病原体却一直在演化。至此,想必你已经明白了。鲨鱼也有适应性免疫系统,也有完整可辨认的T细胞、B细胞、抗体以及各种其他成分。鲨鱼跟人类的适应性免疫系统也有许多差异,毕竟,我们分开的时间已经很久了。不过,它们在许多基本的细节上跟我们类似,我们可以自信地说,某种类似的适应性免疫系统在4亿年前(我们分开的时候)就已经出现并且发挥功能了。它们选择留在水里,发育出可以替换的锋利的牙齿,追逐鱼类,而我们(更准确地说,是那些不再是硬骨鱼的我们)则爬到岸上,失去了鳃,发育出了四肢;又过了许多年,我们回到海里,拍摄了一部关于鲨鱼及其锋利牙齿的惊悚电影。尽管如此,我们的免疫系统提醒我们,在不同的外表之下,鲨鱼和我们其实是失散多年的兄弟。但是,让我们沿着演化史再往前走一步,来到所有的脊椎动物分成两类——有颌与无颌脊椎动物——的时间节点。你也许没听说过还有无颌脊椎动物;老实说,这一类群后来活得不太好,只有两类动物避免了灭绝的厄运,活到了今天:七鳃鳗和盲鳗。这两类动物长得都比较可笑,它们看起来像是努力要长成鱼,但是好像不太合格——一直到最近,人们都认为它们并没有适应性免疫系统。也许它们不需要:第一批有颌脊椎动物可能是捕食者,而捕食者往往会活得更久,后代更少,而且一般更注重质量而不是数量。同样可以推断,它们在演化过程中对感染的抵抗力更强。鲨鱼、人类、其他鱼类以及所有有颌脊椎动物都有胸腺和脾脏,而且在各个物种里无论是形状还是功能看起来都比较类似,但是七鳃鳗和盲鳗就没有。研究人员仔细检查了无颌脊椎动物的基因组,发现它们也没有T细胞、B细胞或者抗原受体的重组基因。但是问题在于,它们实际上是有适应性免疫系统的——只是跟我们的不一样而已。这一点其实意义重大。我们以为我们的适应性免疫系统相当特殊,但是我们现在看到,适应性免疫系统在脊椎动物中似乎出现了两次,而且是独立演化出来的。这也许是一种经典的趋同演化(convergent evolution):正如鸟类和蝙蝠各自以不同的方式演化出了翅膀,无颌脊椎动物使用一种和我们一样的随机重排机制,来增加抗原受体基因的多样性,但是它们使用的是跟我们这些有颌脊椎动物完全不同的一套基因,这种重排机制使用的是不同的酶,做着完全不同的事情。与此类似,它们的淋巴细胞类型跟我们的也不一样。不过,它们的免疫系统看起来跟我们的一样有效。

　　由此追溯到很久很久以前,有很多问题同样令我们着迷:植物有没有免疫?寄生虫有没有免疫?藻类有没有免疫?蓝细胞有没有免疫?细菌有没有免疫?回答是肯定的,如何更好地理解这些问题,进入本书的正文吧!

第1章 免疫系统的进化

1. 古细菌的免疫系统是怎样的?

古细菌(archeobacteria)又叫作古生菌或原细菌,是一类很特殊的细菌,在生物化学和大分子结构上与真核生物和常见细菌都有很大差别,所以它们又被称作"第三类生命"。古细菌大致可分为三类:产甲烷细菌、极端嗜盐细菌和嗜酸嗜热细菌,大多生活在极端的生态环境中,比如大洋底部的高压热溢口、热泉、盐碱湖等。海水中的古细菌数量相当多,甚至能和原绿球藻、遍在远洋杆菌之类比较数量。古细菌在地球的碳循环与氮循环中可能有重要的作用。棕榈油厂的废水处理、啤酒厂废物的降解等早已利用产甲烷古细菌。一些有机化学工业使用从古菌那里取得的耐高温的酶。当你吃完晚饭躺在沙发上看电视的时候,可以想象古细菌跟细菌之类一起,在胃里帮你消化食物。

古细菌具有原核生物的某些特征,没有核膜和内膜系统,但它们也有真核生物的特征,如以甲硫氨酸起始蛋白质的合成,而典型细菌是甲酰甲硫氨酸,古细菌RNA聚合酶和真核细胞相似、DNA具有内含子并结合组蛋白。古细菌有很多自己独有的特征,也有很多介于细胞之间的特性。在形态学上,古细菌有扁平直角几何形状的细胞,而这在真细菌中从未见过。在中间代谢上,古细菌有独特的辅酶。如产甲烷菌含有F420、F430和COM及B因子。在有无内含子上,许多古细菌有内含子。在膜结构和成分上,古细菌膜含醚而不是酯,其中甘油以醚键连接长链碳氢化合物异戊二烯,而不是以酯键同脂肪酸相连。在呼吸类型上,严格厌氧是古细菌的主要呼吸类型。在代谢多样性上,古细菌单纯,不似真细菌那样有多样性,多样性才是王道。在分子可塑性上,古细菌比真细菌有较多的变化。在进化速率上,古细菌比真细菌缓慢,保留了较原始的特性。所以,从发现古细菌开始,人们对它的研究就充满了争论,并且从未停止。

越来越多的研究证实,细菌也存在与人体相似的免疫功能。像人类一样,古细菌同样有各种免疫系统来抵御它们的天敌——病毒等病原体,以及一些外源性质粒的干扰。

而研究最为深入的就是 CRISPR/Cas 系统，全称为成簇的规律间隔的短回文重复序列 (clustered regularly interspaced short palindromic repeats，CRISPR)/CRISPR 关联蛋白系统（CRISPS-associated protein system，Cas），它存在于 40% 的普通细菌和几乎所有的古细菌中。这种系统是唯一已知的在原核生物中一套以核酸为基础的适应性免疫系统，与哺乳动物的适应性免疫系统一样，它也具有特异性、多样性、记忆性等特点，这也改变了之前研究者一直认为的微生物免疫系统仅局限于固有免疫系统的认识。

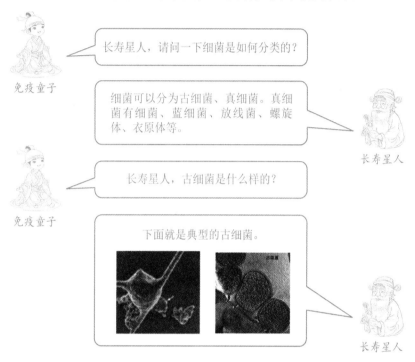

长寿星人，请问一下细菌是如何分类的？

免疫童子

细菌可以分为古细菌、真细菌。真细菌有细菌、蓝细菌、放线菌、螺旋体、衣原体等。

长寿星人

长寿星人，古细菌是什么样的？

免疫童子

下面就是典型的古细菌。

长寿星人

CRISPR/Cas 包括三种亚型：① Ⅰ型，广泛分布于细菌和古细菌中。它又包括六个不同的亚型（A~F），所有这些类型都编码 Cas3 基因。Cas 是一类特殊的蛋白质，可以切断 DNA 双链，从而在该系统的防御功能中起到重要作用；② Ⅱ型，只存在于细菌中，包括四个 Cas 基因：Cas9、Cas1、Cas2 和 Csn2 或 Cas4。Cas9 基因是该系统的一大亮点，它编码一个大型多功能蛋白，这个蛋白既参与 crRNA 生物合成也参与入侵 DNA 的降解；③ Ⅲ型，目前已鉴定出两个Ⅲ型系统（ⅢA 型和ⅢB 型），这些系统在古细菌中更为常见。ⅢB 型系统只能与其他 CRISPR 类型一起发挥作用。

CRISPR/Cas 免疫系统防御外敌入侵的过程包含以下步骤：病毒或噬菌体入侵的初期，CRISPR/Cas 复合物靶向裂解病毒基因组，并将其整合到自己基因组中 CRISPR 的位置，从而获得新的间隔序列；然后基因转录生成效应复合物——CRISPR RNA（crRNA）、Cas 蛋白和成熟 crRNA 聚集形成的复合物，可以切割入侵病毒的核酸，最终实现对入侵病毒 DNA 的干扰。Ⅰ、Ⅱ型切割双链 DNA，而Ⅲ型系统在底物识别和干扰机制上都具有更高的复杂性。

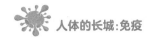

为了对抗古细菌的免疫防御系统,使自己能够不断繁殖,比细菌更微小的病毒同样进化出多种机制来对抗CRISPR/Cas系统,包括间隔序列或PAM的突变和anti-CRISPR蛋白(Acrs)。目前已经发现抑制CRISPR/Cas亚型Ⅰ-F、Ⅰ-D、Ⅰ-E、Ⅱ-A、Ⅱ-C、Ⅱ-A的Acrs,这些Acrs通常具有特异性,它们发挥作用的机制包括破坏CRISPR/Cas效应复合物与DNA的结合和底物的切割。

正如科研人员所说的:"人们常常低估了细菌的能力,不管细菌有多小,它们的免疫系统已经进化了数百万年,变得越来越先进。它们必须如此,因为病毒往往也非常复杂。"这也启示我们,可以从细菌免疫系统的视角出发,利用这种基因工具检测人体中的疾病,从而实现人类治疗特殊疾病的目的。CRISPR的应用目前主要集中于生物医药及发酵奶制品菌种改造和分子生物技术两方面。CRISPR/Cas9因在基因编辑上的优势使其迅速得到应用,成为日常实验中哺乳动物基因敲除手段之一。

目前,对古细菌的研究正在世界范围内升温,这不仅因为古菌中蕴藏着远多于另两类生物的、未知的生物学知识,它们还有助于阐明生物进化规律的线索,所以古细菌有着不可估量的生物技术开发前景。相信在未来的岁月中,这群独特的生物将继续向人们展示生命的无穷奥秘。

2. 细菌的免疫系统是怎样的?

人类是地球上的高级智慧生物。过去人们一直认为免疫是人体免疫系统特有的功能,而随着科技的进步和探究的深入,越来越多的研究证实,渺小的细菌也存在与人体相似的免疫功能,并且它们还有各种各样的免疫系统来抵御它们的"天敌"——病毒。

最早被发现的细菌免疫系统,是限制修饰(restriction-modification,RM)系统。典型的RM系统由限制性核酸内切酶和甲基化酶组成,这两种酶是成双成对的好伴侣,它们可以识别相同的DNA序列,发挥不同的作用。我们都知道DNA是由四种不同的碱基(A、T、C、G)交替排列而成,它们决定了DNA的特异序列。限制性核酸内切酶识别并裂解特定的、侵入体内的外源性DNA序列,而甲基化酶可以对同一识别位点的DNA进行甲基化修饰,从而保护自身DNA不被限制性核酸内切酶切断。

举个例子,细菌的天敌之一是噬菌体,它们是病毒的一种,不能完全依靠自己来产生后代,而是把细菌当作"加工厂",它们将自身的DNA注入细菌细胞,利用细菌体内的原料和能量来复制、生产出后代。当它们在细菌体内到达一定数量时,就会裂解细菌,释放出大量子代噬菌体,并继续入侵其他细菌。当细菌探测到噬菌体的外源DNA侵入体内,限制性核酸内切酶就开始发挥它的作用,识别噬菌体DNA的特异核苷酸序列并在特定的位置切断 DNA，从而使其降解，失去感染力。这时你会不会有疑惑，要是细菌自身 DNA 也有限制性核酸内切酶的识别位点怎么办呢？体型渺小却头脑聪明的细菌就产生了一种甲基化酶，可以对自身的 DNA 碱基进行甲基化修饰，相当于给它穿上了一层"防护服"，从而保护自身 DNA 不被降解。

RM 系统是细菌这种看似低等的原核生物在漫长的进化过程中形成的遗传信息保护机制，也是细菌免疫防御的胞内第一道防线，在噬菌体还未侵入细菌体内复制之前就能降解其 DNA，是 RM 系统的突出特点之一。"限制"如同特殊的刀，而"修饰"好比定制的盾。入侵细菌的外源 DNA 会被"限制"消灭，自身的 DNA 由于被"修饰"而得到保护。但是一旦"修饰"被破坏，"限制"会无节制地破坏细菌 DNA，最终导致细菌的死亡。

人类研究细菌的免疫系统，不仅是为了更深入了解细菌，并且更重要的是从这种微生物身上汲取知识，获取有用的信息来帮助人类自己。2020 年诺贝尔化学奖就颁发给了 CRISPR 基因编辑技术的创造者，而这项 CRISPR 技术最初就来源于细菌的免疫系统。在目前已经发现的 50% 的细菌、90% 的古细菌都拥有这种系统。

CRISPR——成簇的有规律间隔的短回文重复序列，这个名字看起来复杂，简单点说，CRISPR 是一个特殊的 DNA 重复序列家族，存在于细菌的 DNA 基因组中。这段特殊的核苷酸通常由短的、高度保守的重复序列组成，重复序列长度有 20~50 个核苷酸不等，重复次数最高可达 250 次。CRISPR 和人类获得免疫记忆的过程非常相像，并且和 RM 系统有着异曲同工之妙。CRISPR 也可以把外源 DNA 剪得七零八碎，使入侵的噬菌体、病毒无法发挥作用。而剪断 DNA 的剪刀——一种神奇的 Cas9 蛋白，和限制性核酸内切酶一样可以裂解噬菌体 DNA。

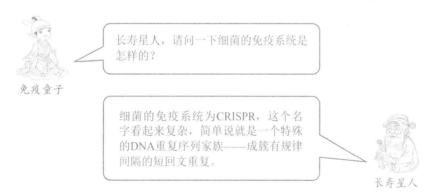

长寿星人，请问一下细菌的免疫系统是怎样的？

免疫童子

细菌的免疫系统为 CRISPR，这个名字看起来复杂，简单说就是一个特殊的 DNA 重复序列家族——成簇有规律间隔的短回文重复。

长寿星人

在噬菌体侵入的初期，CRISPR/Cas9 复合物首先裂解其基因组中的特殊序列，进而将其整合到自身的 CRISPR 序列，并且能被转录成 crRNA（CRISPR RNA），这种特异的 crRNA 可以针对性地干扰侵入的噬菌体 DNA。当相同的噬菌体再次入侵细菌时，crRNA 作为模板靶向噬菌体核酸的特殊序列通过碱基互补配对结合，降解其 DNA。这种过程就像人类的适应性免疫可以"记住"曾经入侵过机体的敌人，从而更精确快速地

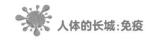
对他们做出防御和打击。

目前人类对细菌的免疫系统还处在起步阶段，对各种免疫机制细节的了解还比较粗浅，尤其是对各类机制之间的相互作用关系的了解就更少了。相信在未来，我们对细菌的免疫系统的了解会有更大的突破，以便把它应用到人类的相关领域，从而为人类做出更多贡献。

3. 真菌的免疫体系是怎样的？

真菌（fungi），在拉丁文中它的原意是蘑菇。它是一类具真核的、产生孢子的、无叶绿体的真核生物，包括霉菌、酵母以及其他人类所熟知的菌菇类。到目前为止已经发现了十多万种真菌。真菌独立于动物、植物和其他真核生物，自成一界。真菌的细胞有含甲壳素，能通过无性繁殖和有性繁殖的方式产生孢子。真菌具有真正的细胞核，没有叶绿素，是以吸收外界物质为营养方式的异养生物，一般都能通过无性繁殖和有性繁殖的方式产生孢子，细胞壁的主要成分为几丁质或纤维素，或两者兼有。

真菌营养生长阶段的结构称为营养体结构。绝大多数真菌的营养体都是可分枝的丝状体，比如我们生活中看到的发霉的霉菌，像一丛绒毛。单根丝状体称为菌丝，许多菌丝在一起统称菌丝体。菌丝在显微镜下观察时呈管状，可无限生长，但直径是有限的，一般为2~30 μm，最大的可达100 μm。此外，少数真菌的营养体不是丝状体，而是无细胞壁且形状可变的原质团或是具细胞壁的、卵圆形的单细胞，例如酵母菌等。

当菌丝体与寄主细胞壁或原生质接触后，营养物质因渗透压的关系进入菌丝体内。有些真菌的菌丝体生长到一定阶段，可形成疏松或紧密的组织体。菌丝组织体主要有菌核、子座和菌索等。菌核是由菌丝紧密交织而成的休眠体，内层是疏丝组织，外层是拟薄壁组织，表皮细胞壁厚、色深、较坚硬。菌核的功能主要是抵抗不良环境。但当条件适宜时，菌核能萌发出新的营养菌丝或从上面形成新的繁殖体。菌核的形状和大小差异较大，通常似绿豆、鼠粪或呈不规则状。子座是由菌丝在寄主表面或表皮下交织形成的一种垫状结构，有时与寄主组织结合而成。子座的主要功能是形成产生孢子的结构，但也有度过不良环境的作用。菌索是由菌丝体平行组成的长条形绳索状结构，外形与植物的根有些相似，所以也称根状菌索。菌索可抵抗不良环境，也有助于菌体在基质上蔓延。

有些真菌菌丝或孢子中的某些细胞膨大变圆、原生质浓缩、细胞壁加厚而形成厚膜孢子。它能抵抗不良环境，待条件适宜时，再萌发成菌丝。当很多菌丝聚集在一起时，会组成真菌的营养体，即菌丝体。菌丝一般分为两类：一类为无隔菌丝，即菌丝没有横隔壁,可视为一个单细胞,具有多个细胞核,如低等真菌中的根霉、毛霉、水霉等的菌丝;另一类是有隔菌丝,即菌丝具很多横隔壁,将其分隔成多个细胞,每个细胞中有一个、两个或多个细胞核。

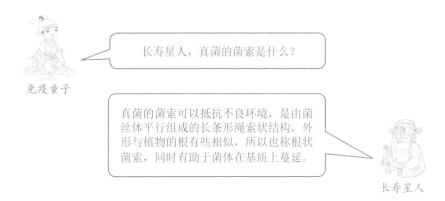

免疫童子：长寿星人，真菌的菌索是什么？

长寿星人：真菌的菌索可以抵抗不良环境,是由菌丝体平行组成的长条形绳索状结构,外形与植物的根有些相似,所以也称根状菌索,同时有助于菌体在基质上蔓延。

　　酵母菌是生活中常见的真菌,我们做馒头、面包发酵时必不可少的真菌就是它。酵母菌的生殖方式分无性繁殖和有性繁殖两大类,无性繁殖包括:芽殖、裂殖、芽裂;有性繁殖方式是产生子囊孢子。酵母菌体呈圆形、卵形或椭圆形,内有细胞核、液泡和颗粒体物质。通常以出芽繁殖为主;有的能进行二等分分裂;有的种类能产生子囊孢子。它广泛分布于自然界,尤其在葡萄及其他各种果品和蔬菜上更多;是重要的发酵素,能分解碳水化合物产生酒精和二氧化碳等。生产上常用的有面包酵母、饲料酵母、酒精酵母和葡萄酒酵母等。有些能合成纤维素供医药使用,也有用于石油发酵的。

　　我们生活中常吃的蘑菇、木耳也属于食用真菌。蘑菇从菌丝体逐渐生长成子实体,最终成为食用菌,属于腐生真菌中的一种,其体内并没有叶绿素的存在,因此不能直接在光照下进行光合作用。蘑菇生长过程中,主要是将培养料中的各类营养物质作为营养来源,从而实现生长发育。培养料一般由猪粪、牛粪以及磷肥等各类物质组成。

　　蘑菇可为我们的免疫系统提供基础支持,它包含在自然界其他地方无法找到的化合物。由于其强大效果,许多人正在使用蘑菇作为完整免疫力支持方案的基石,以实现长期健康。除免疫系统之外,现代研究表明,蘑菇菌丝体和子实体可以对我们身体的其他多个系统提供帮助。从活力到心脏健康,再到抗氧化剂,再到记忆支持,这一系列的巨大效益使蘑菇成为支持整体健康的焦点。

4. 藻类的免疫系统是怎样的？

　　地球上的所有生命,包括植物和动物,都有一个漫长的进化过程。大约35亿年前一直到4亿年前,地球上的植物仅为原始低等的菌类和藻类,如蓝藻和绿藻,它们起源于

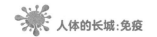

水,生长也离不开水。4亿年后,由一些绿藻演化出原始陆生维管植物——裸蕨。它们虽无真根,也无叶子,但可以生活在陆地上。裸蕨植物在泥盆纪末期绝灭,由它们演化出的各种蕨类植物成了当时陆生植被的主角。从二叠纪至白垩纪早期,历时约1.4亿年,由于气候变化和地壳运动,许多蕨类植物不适应当时环境而相继绝灭,裸子植物几乎覆盖了地球的表面。此时它们已经彻底可以离开水,适应陆地上的生长。顾名思义,裸子植物的种子没有果皮包被,种子直接裸露在外,比如松树、银杏树等。而最高等级的被子植物,是目前地球上种类最多、分布最广泛、适应性最强的优势类群,有完整的根茎叶、花、果实、种子。像我们日常所吃的苹果、桃子,外面的果肉就是"被子",将它们的种子包被在里面。

作为最低等的藻类植物,可只由一个细胞组成,或是多个细胞聚合成组织样的架构。但是藻类分布的范围极广,对环境适应性较强,即使在只有极低的营养浓度、极微弱的光照强度和相当低的温度下也能生活。从热带到两极,从积雪的高山到温热的泉水,几乎到处都有藻类分布。这些看似低等的藻类也有自己的一套免疫系统,它们虽然不如高等植物的免疫系统那样复杂、完整,但是它们依然能对病原菌做出积极的免疫防御。

高等植物是借助于细胞表面的模式识别受体(pattern recognition receptor,PRR)对外界入侵者进行识别。PRR在识别病原菌后,可以激活细胞内一系列信号传导通路,从而对"敌人"做出防御和进攻。而根据藻类在受到病原菌入侵时,也会产生和高等植物类似的化学防御物质,说明这些藻类中也存在着先天性免疫反应。

高等植物识别外界侵袭者的最直接反应是瞬时产生大量的活性氧(reactive oxygen species,ROS),积聚ROS可以直接消灭入侵者,也能作为一种信号物质引起其他一系列的免疫反应。当藻类受到外界侵袭时也有ROS的积聚,也存在与高等动植物相同的功能组成。研究人员发现,当用琼胶寡聚糖刺激红藻时,几分钟后就能在培养基中检测到过氧化氢(H_2O_2)的积聚。H_2O_2有很强的氧化能力,可以掠夺微生物、病菌的电子和原子,从而破坏其蛋白质的分子结构,使蛋白质变性,导致了病菌和微生物的死亡。

长寿星人,高等植物是怎样识别外界入侵者的?

免疫童子

高等植物识别外界侵袭者的最直接反应是瞬时产生大量的活性氧,积聚ROS可以直接消灭入侵者,也能作为一种信号物质引起其他一系列的免疫反应。

长寿星人

高等植物受病原菌攻击的部位会出现超敏性细胞死亡反应,这是一种保护性的"自杀"方式。在一些大型藻类中也有类似的响应,当它们被微生物感染后,经常会观察到细胞死亡。这些细胞牺牲自己和敌人"同归于尽",从而防止病原菌继续入侵。藻类植物识别病原菌后,ROS的积累对超敏性细胞死亡反应非常关键,因为当研究人员加入过氧化氢酶分解H_2O_2后,就能够减轻这种细胞死亡的症状,说明ROS参与了细胞程序性死亡反应。

另外,由于藻体没有高等植物的维管组织,并且整个生命史都被水环境包围,所以藻类还拥有动植物没有的免疫特性,会产生一些特异性的信号传递,如释放一些水溶性物质进行藻体间的交流。研究人员发现,海洋植物在受到入侵者侵害时能够警示同类的其他生物,比如当海螺咬噬藻类时,藻类释放的水溶性物质能够使其他没有受到入侵的植物被激活,产生具有防御作用的褐藻多酚,防止海螺的继续侵蚀。另外,借助空气传播的信号物质也可能存在,但具体机制还需要进一步探究。

目前对于藻类植物的免疫系统研究仅仅停留在一些零散的现象观察,具体的研究仍然很缺乏。我们对藻体细胞表面的受体蛋白对病原菌的识别,藻体本身或藻体之间免疫防御信号的传导路线,以及信号识别后所引起的防御基因的表达、调控等都知之甚少。未来对藻类免疫系统更深入的研究,可以为海洋藻类养殖业做出更大贡献,如减少病虫害、增加产量,以及通过研究藻类植物的免疫来开发保健药品,使得人类能够延年益寿。

5. 植物的免疫系统是怎样的?

相信有很多人会问,除了动物之外,植物也有免疫系统吗?答案是肯定的。植物在生长发育过程中会受到很多病原生物的侵袭,如病毒、真菌、细菌、线虫等。但我们都知道,植物没有腿、不能动,无法主动避开这些生物的危害。那么它们是如何保护自己的呢?

地球上的植物经过了几十亿年的进化,漫长的岁月洗礼使它产生了自己独特的免疫系统。首先,和动物的皮肤、黏膜一样,植物表面坚硬的表皮、叶子上覆盖的蜡质就是它抵御病原菌入侵、害虫蚕食的物理防御屏障。不仅如此,有些植物还能散发出特殊的气味,当有病菌或昆虫接近时,这些挥发性的气体就是植物的化学武器,可以杀死或者驱散敌人。

而当病原菌从植物的气孔、排水腺侵入植物细胞时,属于植物独特的免疫细胞就开始发挥作用了。植物和动物的一大区别就是植物没有完善的循环系统,也没有特定的

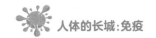

免疫细胞,不能在血液循环中直接对病菌发起攻击。但植物体中的每一个细胞都有识别和抵御病原体的能力,它们进化出了数百种免疫受体来识别病原体,从而做出免疫应答。除此之外,植物受到病原菌侵袭后,体内一种名叫水杨酸的激素水平明显升高,它可以将病原菌侵染位点发出的病原信号从染病部位传递给植物远端的健康组织,使植物全株获得抗病能力。另一种激素茉莉酸的信号途径主要调控植物对腐生营养型病原菌的抗性,植物受到腐生型病原菌入侵时,茉莉酸含量快速积累,诱导植物产生一系列应对腐生型病原菌引起的免疫反应。植物也和动物一样具有免疫记忆,当相同的病原菌再次侵染时,植物能够大量、迅速地调动体内的资源快速合成抗病蛋白,从而保护植物免受伤害。

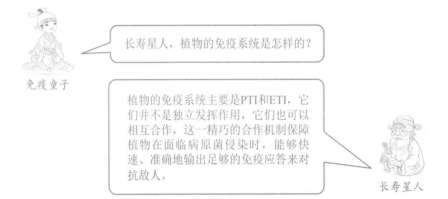

从化学机制层面上说,植物免疫系统有两个重要分支。一个叫作病原相关分子模式触发的免疫(PAMP-triggered immunity,PTI),它通过植物细胞表面的一种跨膜蛋白质——模式识别受体(PRR)对微生物或病原体相关分子模式(pathogen-associated molecular pattern,PAMP)作出反应。PAMP是指病原分子上的非常保守的结构,比如细菌的鞭毛蛋白。当有细菌侵入植物时,植物细胞表面的PRR就会对细菌的鞭毛蛋白这种病原保守结构进行识别,从而触发免疫应答。这只是植物免疫系统对抗病原的第一道防线。PTI会启动一系列细胞学和生理学反应,使植物抵御病原的侵染,比如钙离子内流,离子外排,肌动蛋白重构,胞间连丝和气孔关闭,胼胝质沉积,ROS、NO、磷脂酸、植物抗毒素、激素的产生,以及抗病基因表达等。PTI足以让植物对大部分病原体产生免疫。但是,顽固的病原生物绝不会轻易"束手就擒",它们还有一支精锐的"特种部队",可以悄悄深入敌后,杀敌于无形。

俗话说"道高一尺,魔高一丈",随着植物的进化,有些病原体进化出了抑制PTI发生的机制,来躲避植物的第一层防线。病原生物会分泌一类叫作效应因子(effector)的小分子到植物细胞中。效应因子可以通过抑制PRR的翻译,抑制PRR及其复合物的活性,影响MAPK及其下游信号的传递,影响囊泡运输和胼胝质沉积等一系列手段对PTI进行干扰。这样,病原菌就可以顺利侵染。不过,植物细胞也不会就此"任人宰割"。面对这种情况,植物会紧急启动第二层免疫系统。它们进化出了应对病原菌侵袭的效应因子触发的免疫反应(effector-triggered immune,ETI)。和PTI相比,ETI的反应更加强烈,并且一般伴随着程序性细胞死亡(programmed cell death)。这种强烈的细胞死亡过程,被称为过敏反应(hypersensitive response,HR),在植物抵抗活体营养型病菌过程中具有重要作用。ETI激活的下游免疫反应和PTI相似,但是强度更大,持续时间也更长。这个反应主要发生在细胞内,植物细胞内部有一种称为NLR的受体来感知病原体分泌的效应分子,同时植物抗病基因(R基因)编码的抗病蛋白(R蛋白),也叫NB-LRR的蛋白产物可以识别结合效应分子,并激活类似的防御反应来抵御病原体。而无法被这种抗病蛋白识别结合的效应分子就会导致植物发病,如锈病、褐斑病、叶片萎缩等。

最近,我国的科学家研究发现,植物的PTI和ETI并不是独立发挥作用的,它们也可以相互合作,这一精巧的合作机制保障植物在面临病原菌侵染时,能够快速、准确地输出足够的免疫应答来对抗敌人。PRR和NLR相互配合,可以使植物抵抗住大多数病菌的侵染。但是病原生物也绝不会轻易投降,它们会不断发明"新式武器"(效应因子),以突破现有免疫系统,成功侵染植物细胞。同样,植物也会进化出新的免疫受体,应对病原菌源源不断、花样百出的进攻。这是一场持续数百万年的"军备竞赛",无论是病原体还是植物,都必须使自己变得越来越强大,才能在这场残酷且激烈的竞争中存活下来。所以,我们不禁感叹,大自然的生物是何等的聪明而巧妙啊!未来,更加精妙细致的植物免疫系统还等待我们去探索发现。

6. 原生动物的免疫是怎样的?

原生动物(protozoa)是最原始、最简单、最低等的生物。它们最主要的特征是身体只由单个细胞构成,因此也称为单细胞动物。原生动物的种类约有30000种,一般把它分为鞭毛纲、肉足纲、孢子纲和纤毛纲。它们广泛分布在地球的各个角落,主要生活在海水、淡水或潮湿的土壤中。原生动物的单个细胞内有特化的各种胞器,具有维持生命和延续后代所必需的一切功能,如行动、营养、呼吸、排泄和生殖等,所以每个原生动物都是一个完整的有机体。

草履虫是最常见的原生动物,体型微小呈圆筒形,前端钝圆,后端宽而略尖,形状似倒置的草鞋,因此得名。它只由一个细胞构成,所以观察它需要用显微镜才能看清楚。并且草履虫还是雌雄同体,寿命较短,以小时来计算,寿命大概只有一昼夜。草履虫是纤毛纲的代表种,也是原生动物的代表种,生活在淡水中,一般池沼、小河中都可见到。草履虫全身长满纵行排列的纤毛,虫体的表面有表膜,由3层膜组成,起到缓冲和保护作

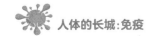

用。表膜下的外质中有一排小杆状的囊泡结构,与表膜垂直排列,叫作刺丝泡,开口于表膜上,当虫体遇到刺激时,刺丝泡射出其内容物,遇水形成细丝。草履虫有很迅速的应激性,如用5%亚甲基蓝、稀醋酸或墨水刺激时,可见放出刺丝。一般认为刺丝泡具有防卫和捕食的作用。它们一般生活在有机质较丰富的池塘、缓流的小沟、小河中。大草履虫是原生动物中体形较大的种类,体长180~300 μm,用肉眼观察含有大量草履虫的液体,可以看到很多针尖状发亮的白色小点在浮动,这些白点就是草履虫。大草履虫身体内充满了细胞质,在水中前进时,它不停地摆动口沟里的纤毛,鼓起水涡,摄取水里的细菌或其他有机物,食物由胞口和胞咽而进入细胞质,形成食物泡。食物泡随着细胞质的流动而在体内移动,泡中的食物逐渐被消化和吸收,食物残渣由身体后侧的胞肛排出体外。草履虫通过表膜进行呼吸,吸收水里溶解的氧气,分解有机物后释放出能量,而产生的二氧化碳和一些含氮废物,通过表膜排出体外。大多数草履虫是全动性营养,但绿草履虫是例外,体内含共生绿藻,这种绿藻可利用动物体排泄的含氮废物作为无机盐的来源,通过植物式光合作用制造有机物生存,属于植物性营养。草履虫可以在缺氧或厌氧环境中生活,其耐污性极强。

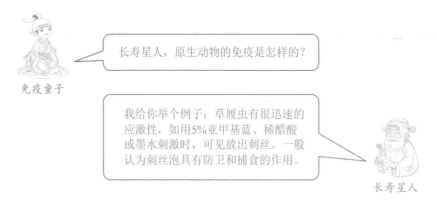

变形虫,又音译为"阿米巴"。它们的细胞膜纤薄,由于膜内原生质层的流动,使变形虫身体表面生出无定形的指状、叶状或针状的突起,称为"伪足",身体也借此而移动。变形虫的形状轮廓也会随伪足的伸缩而有变化,所以形象地叫作"变形虫"。变形虫主要生活在清水池塘,或在水流缓慢藻类较多的浅水中,一般泥土中也可找到,亦可作为寄生虫寄生在其他生物里。当碰到食物时,变形虫会伸出伪足进行包围,由细胞质里面的食物泡消化。变形虫细胞质里面本身有伸缩泡及食物泡,伸缩泡的作用是排除变形虫体内过多水分,而食物泡的功能则是消化食物养分。消化好的食物会进入周围的细胞质中,不能消化的物质,就会通过质膜排出体外,称排遗。变形虫通过伪足将猎物包起来,产生一个食物泡,然后食物泡与其细胞内的初级溶酶体融合形成次级溶酶体,将食物消化。变形虫与其他生物一样,需要利用能量进行呼吸作用。而变形虫的呼吸作用中,所吸入的氧和排出的二氧化碳,都是由细胞膜负责。变形虫的繁殖方式亦相当简单,主要靠有丝分裂繁殖,即原来的遗传物质先复制,然后连同整个细胞一分为二。遗传功能和真核生物一样,由细胞核负责。

衣藻也是常见的原生动物,藻体为单细胞,呈球形或卵形,前端有两条等长的鞭毛,能游动。鞭毛基部有两个伸缩泡,在细胞的近前端有一个红色眼点。它可以通过无性繁殖或有性繁殖产生后代。在生活条件不利的情况下,细胞停止游动并进行多次分裂。衣藻广泛分布于水沟、洼地和含微量有机质的小型水体中,早春晚秋最为繁盛。衣藻有一个叶绿体,所以它能进行光合作用产生营养供自己使用,且衣藻叶绿体呈杯状。它既属于植物又是一种真核单细胞生物,素有"绿色酵母"(green yeast)之称。衣藻与酵母有许多共同之处,如生长史简单、生长快和世代时间短。

7. 无脊椎动物的免疫是怎样的?

无脊椎动物,顾名思义就是既不拥有也不发育脊柱(通常称为脊椎)的动物,源自脊索。它们包括除脊椎动物亚门之外的所有动物。我们最熟悉的无脊椎动物的例子包括节肢动物(昆虫、蛛形纲动物、甲壳类动物)、软体动物(蜗牛、双壳类、鱿鱼和章鱼)、环节动物(蚯蚓和水蛭)和腔肠动物(水螅、水母、海葵和珊瑚)等,在生活中也很常见。据统计有97%的动物物种是无脊椎动物,与脊椎动物相比,它们的物种数量和种类都更多。无脊椎动物的大小差异很大,从50 μm的轮虫到9~10 m的巨大鱿鱼。无脊椎动物与哺乳动物细胞的神经元不同。无脊椎动物细胞会对刺激的响应与哺乳动物类似,例如对组织创伤、高温或pH的变化的响应。软体动物神经元能够检测到不断增加的压力和组织创伤。神经元已在广泛的无脊椎动物物种中得到鉴定,包括环节动物、软体动物、线虫和节肢动物。

科学家们都说,无脊椎动物的免疫系统绝不简单。通过对海星的研究,人们看到了细胞消化细菌的过程,即吞噬作用。事实证明,吞噬作用是所有生物的重要免疫防御方式。无脊椎动物的免疫系统比科学家们预期的要复杂得多。通过研究果蝇、蚊子和其他无脊椎动物(包括臭虫、蛾子、甲壳类动物、蠕虫、海绵和蜜蜂)的免疫系统,科学家们正在发现新的分子参与防御病原体(引起疾病的微生物)。

例如,在果蝇体内发现的一种分子(Dscam)能够以18000种不同的方式折叠自己。预测这种分子结构的计算机模型使科学家们认为,这种折叠产生了不同的形状,每一种形状都能与病原体表面的不同结构结合。直到现在,这种识别特定病原体的能力被认为仅限于脊椎动物。在另一个令人兴奋的研究领域,科学家展示了无脊椎动物管理免疫系统的复杂方法。他们发现昆虫能识别肽聚糖(细菌细胞壁的一种成分),这会触发

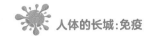

一种快速的免疫反应。然而，一旦细菌被杀死，分子就会消化肽聚糖，从而抑制免疫反应。以这种方式调节免疫反应是很重要的，因为如果不加以控制，免疫系统会错误地攻击自身体内的细胞，从而伤害自己。

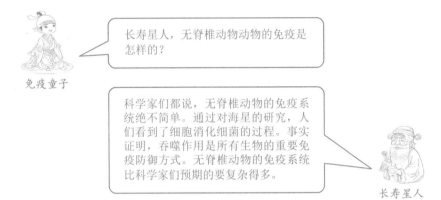

免疫童子

长寿星人，无脊椎动物动物的免疫是怎样的？

科学家们都说，无脊椎动物的免疫系统绝不简单。通过对海星的研究，人们看到了细胞消化细菌的过程。事实证明，吞噬作用是所有生物的重要免疫防御方式。无脊椎动物的免疫系统比科学家们预期的要复杂得多。

长寿星人

无脊椎动物主要参与免疫反应的细胞有以下几种：

原血细胞（prohemocyte）：是一种未成熟细胞，被鉴定为原血细胞或淋巴样细胞。这些细胞存在于海生动物、甲壳类动物、昆虫中，也可能存在于其他无脊椎动物的造血组织中。未分化的原血细胞很小，但是细胞核较大。这种淋巴样细胞可以起到脊椎动物中淋巴细胞的作用，就像T、B淋巴细胞那样发挥免疫作用。

阿米巴吞噬细胞（Amoeboid phagocytes）：是活动性空泡化细胞，存在于昆虫、棘皮动物和海鞘中。这种细胞的作用取决于物种的类别，变形虫吞噬细胞参与吞噬作用、迁移、伤口修复、识别"非己"物质、移植排斥反应、内吞作用和酶消化降解等。总而言之，就是把吞噬入体内的物质消化，从而获得营养或消灭外来入侵物质。

颗粒细胞（granular cells）：是在甲壳类、昆虫和双壳类动物中发现的一种成熟细胞。它们能够合成多种细胞毒性和防御因子，并将其存储在颗粒中。颗粒在受到外界有害物质、压力等刺激后释放出各种防御因子，从而防止敌人入侵。

透明质细胞（hyaline cells）：是空泡化或非真空化的细胞，主要存在于海鞘、甲壳类和双壳类软体动物中。它们主要参与吞噬作用。

卵泡细胞（oenocytoid cell）：这些细胞广泛存在于昆虫物种中。它们是具有低核质比的大细胞，就是细胞核较小而细胞质较多，其在细胞质中显示酚氧化酶活性。这表明卵母细胞样细胞可能在黑色素化过程中起作用。

球形细胞（spherule or morula cell）：这些血细胞存在于一些刺胞动物、昆虫、棘皮动物和海鞘中，是浆果状的细胞，有时带有色素，并具有高度折射的细胞质内含物。在感染过程中，球形细胞积极参与封装、合成、运输和释放各种防御因子，包括抗菌蛋白、细胞毒性因子和调理素等，发挥强大的免疫防御作用。

弹状细胞（lamellocyte）：这些具有黏性的扁平细胞存在于昆虫中，主要为双翅目昆虫。幼虫发育期间，淋巴细胞出现在淋巴腺和血淋巴中，并在对寄生虫感染的反应中分化。它们可以识别、中和和封装"非自身"的物质，但是这种物质对它们来说通常较大而无法吞噬。

8. 鱼类的免疫体系是怎样的？

鱼，生活中随处可见的生物。它的种类也多种多样，大鱼、小鱼，鲫鱼、鲤鱼……

言归正传，作为世界上最古老的脊椎动物，鱼类早在4亿年前就游遍了地球的海洋。千万年之后，它们中的一部分爬上了陆地，变成了两栖类动物，慢慢进化为后来的爬行类、哺乳类动物。有科学家推断，人类起源于海洋，并且很可能就是从鱼类进化而来。

虽然我们对鱼已经是再熟悉不过，但是很少有人了解鱼类免疫系统的组成。我们就来浅浅地了解一下鱼的免疫系统构造，看看它是如何在远古的环境中生存下来的。

其实和人类一样，鱼类的免疫系统也包括免疫器官和组织、免疫细胞、免疫分子等。但是它们防御外界病原体的第一阵线是外层的鱼鳞，坚硬的鳞片以及表皮和真皮可以有效地抵御病原体入侵和机械性的伤害。当你下水抓鱼的时候，是不是还发现它们的身体滑溜溜的，很容易就溜走了？那是因为鱼鳞外有黏液包覆，内含有许多杀菌和抗霉菌的物质。黏液层会不断更新，可以"洗掉"脏东西并阻止外寄生虫增殖。

鱼的免疫器官也是免疫细胞发生、分化、发育和增殖以及产生免疫应答的场所。但是鱼与哺乳动物不同，它们缺乏骨髓，胸腺和头肾（通常被称为前肾）是它们的中枢免疫器官。淋巴细胞从这些地方产生，再迁移到外周淋巴器官定居，在这里它们具有免疫活性。硬骨鱼的外周淋巴组织包括肾脏、脾脏和黏膜相关淋巴组织，和人类几乎没有差别。

胸腺，鱼类的中枢免疫器官之一，位于咽上皮下的鳃盖处，不同的鱼和不同生活时期的胸腺结构都有所不同。由淋巴细胞、浆母细胞、分泌样细胞以及其他游离间充质细胞（巨噬细胞、肥大细胞等）组成，分布于由网状上皮细胞形成的基质网孔内。胸腺是T细胞分化发育的场所，主要承担细胞免疫功能。

鱼的肾脏分头肾、中肾和后肾三部分。头肾是鱼类第二个中枢免疫器官，是免疫细胞的发源地，同时也是最重要的造血器官，相当于哺乳动物的骨髓。后肾在造血及免疫方面亦有一定作用。未受抗原刺激时，头肾可以产生红细胞和B淋巴细胞等，在受抗原刺激后，B淋巴细胞就会产生抗体来和病原体作斗争。

脾脏是鱼类主要的次级淋巴器官，是红细胞、中性粒细胞产生、贮存和成熟的主要

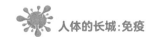
场所。硬骨鱼类的脾脏同时具有造血和免疫功能。黏膜相关淋巴组织是鱼类分散的淋巴细胞生发中心,它们存在于皮肤、鳃和消化道等,里面有淋巴细胞、巨噬细胞和各类粒细胞等,防止病原体从黏膜入侵。

免疫童子

长寿星人,鱼类的免疫是怎样的?

鱼类的免疫细胞几乎和人体一样,分为淋巴细胞和吞噬细胞。前者T、B淋巴细胞主要参与特异性免疫反应,在免疫应答中起核心作用。后者吞噬细胞中的单核细胞可以分化成巨噬细胞,参与抗原提呈、分泌细胞因子调节淋巴细胞的功能。当然,鱼类也有中性粒细胞、嗜酸粒细胞、嗜碱粒细胞、NK细胞等,各自其发挥作用。

长寿星人

鱼类的免疫细胞就几乎和人体一样了,也分为淋巴细胞和吞噬细胞,前者中T、B淋巴细胞主要参与特异性免疫反应,在免疫应答中起核心作用。吞噬细胞中的单核细胞可以分化成巨噬细胞,参与抗原提呈、分泌细胞因子调节淋巴细胞的功能。当然,鱼类也有中性粒细胞、嗜酸粒细胞、嗜碱粒细胞、NK细胞等,各自其发挥作用。

体液免疫因子——主要是抗体,和人类不同的是,鱼类的免疫球蛋白仅有IgM一种,在血液中的相对水平较哺乳动物高。另外,还有一些免疫分子存在于鱼的血液或黏液中,包括微生物生长抑制物、补体、干扰素(INF)、凝集素、溶菌酶等。主要作用是直接分解细菌或真菌、抑制细菌或病毒的复制,或者增强免疫细胞对病原体的吞噬作用。

总而言之,鱼类的免疫系统和人体非常相似,这也从某些方面解释了人类的生命起源于海洋、人类都有一个共同的祖先之类的理论,让我们不禁赞叹达尔文的进化论是多么神奇而伟大。

9. 萌宠的免疫体系是怎样的?

说到人的宠物,相信大家第一个想到的就是狗吧。狗是人类最忠实的朋友,随着人们生活水平的提升,很多家庭都开始养宠物狗。大到金毛犬、拉布拉多犬,小到吉娃娃、茶杯犬,品种多样,各有人爱。有了它们的陪伴,生活也变得更加快乐和幸福。那么你知道,狗的免疫系统是什么样的吗?

其实和人类一样,身为高等的哺乳动物,狗的免疫系统与我们有很大的相似之处。

免疫系统可以分为免疫器官和组织、免疫细胞、免疫分子。人有的免疫器官,狗也几乎都有。免疫器官又称为淋巴器官,它们是淋巴细胞生长、发育和分布的场所。

　　中枢免疫器官——骨髓由结缔组织组成,是产生T、B淋巴细胞和血细胞的场所,所以骨髓是个非常重要的器官。细胞在骨髓腔内形成精细的网状结构就是骨髓,骨髓腔大多位于长骨的中心。另一个中枢免疫器官胸腺位于胸的前部,心脏的前面,是T淋巴细胞发育成熟的场所。当免疫系统处于活跃状态时它会增大,并且胸腺在幼小的动物中较大,而随着动物的成长衰老,它会慢慢缩小,失去免疫防御功能,导致动物免疫能力下降。

免疫童子

长寿星人,宠物狗的免疫系统是怎样的?

其实和人类一样,身为高等的哺乳动物,狗的免疫系统与我们有很大的相似之处。免疫系统可以分为免疫器官和组织、免疫细胞、免疫分子。人有的免疫器官,狗也几乎都有。免疫器官又称为淋巴器官,它们是淋巴细胞生长、发育和分布的场所。

长寿星人

　　外周免疫器官——淋巴结,是沿着淋巴管在特定部位分布的微小豆状结构,分布的区域包括脖子、腋窝和腹股沟等。它们可以过滤并捕获从淋巴管和血管到达淋巴结的抗原,如病毒或细菌等,是成熟的T、B淋巴细胞定居的场所。另一个外周免疫器官脾脏,位于腹部周围,它里面也定居着成熟的T、B淋巴细胞,可直接从血液中过滤和捕获抗原。

　　免疫系统中的淋巴细胞可分为T细胞和B细胞。T淋巴细胞是免疫大军中的"前锋",它们负责适应性免疫中的细胞免疫,直接杀死被病毒感染的、发生突变的肿瘤细胞,并募集其他白细胞来对抗感染。B淋巴细胞在骨髓中发育成熟,它们负责制造"武器"——抗体,可以结合病毒和细菌等,使他们失去治病能力,间接发挥抗感染、抗病毒作用。狗的体内也存在着各种各样的白细胞,每种白细胞在免疫系统中都有特殊的功能。

　　狗的免疫系统功能也可分为免疫防御、免疫监视和免疫自稳,识别外来入侵的抗原物质。免疫系统有能力区分"自身"和"非己"物质,这样它就不会好坏不分,攻击自己的组织。免疫系统的充分运作为身体提供了保护,使狗能免受传染病或其他致病物质的侵袭。此外,免疫系统可以保护狗免受癌症的侵袭。狗的免疫反应类型也包括非特异性免疫和特异性免疫。非特异性免疫在所有具有免疫能力的个体出生时就存在,不

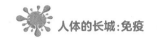

需要接触过有害物质才产生。比如狗身上的保护屏障有长长的狗毛、皮肤和胃黏膜等，防止病菌入侵。特异性免疫是在免疫系统接触外来入侵物质后产生的。它能够识别并记忆该外来物质的信息，并且再次接触该物质时产生更强烈的免疫应答。

要去医院检查狗是否健康，评估狗免疫系统是否健全的方法有以下几个：

（1）全血细胞计数。

（2）生化分析和尿液分析。

（3）骨髓抽吸活检及细胞学检查。

（4）细针抽吸及任何异常淋巴结、脾脏或胸腺的细胞学检查。

（5）胸部X射线检查，以评估胸腺的大小。

（6）腹部X射线和超声检查，以评估脾脏和其他腹部器官的功能。

（7）专门的免疫功能测试，如：库姆斯测试、血液中免疫球蛋白的测量和分类、抗核抗体（ANA）测试、红斑狼疮细胞测试、淋巴细胞转化测试，以及中性粒细胞功能测试。

（8）异常免疫组织的切除和活组织检查。

（9）血清学检查，以检测传染病的存在，因为这类疾病会影响到免疫系统。

（10）皮内和血清过敏试验。

想要安全养狗、提高狗的免疫力，当然少不了给它们打疫苗和做驱虫工作，让狗体内产生抗体，对于一些传染性犬类疾病和寄生虫都具有免疫力，防止狗生病。还要给狗提供一个干净整洁的环境，减少环境污染物中细菌、寄生虫入侵。另外，鱼油、卵磷脂等营养成分可以提高狗的皮肤屏障能力和免疫力，改善狗皮肤易过敏、瘙痒发炎的症状。希望有宠物狗的家庭都能安全养狗，关注狗的身体健康，同时也要关注自己的健康，和宠物狗一起快乐地生活。

第2章 免疫的基本发展

10. 免疫系统的组成和基本功能是怎样的？

毫不夸张地说，假如没有免疫系统，人类分分钟就能被细菌和病毒"秒杀"。正是因为有了发达而强大的免疫系统，人类才能抵御病原体的入侵，抵挡外界的危害，从而在漫漫历史长河之中不断延续。免疫系统这么厉害，我们当然要好好认识一下它。一句话概括，免疫系统是机体执行免疫功能的物质基础，由免疫器官、免疫细胞和免疫分子组成。

免疫器官，又分为中枢免疫器官和外周免疫器官，两者通过血液循环和淋巴循环相互联系。中枢免疫器官，是免疫细胞发生、分化、发育和成熟的场所。人和其他哺乳动物的中枢免疫器官包括骨髓和胸腺，而鸟禽类还有法氏囊（腔上囊），相当于哺乳动物的骨髓。当免疫细胞中的T细胞、B细胞发育成熟后，它们就会离开胸腺和骨髓，搬进新家——外周免疫器官，包括淋巴结、脾、黏膜相关淋巴组织等，这里也是它们对外来抗原产生免疫应答的主要部位。

介绍完免疫器官，再来看看免疫细胞。它们种类繁多，大致可以分为三类。

（1）淋巴细胞。主要包括T细胞和B细胞，NK细胞（自然杀伤细胞）也属于淋巴细胞，它可是杀灭肿瘤细胞的高手，是免疫系统中的主力军。

（2）单核巨噬细胞。包括血液中的单核细胞，以及它们进入组织中分化成的巨噬细胞，后者吞噬病原体能力可是相当强大，也是免疫系统中极为强大的"杀手"，对入侵的敌人绝不手软。

（3）其他免疫细胞。包括中性粒细胞、嗜酸性粒细胞、嗜碱性粒细胞、肥大细胞和血小板等。此外，在免疫应答过程中还必不可缺的一类抗原提呈细胞（APC），有提呈抗原的作用。简单来说，就是它们先"吃"掉病原体，消化了再"吐出来"呈现在细胞表面，供给T细胞识别，并刺激T细胞增殖分化。

免疫分子就比较复杂了，根据其存在的状态可分为膜型分子和分泌型分子。

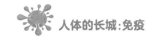

膜型分子有存在于 T 细胞、B 细胞表面的特异性抗原受体（TCR、BCR）、CD 分子、黏附分子、MHC 分子、细胞因子受体等。

分泌型分子，最常见的就是 B 细胞分化成的浆细胞受抗原刺激后产生的抗体（免疫球蛋白），能特异性结合抗原，阻挡它们侵害细胞。此外还有各种补体、细胞因子等。虽然它们渺小到只有纳米级别，但是免疫功能却格外强大。抗体可以结合病原体，阻止它们侵入细胞造成破坏，还可以中和毒素等，是人体非常有力的武器。

免疫系统有三大基本功能：免疫防御、免疫监视、免疫自稳。它们各自发挥不同的作用。

免疫防御：防止外界病原体的入侵，清除已入侵病原体（如细菌、真菌、病毒、支原体、衣原体、寄生虫等），以及其他有害物质。免疫防御功能过低或缺如会发生免疫缺陷病，身体极易遭受病原体的攻击，人也就特别容易生病。艾滋病患者正是因为感染了人类免疫缺陷病毒，从而导致免疫功能缺陷，"分分钟"被细菌等病原体"秒杀"。但是应答过强或持续时间太长，则在消除病原体的同时也会导致机体的损伤或功能异常，如发生超敏反应等。

免疫童子

长寿星人，免疫系统的组成是怎样的？

免疫系统包括免疫器官、免疫细胞和免疫分子。免疫器官，又分为中枢免疫器官和外周免疫器官，两者通过血液循环和淋巴循环相互联系。免疫细胞包括淋巴细胞、巨噬细胞和其他免疫细胞。免疫分子就比较复杂了，根据其存在的状态可分为膜型分子和分泌型分子。

长寿星人

免疫监视：随时发现和清除体内出现的"非己"成分，如肿瘤细胞及衰老、死亡细胞等。免疫监视功能低下时，身体就不能及时发现并杀死肿瘤细胞，就会导致肿瘤的发生和持续性病毒感染。当你受到致癌物质的干扰，同时免疫力又很低下时，体内产生的肿瘤细胞不能被及时地清除，就很容易患上癌症。

免疫自稳：通过免疫耐受和免疫调节两种机制来维持免疫系统内环境的稳定。免疫耐受是指免疫系统对自身的组织细胞不产生免疫应答——就是不会打自己人。如果免疫耐受被打破，免疫调节功能紊乱，免疫细胞就会敌我不分，攻击自身，导致自身免疫病和过敏性疾病的发生。

总而言之，人类的免疫系统很好地保护着我们，不用担心那些可怕的细菌病毒。但我们平时也要注意卫生,勤洗手,做好防护,增强自己的免疫力,不能让细菌病毒有可乘之机。

11. 免疫应答的种类有哪些？有什么特点？

免疫应答是一个极其复杂的生理过程,是免疫系统各组成部分(主要是免疫细胞)生理功能的综合体现,包括抗原提呈细胞(APC)对外来抗原的识别、递呈,淋巴细胞(T、B淋巴细胞)的活化、增能分化,产生各种效应细胞、效应分子和记忆细胞,以及最后抗原的破坏或清除等过程,从而维持机体内环境的稳定。参与者有各种免疫器官、免疫组织、免疫细胞和免疫分子。依据识别特点、获得方式以及效应机制,免疫应答可分为固有性免疫和适应性免疫两大类。机体抗病毒免疫也包括非特异的天然免疫和特异性的获得性免疫。前者在病毒感染早期起到限制病毒快速增殖与扩散的作用,但并不能把病毒从体内彻底地清除,而获得性免疫在病毒感染过程中发挥更重要的作用,是最终清除病毒的主力军。

固有免疫,又称先天性免疫或非特异性免疫,顾名思义,它是生物在长期进化中逐渐形成的,遗传获得,与生俱来,是机体抵御病原入侵的第一道防线,由物理、化学屏障(比如我们的皮肤、黏膜)和固有免疫细胞等组成。

参与固有免疫的细胞如单核-巨噬细胞、树突状细胞、粒细胞、NK细胞等,它们虽然不像T细胞和B细胞那样具有高度的特异性,不能针对某种特异的入侵者发动攻击,但它们可通过自身细胞表面上的模式识别受体(PRR)去识别病原微生物表达的一类病原体相关分子模式(PAMP)的结构,认出谁是入侵者,从而发挥免疫效应。

固有免疫的特征首先就是无特异性,作用广泛,只要是入侵的病原体,它们都不放过。其次,这种免疫能力先天具备,出生就有,从而保证新生儿也有一定的抵抗能力,并能稳定遗传给下一代。再次,固有免疫初次与抗原接触即能发挥效应,并且反应迅速,几分钟之内就能产生免疫应答,但无记忆性,不能记住曾经攻打过它们的敌人。免疫应答的模式和强度不会因为与病原体的反复接触而改变,这是与适应性免疫差别最大之处。最后,同一物种的正常个体间差异不大,也就是说人与人之间固有免疫的能力大致相当。

适应性免疫,又称获得性免疫或特异性免疫,是后天获得的,针对特定的抗原发挥作用的免疫应答,通常发生在固有免疫之后4~5天。体内的T、B淋巴细胞接受"非己"物质——也就是抗原刺激,它们就被活化,发生增殖分化成效应细胞,产生一系列生物学效应,从而清除抗原入侵者。适应性免疫又可分为两类——细胞免疫和体液免疫。前

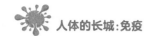

者由T细胞参与,主要针对细胞内的病原体。当细胞发生突变成为肿瘤细胞,或是被病原体侵入而发生了"变异",T细胞就能灵敏地探测到它们,把变异细胞裂解,从而保护机体。后者由B细胞参与,在抗原刺激下B细胞转化为浆细胞,合成免疫球蛋白——抗体,能够消灭细胞外的病原体和毒素。

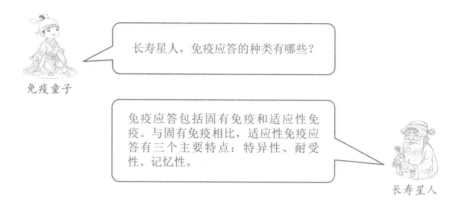

免疫童子：长寿星人,免疫应答的种类有哪些?

长寿星人：免疫应答包括固有免疫和适应性免疫。与固有免疫相比,适应性免疫应答有三个主要特点:特异性、耐受性、记忆性。

与固有免疫相比,特异性免疫应答有三个主要特点:

(1)特异性。是指T细胞、B细胞表面有特异性的抗原受体(TCR/BCR),它们可以识别抗原分子的不同结构成分,就像一把钥匙对应一把锁,从而产生特异的免疫应答,分化出专门针对那种抗原的效应细胞。淋巴细胞与相应抗原的结合具有高度的特异性。B细胞受到抗原刺激后分化成浆细胞,它产生的抗体能够与细菌病毒结合、中和细菌释放的毒素,这种结合也是特异性的。

(2)耐受性。免疫系统一个最大的能耐就是它们能够"分清敌我",识别谁是入侵者,谁是自己人。因为人体自身细胞上也携带抗原,但是免疫系统可以很好地区分敌友,这种对自身抗原不产生免疫应答的能力叫作免疫耐受。

(3)记忆性。机体初次接触某种抗原产生的免疫应答称作初次免疫应答,T细胞和B细胞在初次免疫应答过程中都会产生由抗原刺激活化、增殖分化而来的记忆细胞,当这种记忆细胞再次遇到相同抗原时,可出现更迅速、更强大、持续时间更长的再次免疫应答,从而对入侵者产生更大的打击。

固有免疫和适应性免疫是相辅相成的、密不可分的。固有免疫往往是适应性免疫的先决条件和启动因素,为适应性免疫应答的识别准备了条件。而适应性免疫应答的效应分子可大大促进固有免疫应答,两者携手一起抵抗病原体,保护着我们应对外界的危害。

12. 免疫性疾病有哪些?

免疫性疾病,就是免疫调节失去平衡,影响机体免疫应答而引起的疾病。大致可以分为免疫缺陷病、自身免疫性疾病、超敏反应等。

免疫缺陷，顾名思义就是人体免疫防御功能的缺乏，失去了免疫系统的保护，哪怕是再微弱的细菌病毒，都会使你生病。可怕的艾滋病就是一种免疫缺陷病，艾滋病的病原体——人类免疫缺陷病毒——让你的免疫系统受损，导致免疫防御功能下降。而自身免疫病是免疫系统对人体自身成分产生免疫反应，这就好比一支军队误将它本该保护的人当成了敌人，自己人打自己人，让自己的身体受到伤害。正常情况下，免疫系统的"慧眼"可以识别侵入机体的外来物，如细菌、病毒、寄生虫等，消灭或排斥这些异物。但是在某些因素影响下，我们人体的组织成分发生了改变，或免疫系统出现了异常，导致它们"认错"了敌人，对自己"痛下杀手"。

自身免疫性疾病是免疫系统对自身机体的成分发生免疫反应，造成损害而引发疾病。本来，正常情况下免疫系统只对侵入机体的外来物，如细菌、病毒、寄生虫以及移植物等产生反应，消灭或排斥这些异物。在某些因素影响下，机体的组织成分或免疫系统本身出现了某些异常，致使免疫系统误将自身成分当成外来物来攻击。这时候免疫系统会产生针对机体自身一些成分的抗体及活性淋巴细胞，损害破坏自身组织脏器，导致疾病。这好比一支军队误将它本该保护的主人当成了敌人，自己人打自己人。如果不加以及时有效的控制，其后果十分严重，最终甚至危害生命。

常见的自身免疫病有：系统性红斑狼疮、类风湿性关节炎、硬皮病、甲状腺功能亢进、青少年糖尿病、原发性血小板紫癜、自身免疫性溶血性贫血、溃疡性结肠炎以及许多种皮肤病、慢性肝病等。

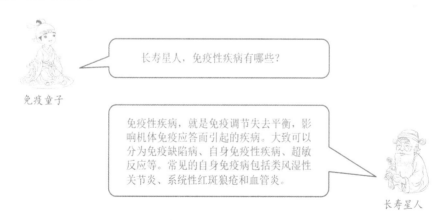

免疫童子

长寿星人，免疫性疾病有哪些？

免疫性疾病，就是免疫调节失去平衡，影响机体免疫应答而引起的疾病。大致可以分为免疫缺陷病、自身免疫性疾病、超敏反应等。常见的自身免疫病包括类风湿性关节炎、系统性红斑狼疮和血管炎。

长寿星人

超敏反应一共分为四型。Ⅰ型超敏反应，又称过敏性反应或速发型超敏反应。这类反应的特点是反应迅速，消退也快，有明显的个体差异和遗传倾向，危害一般较轻，只造成生理功能紊乱而无严重的组织损伤。常见的引起Ⅰ型超敏反应的物质有花粉颗粒、动物皮毛、青霉素或者是奶、蛋、鱼虾等。也就是我们通常所说的海鲜过敏、花粉过敏等，那些喜欢小动物的人们就不能与猫猫狗狗亲密接触了。

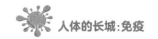

这些引起超敏反应的物质第一次进入人体的时候，它们刺激特异性B细胞产生IgE类抗体，这种抗体可以与肥大细胞或嗜碱性粒细胞结合，导致它们进入"致敏"状态。这两种细胞的一个典型特征就是其胞质中含有嗜碱颗粒，里面含有组胺、肝素等生物活性物质。当相同的过敏原再次进入机体时，就会与致敏细胞上的IgE抗体结合，引起肥大细胞和嗜碱性粒细胞"脱颗粒"，颗粒内的物质被释放出来，而这些生物活性物质可以引起平滑肌收缩、毛细血管扩张、通透性增加等超敏反应，会让人打喷嚏、起荨麻疹，甚至发生支气管哮喘等。

Ⅱ型超敏反应，又称细胞毒型超敏反应，由IgG或IgM类抗体与细胞表面相应抗原结合后，在补体、吞噬细胞和NK细胞作用下，导致细胞溶解或组织损伤，是一种病理性超敏反应。最常见的例子就是血型不符的输血反应，大家应该都知道ABO血型，这是根据红细胞表面的血型抗原来分类的。比如说，A型血的人红细胞上带有A抗原，血清中有抗B抗体；而B型血的人红细胞上是B抗原，血清中有抗A抗体，所以A型血的人就不能输血给B型血的人，否则就会引起血液中的抗原抗体结合，位于细胞膜上的抗原抗体复合物会激活补体，一系列的补体激活后会形成一种"攻膜复合物"，使得红细胞溶解，引起溶血反应。

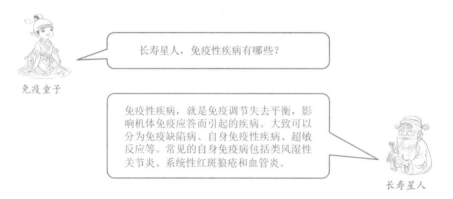

免疫童子：长寿星人，免疫性疾病有哪些？

长寿星人：免疫性疾病，就是免疫调节失去平衡，影响机体免疫应答而引起的疾病。大致可以分为免疫缺陷病、自身免疫性疾病、超敏反应等。常见的自身免疫病包括类风湿性关节炎、系统性红斑狼疮和血管炎。

Ⅲ型超敏反应，又称免疫复合物型超敏反应。抗原抗体结合后，形成中等大小可溶性的抗原抗体复合物，它们会沉积到局部或全身毛细血管基底膜，通过激活补体和在血小板、嗜碱性粒细胞、中性粒细胞作用下，会导致以充血水肿、局部坏死为主要特征的炎症反应和组织损伤。若你不小心被毒蛇咬伤，医生就会立即给你注射抗蛇毒血清来中和毒素，但是这种抗蛇毒血清对人来说也是一种新抗原，会诱导人体产生抗体。如果注射的抗蛇毒血清太多，那么这种新产生的抗体就会和血清结合，形成免疫复合物沉积在毛细血管，引起人发热、皮疹、淋巴结肿大等症状。

Ⅳ型超敏反应，又称迟发性超敏反应，为T细胞介导的一种病理表现。最典型的例子就是某些化妆品引起的皮肤局部红肿、皮疹和水泡，称作接触性皮炎。化妆品里面的一些化学小分子物质与体内的蛋白质结合成为抗原，经皮肤中的朗格汉斯细胞摄取提呈给T细胞,使其活化、分化成效应或记忆T细胞。当机体再次接触这种抗原时,记忆T细胞就活化,产生细胞因子,使皮肤角化细胞释放促炎因子,诱导单核细胞分化为巨噬细胞,造成组织的炎症损伤。所以爱美的女孩子们,在擦化妆品之前,一定要检测自己的皮肤会不会过敏哦。

13. 免疫学如何与我们的生活息息相关?

免疫学与我们的生活息息相关,它的应用自然也很广泛,几乎渗透到我们生活的每一个领域。我们最先能想到的应该就是免疫预防——打疫苗,这是一种人工主动免疫的方式。从出生开始我们就要打各种类型的疫苗,例如乙肝疫苗、百白破疫苗、脊髓灰质炎疫苗等。我们也知道打疫苗可以使人获得对传染病的抵抗能力,增强免疫力,但它的原理到底是什么呢?

疫苗的成分,其实是以病原微生物或其组成成分、代谢产物等为原材料,经过生物技术制备而成的。包括细菌性、病毒性、类毒素性疫苗等。疫苗又可以分为两大类——死疫苗和活疫苗。顾名思义,前者就是“死”细菌、病毒等,用物理或化学方法处理后,病原体的感染性被破坏,但是保留了免疫原性,将其注射到人体中,会刺激机体产生适应性免疫应答,生成相应的抗体和记忆细胞,从而获得免疫力。后者就是活的病原微生物,但是经过人类的培养筛选,它们已经变成了弱毒或者无毒的菌株,接种到人体后仍然可以繁殖,就像自然患病一样。死疫苗和活疫苗各有其优点和缺陷,科学家们会根据不同病原体的不同特性来制备不同种类的疫苗,来更好地使人体获得长效而持久的免疫力,能够抵御下一次病原体入侵。接种疫苗让我们能够积极地预防多种传染病,但不能预防所有疾病。在未来,人们一定能研制出更多、更高效的疫苗来预防各种各样的疾病。

打疫苗获得免疫力是一种比较缓慢的过程,通常需要几个星期才能起作用。还有一种人工被动免疫,是直接给人体注射抗体、抗毒素等,使得机体立刻获得免疫力。电影里我们经常会看到,若男主角在野外不小心被毒蛇咬伤,医生就会直接给他打一针抗毒血清,中和蛇毒的毒素,用于紧急治疗。但是这种免疫力的维持时间就比较短,几个星期之后便消失了。一些免疫功能缺陷的病人,自身不能产生足够的抗体和免疫细胞来抵御外界的病原体,就需要人为地输入免疫球蛋白等物质来帮助他们获得免疫力。

免疫学检测也是免疫学应用的一个重点,利用抗原抗体的特异性结合,看它们是否发生沉淀或凝集,检验是否有未知的抗原或抗体。免疫学检测有个很常见的应用例子,就是鉴定血型。大家如果有献血的经历应该就可以发现,那些医务工作者会准备一张小卡片，上面滴了不同颜色的试剂，再取一些献血者的血液，滴在上面与试剂混合，一段时间后就会有神奇的变化——有些试剂凝固了。简单解释一下，A型血的红细胞上有抗A抗原，血清中含有抗B抗体，B型血的红细胞上有抗B抗原，血清中含有抗A抗原。如果A型血和B型血的人的血液相互融合，那么红细胞上的抗原就会和血清中的抗体结合，发生凝集反应。所以，如果输血的时候输入的不是同种类型的血液，就会导致严重的溶血反应。

当然，免疫学的应用还有一些特别高深的领域，需要专业的医学科学工作者来进行，比如器官移植、自身免疫病的研究、肿瘤免疫学等。还有一些更高精尖的免疫标记技术、免疫荧光标记、免疫细胞、细胞因子的测定等，都在它们各自的领域发挥重要的作用，为临床疾病诊断和治疗提供有价值的信息。尽管用免疫方法防治疾病已有悠久的历史，如中国在明代隆庆年间已发明了人痘接种术，英国乡间医生琴纳在1976年第一次成功地把牛痘接种术用于人类对付天花。但是，人类对于抗感染免疫现象本质的认识却是从19世纪末才开始的。1890年，德国细菌学家冯·贝林在著名外科医生李斯特的抗菌术的影响下，试图在人体内找到一种"消毒剂"以便将入侵人体的细菌无害化。他和日本细菌学家北里柴三郎合作进行了破伤风抗毒素的实验研究。他们指出，人体对破伤风免疫力，是由存在于血管中的某些物质产生的。当时已知破伤风菌会制造出一种引起此疾病诸多症状的有毒物质，且这毒素可以从破伤风菌培养液中分离出来。冯·贝林将1/2致死剂量的破伤风毒素注射到兔子体内，发现在兔子身上产生了免疫力。因此再注射活的破伤风菌，它们都不会感染了。他从已有勉励能力的兔子身上取得一些血液，分离出其中的血细胞，只留下不含血细胞的血清。然后将这种血清注射到老鼠体内，再让这些老鼠接受活的破伤风菌注射，结果发现它们也不会感染破伤风了。后来发现兔子血清中有了一种被称为抗毒素的物质，就是这个导源于破伤风毒素的抗毒素在保护兔子和老鼠。这个伟大的发现开启了血清治疗之路，也就是将某一对某病具有免疫力的动物血清，注射到某一感染此病的动物体内，血清中的抗毒素便可以提供暂时的保护，避免该疾病继续发展。接着，冯·贝林把血清疗法应用在白喉的治疗上。19世纪末，白喉是儿童的主要"杀手"，冯·贝林发现在马身上诱发免疫作用后产生的血清对此具有抗性，可以有效地保护儿童，使其免受白喉感染；对已感染白喉的儿童也很有效。冯·贝林将血清中的这种抗毒素命名为"抗体"。研究结果使冯·贝林认识到，具有免疫力的血清，可以与菌株发生凝集反应。人体在接种疫苗后，会产生抗体，正是这些抗体保护着机体。抗体的发现是揭开免疫系统面纱的第一步，并唤起了科学家们研究抗体的热情。冯·贝林也因此于1901年摘得诺贝尔生理学或医学奖。

未来的我们，一定会因免疫学的发展进步而获得更多的益处——让我们更加健康地成长，预防疾病，增强抵抗力，减少疾病带来的痛苦。

14. 免疫学的发展趋势是什么?

免疫学是当今生命科学的前沿学科和现代医学的支撑学科之一,这句话足以体现免疫学的崇高地位。如果没有免疫学的发展,我们人类可能还在和细菌、病毒苦苦地斗争吧。免疫学是研究免疫系统发育分化及其功能的一门学科。免疫学研究涉及重大疾病如感染性疾病的免疫防治、肿瘤诊断、自身免疫性疾病与过敏性疾病治疗以及阻止器官移植排斥等。例如,肿瘤可以引发免疫逃逸;急性感染引发免疫病理损伤;慢性感染诱导免疫耐受;器官移植引发免疫排斥,移植成功与否以及自身免疫性疾病的治疗依赖于免疫耐受调控等。所以说,免疫学研究进展与人类健康密切相关。

在讲述免疫学的发展趋势之前,不妨先来回顾一下免疫学的发展简史。这是一个漫长的发展过程,我们人为地将它分为三个时期:经验免疫学时期、实验免疫学时期和科学免疫学时期。人类对免疫的认识首先是从与传染病的斗争中开始的。我们可以自豪地说,中国是世界上第一个运用免疫学知识的国家。天花,是一种烈性传染病,最特殊的表现就是皮肤出现密密麻麻的疱疹,死亡率极高,几百年前它还是一个令人闻之色变的可怕疾病。早在16世纪,我国明朝就有关于种痘的医术记载,将天花患者康复后的皮肤痂皮破碎成粉,吹入未患病的儿童鼻腔可以预防天花。这种接种人痘的"鼻苗法"不仅在国内广泛应用,还传到了国外。到了18世纪,英国医生琴纳观察到挤牛奶女工接触患有牛痘的牛后被轻度感染,之后就不会再得天花,他意识到人工接种"牛痘"可能会预防天花。经过两年的实验,他也取得了成功,开创了人工主动免疫的先河。而1980年,世界卫生组织庄严宣布,全球已经消灭了天花,这是一个人类医学史上的伟大事件。所以在不久的将来,我们一定也可以战胜新冠病毒。

到了19世纪,实验免疫学兴起,病原菌的发现和疫苗的研制推动免疫学发展。喜欢喝酸奶的你们,如果细心就会发现,包装袋上都写着"巴氏消毒法"灭菌。这就是著名的法国微生物学家巴斯德发明的"巴氏消毒法",只需要72 ℃下加热15~30 s,就可以在较低温度下杀灭一些致病的病原菌,却不会破坏牛奶的营养成分。这位著名的科学家还发明了减毒的狂犬疫苗等,为免疫学作出了巨大贡献。

20世纪中期,沃森和克里克解释了DNA的双螺旋结构,开创了生命科学的新纪元。分子生物学的兴起极大推动了免疫学的发展,分子免疫学应运而生,人们对免疫应答的认识也深入到分子水平,能够让人们更细致、更精确地了解免疫的机制。比如抗体、补体、细胞因子、T/B淋巴细胞表面特异性抗原受体等这些渺小到只有纳米级别的分子,都被人们发现并破译出它们的功能,从而为临床医学提供了更多治疗新方法。

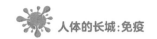

目前，免疫学正以前所未有的蓬勃态势向前发展，基础免疫学的理论体系更加完善，临床免疫学广泛应用于疾病的预防、诊断和治疗。免疫学也和很多其他学科相互交叉融合，极大地促进了各个学科的共同发展进步。免疫应答的机制得到了更加深刻的阐明，而对其本质的了解成果就可以为临床医学实践服务。免疫学研究已从早期粗犷式实验观察描述，到中期克隆选择学说的提出，发展到当前应用分子生物学和遗传学手段来阐明免疫现象的分子机制。当代免疫学已经从研究单一基因或蛋白结构及功能，转变为关注不同免疫细胞之间，免疫细胞不同亚群之间以及免疫细胞内部重要信号转导途径之间的动态关系。因此，在分子和细胞水平上，对于免疫系统复杂和精细的调控机制开展研究是免疫学未来发展的主要趋势。

在免疫诊断方面，诊断技术向着快速、自动化方向发展，让我们能更方便、更精确、更全面地诊断疾病；免疫治疗方面，单克隆抗体治疗肿瘤、移植排斥反应和自身免疫病等取得了突破性进展，造血干细胞移植能有效地挽救白血病患者的生命，肿瘤治疗免疫也发展迅速，这些都为治疗一些罕见病带来了新的希望；免疫预防方面，疫苗仍然是预防和控制传染病的最重要手段，人类在这方面也取得了重大进展，但是还有很多危害人类健康和生存的传染病如艾滋病、丙型肝炎等仍然缺乏有效的疫苗来预防。相信在未来，通过现代科学技术的不断发展，更加新型有效的疫苗将会被研制出来，尤其是能预防肿瘤的疫苗。

免疫学在21世纪的生命科学发展中，必将扮演更加重要的角色，为人类疾病的诊断、治疗和预防做出更大的贡献。而这些重要的任务，或许就需要未来的你们来完成了。

第3章 免疫系统的基本构成

15. 免疫器官和组织有哪些?

免疫器官,又分为中枢免疫器官和外周免疫器官,两者通过血液循环和淋巴循环相互联系。中枢免疫器官,是免疫细胞发生、分化、发育和成熟的场所。人和其他哺乳动物的中枢免疫器官包括骨髓和胸腺,而鸟禽类还有法氏囊(腔上囊),相当于哺乳动物的骨髓。

当免疫细胞中的T细胞、B细胞发育成熟后,它们就会离开胸腺和骨髓,搬进新家——外周免疫器官,包括淋巴结、脾、黏膜相关淋巴组织等,这里也是它们对外来抗原产生免疫应答的主要部位。

先来说说骨髓,相信你们在啃鸡腿、吃猪筒骨的时候都应该看到过它。骨髓位于骨髓腔内,它不仅是造血的器官——各类血细胞的发源地,比如红细胞、血小板等,也是免疫细胞的发生场所。骨髓中的造血干细胞有多种分化潜能,它先分化成髓样干细胞和淋巴样干细胞,前者最终分化成粒细胞、单核细胞、红细胞和血小板等,后者分化成祖B细胞和祖T细胞。祖B细胞继续在骨髓中发育为成熟B细胞,而祖T细胞经血液循环迁移至胸腺,在那里分化为成熟T细胞。

所以,如果骨髓功能缺陷,不仅会严重损害人的造血功能,引发白血病等,而且会导致严重的细胞免疫和体液免疫功能缺陷。只有进行造血干细胞移植才能恢复造血和免疫功能。

另一个中枢免疫器官——胸腺,位于胸骨之后,心脏和大血管之上,呈双叶状结构。它是T细胞分化、发育、成熟的场所。青春期以后,我们的胸腺就开始萎缩,随年龄的增长而逐渐退化。所以老年人的免疫功能减退,T细胞发育成熟减少,容易发生各种疾病。

胸腺可分为外周的皮质和内部的髓质两部分。皮质内85%~90%都是胸腺细胞(主要是未成熟的T细胞),还含有少量胸腺上皮细胞、巨噬细胞等。在显微镜下你会发现,胸腺上皮细胞像"慈母"一般包绕胸腺细胞,分泌一些激素促进它分化发育,所以它们又

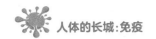

被形象地称为胸腺抚育细胞。髓质内大部分都是胸腺上皮细胞,散在分布一些较成熟的胸腺细胞。髓质内常见胸腺小体,由聚集的上皮细胞呈同心圆状包绕而成,是胸腺结构的重要特征。但是它们在胸腺发生炎症或肿瘤时消失。

免疫童子

长寿星人,免疫器官如何分类?

免疫器官,又分为中枢免疫器官和外周免疫器官,两者通过血液循环和淋巴循环相互联系。中枢免疫器官,是免疫细胞发生、分化、发育和成熟的场所。人和其他哺乳动物的中枢免疫器官包括骨髓和胸腺,而鸟禽类还有法氏囊(腔上囊),相当于哺乳动物的骨髓。

长寿星人

胸腺不仅是T细胞成长的大家庭,它还能建立和维持自身免疫耐受——防止T细胞"敌我不分",对自身的组织细胞进行攻击。

人的外周免疫器官之一——淋巴结——就像一颗颗小黄豆,通常成群地藏在凹陷隐蔽处(如颈部、腋窝等)。摸一摸你的脖颈,说不定就能摸到一颗颗软豆豆一样的淋巴结。淋巴结也可以分为皮质和髓质两部分,皮质又分为浅皮质区和深皮质区。浅皮质区是B细胞定居的场所,所以叫作非胸腺依赖区,B细胞聚集成初级淋巴滤泡,当它们受到抗原刺激后,淋巴滤泡内出现生发中心——大量B细胞增殖分化,变成浆细胞分泌抗体,以对抗入侵的抗原。

浅皮质区和髓质之间的深皮质区,又叫副皮质区,是T细胞定居的场所,故称为胸腺依赖区。副皮质区内还有高内皮微静脉,是淋巴细胞从血液进入淋巴结的场所。

髓质由髓索和髓窦组成,髓索由B细胞和浆细胞组成,髓窦内有巨噬细胞,可以捕捉淋巴液内的病原体,起到过滤淋巴液作用。

脾是胚胎时期人的造血器官,自从骨髓接任了造血的工作后,它就演变成了人体最大的免疫器官。脾的结构略微复杂,它由白髓和红髓组成。白髓又可继续分为动脉周围淋巴鞘、脾小结和边缘区三部分。围绕中央动脉分布的动脉周围淋巴鞘由T细胞组成,脾小结是B细胞组成的初级淋巴滤泡,和淋巴结的浅皮质区比较相似。白髓和红髓交界的狭窄区域叫作边缘区,内含T细胞、B细胞和较多巨噬细胞。

白髓和边缘区以外的广大区域都是红髓,由脾索和脾血窦组成。脾索,顾名思义,呈条索状,主要含B细胞和浆细胞,脾索之间为脾血窦,其内充满血液。脾索和脾血窦内的巨噬细胞能吞噬、清除衰老的血细胞,起到过滤血液的作用。

免疫组织中最重要的当属黏膜相关淋巴组织,主要指位于胃肠道、呼吸道、泌尿生殖道黏膜固有层和上皮细胞下散在的淋巴组织,以及带有生发中心的淋巴组织,如扁桃体、小肠派尔集合淋巴结(PP)和阑尾等,是发生黏膜免疫应答的主要部位。

黏膜,听上去好像就是很脆弱的东西,容易被病原体入侵。人体黏膜表面积约400 m²,像我们的口腔、胃肠道表面都由黏膜覆盖,而机体50%的淋巴组织都位于黏膜系统,所以黏膜相关淋巴组织是人体重要的防御屏障。它又可以分为肠相关淋巴组织、鼻相关淋巴组织和支气管相关淋巴组织,在不同的部位发挥防御功能。

16. 人类中枢免疫器官有哪些?

人类中枢免疫器官包括骨髓和胸腺。外周免疫器官包括淋巴结、脾和黏膜相关淋巴组织。中枢免疫器官和外周免疫器官是按免疫器官的功能不同来划分的,二者通过血液循环及淋巴循环互相联系,并构成免疫系统的完整网络。骨髓是中枢免疫器官,它是体液免疫应答的场所,骨髓功能缺陷时,不仅会严重损害机体的造血功能,而且导致严重的细胞免疫和体液免疫功能缺陷。

骨髓是存在于骨松质间隙和长骨髓腔内的一种富含血液的软结缔组织,人体的骨髓分为红骨髓和黄骨髓。红骨髓的主要功能是造血,还有防御、免疫、创伤修复、促进骨质愈合和缺损修复的作用。而黄骨髓髓腔内充满脂肪组织,无造血功能,主要作用是营养骨质。正常成人红骨髓和黄骨髓的比例是各占一半,但是伴随着人的年龄增大,红骨髓会逐渐变少,而黄骨髓会逐渐增多。但是在人严重贫血和大出血的时候,黄骨髓可以转化为红骨髓继续进行造血。

骨髓位于松质骨间隙以及长骨骨干的骨髓腔内,属于人体比较大的组织。

造血:红骨髓的造血作用可以为人体的生长发育提供重要的红细胞,成年后仍有活跃的造血作用,可以维持人体红细胞的代谢。红细胞的寿命大约是120天,所以骨髓定期进行造血来替换衰老的红细胞,使人体保持一定的运动功能和血氧能力。黄骨髓在成年后部分功能储备,在人体贫血严重时,黄骨髓会再次被动员,可以由脂肪组织再次转化为红骨髓,仍然具有造血功能。

免疫和防疫:可以产生红细胞、粒细胞以及血小板等,当人体患有骨髓瘤或其他血液疾病时,需要进行组织穿刺和病理检查,得出正确的诊断。

骨髓可以对周围的骨质起到营养作用和提供血液的作用。骨髓当中含有丰富的血液供应,此处的一些血管会通过一些骨的通道进入骨的内部,进而对周围的骨质提供血液以及营养供应。髓内的血供是骨质的一个重要的血液来源。尤其是红骨髓,其主要

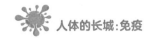

的作用就是造血。其内部含有很多的造血干细胞,这些细胞可以分化为人体各种各样的血细胞,并且有分化为其他细胞的潜质。

免疫童子

长寿星人,人类中枢免疫器官有哪些?

人类中枢免疫器官包括骨髓和胸腺。外周免疫器官包括淋巴结、脾和黏膜相关淋巴组织。中枢免疫器官和外周免疫器官是按免疫器官的功能不同来划分的,二者通过血循环及淋巴循环互相联系,并构成免疫系统的完整网络。

长寿星人

胸腺属于人体的重要的淋巴器官,对于细胞免疫功能的发挥有重要的作用。T淋巴细胞在胸腺里面生成、成熟,胸腺位于胸骨柄的后方,位于纵隔的上部。胸腺在胎儿期和婴幼儿期比较大,性成熟之后人的胸腺会开始退化,到老年时期胸腺的功能就会基本退化,胸腺也会缩得非常小。胸腺是T淋巴细胞发育和成熟的地方,胸腺还能产生胸腺素等激素类的物质,帮助维持和行使免疫功能、免疫因子的调节作用。胸腺里也可能会发生异常的肿瘤样变,出现胸腺瘤这种疾病。

胸腺是位于胸部上方的腺体,可产生各种激素,最主要的作用是调理体内内环境稳态和保证内分泌平衡。胸腺主要产生淋巴细胞,尤其有助于T淋巴细胞的生成,是人体最大的免疫器官和内分泌腺体。作为内分泌脏器,胸腺可分泌胸腺激素,胸腺激素分泌的多肽是调节体液功能最重要的肽类物质。但胸腺的调节免疫和稳定内环境功能会随年龄增加而逐渐减退,在儿童12岁前达到最高峰,成年后逐渐下降,到35岁以后降至最低。

胸腺位于上纵隔内,前面为胸骨,下面为心脏,后方为无名静脉。儿童和婴幼儿胸腺呈灰白色,随着年龄增加,胸腺逐渐退化为黄色的脂肪组织。胸腺既是免疫器官又是内分泌器官。胸腺的主要作用有:胸腺是T淋巴细胞分化、发育和成熟的场所,来自骨髓的淋巴干细胞在胸腺内经胸腺素的作用分化成熟为T淋巴细胞,所以这类T淋巴细胞又叫胸腺依赖T淋巴细胞。胸腺的内分泌作用主要表现为胸腺可以分泌胸腺激素。因为胸腺的上述作用,所以胸腺对婴幼儿和儿童的免疫力有一定的作用。

骨髓和胸腺都是人类非常重要的中枢免疫器官,如果它们当中任何一个有缺陷,都会造成严重的免疫缺陷,使身体非常脆弱,很容易受到疾病侵袭。

17. 外周免疫器官和组织有哪些？功能怎样？

外周免疫器官和组织包括淋巴结、脾和黏膜相关淋巴组织等。外周免疫器官又称次级淋巴器官，它是针对中枢淋巴器官而言的，外周淋巴器官是成熟淋巴细胞定居的场所，也是淋巴细胞对外来抗原产生免疫应答的主要部位。淋巴结是结构最完备的外周免疫器官，广泛分布于全身多处。脾脏是人体最大的外周免疫器官，脾在结构上不与淋巴管道相连，也无淋巴窦，但含有大量的血窦。黏膜相关淋巴组织主要分布在呼吸道、胃肠道、泌尿生殖道的黏膜固有层和上皮细胞下散在的淋巴组织，是发生黏膜免疫应答的主要部位。外周免疫器官是成熟T、B淋巴细胞等免疫细胞定居的场所，有淋巴结、脾及与黏膜有关的淋巴组织和皮下组织等。

脾脏是T淋巴细胞和B淋巴细胞定居和增殖的场所，提供特异性细胞免疫及体液免疫；脾脏中B淋巴细胞比例较大，是产生特异性抗体的主要基地。脾脏不仅是造血、滤血和储血的器官，还是参与免疫反应的重要基地，主要免疫功能是产生抗体。经血液循环进入脾脏的抗原，可被脾内巨噬细胞捕获，并刺激T细胞及B细胞。

淋巴结是T淋巴细胞及B淋巴细胞集居的场所，而以T淋巴细胞的比例较大，在异物入侵后，淋巴结产生细胞免疫和体液免疫以排除异己抗原；淋巴结通过淋巴窦内巨噬细胞、抗体及其他免疫分子的作用杀灭微生物，防止其扩散。侵入机体的病原体，可经过淋巴管，然后进入淋巴结，淋巴流速在此大减，异物容易沉降，吞噬细胞可吞噬异物，如肿瘤细胞、微生物或毒素等。由于淋巴结中的吞噬细胞和抗体的清除作用，淋巴液进入血液时已无异物；但恶性肿瘤细胞如不被杀死，可在淋巴结内增殖，并随淋巴转移到其他部位。在淋巴结未受抗原刺激前，多数细胞来自再循环。而在抗原刺激后产生新的淋巴细胞以充实。淋巴细胞由淋巴结的输出淋巴管，经胸导管流入血液，再经毛细淋巴管输入淋巴管回到淋巴结。这一循环所需时间，T细胞为18~24小时，B细胞约30小时。淋巴结内T细胞占70%~75%，B细胞占25%~30%。淋巴细胞的再循环，可使带有不同抗原受体的淋巴细胞不断循环，以增加与抗原接触的机会。淋巴结还是产生特异性免疫的基地。由于T及B淋巴细胞均位于淋巴结内有利于在免疫反应中合作，抗原进入淋巴结可引起细胞免疫及体液免疫反应。

其他淋巴样组织主要包括扁桃体、阑尾、呼吸道及消化道黏膜下层许多淋巴小结和淋巴组织，是黏膜局部抵抗病原感染的重要器官。

黏膜相关淋巴组织（MALT）亦称黏膜免疫系统（MIS），主要指胃肠道、呼吸道及泌尿生殖道黏膜固有层和上皮细胞下散在的淋巴组织，以及带有生发中心的淋巴组织，如

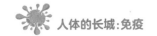

扁桃体、小肠派尔集合淋巴结（PP）及阑尾等,是发生黏膜免疫应答的主要部位。黏膜是病原体等抗原性异物入侵机体的主要部位,人体黏膜表面积约400 m²,机体近50%的淋巴组织分布于黏膜系统,故MALT构成了人体重要的防御屏障。

MALT主要包括肠相关淋巴组织、鼻相关淋巴组织和支气管相关淋巴组织等。

肠相关淋巴组织（GALT）是位于肠黏膜下的淋巴组织,由PP、阑尾、孤立淋巴滤泡、上皮内淋巴细胞及固有层中弥散分布的淋巴细胞组成,主要作用是抵御肠道病原微生物感染。GALT中的PP和上皮内淋巴细胞在摄取肠道抗原及黏膜免疫应答中发挥重要作用。

派尔集合淋巴结（PP）属小肠黏膜淋巴滤泡组织,是发生肠黏膜免疫应答的重要部位。在PP处,肠黏膜向肠腔呈圆顶状隆起,由一层滤泡相关上皮（FAE）将其与肠腔隔离。FAE主要由肠上皮细胞构成,其中散在少数微皱褶细胞（M细胞）。M细胞是一种特化的抗原转运细胞,无微绒毛,不能分泌消化酶和黏液。这些结构特点使其很容易与小肠腔内微生物和颗粒接触,便于肠腔中的抗原由此进入派尔集合淋巴结。M细胞基膜向细胞内凹陷形成口袋,其内有T细胞、B细胞、巨噬细胞（Mφ）和树突状细胞（DC）。M细胞可通过吸附、胞饮和内吞等方式摄取肠腔内抗原性异物,并以囊泡形式转运给口袋内的Mφ或DC。Mφ或DC识别抗原后进入PP,激活T细胞、B细胞,从而启动肠道黏膜免疫应答。激活的T细胞、B细胞也可进入肠系膜淋巴结并最终进入血液循环。因此,GALT不仅参与肠道局部免疫,而且与全身免疫系统密切相关。上皮内淋巴细胞（IEL）位于肠黏膜上皮细胞之间,主要为T细胞。

免疫童子

长寿星人,外周免疫器官是哪些？有什么功能？

外周免疫器官和组织包括淋巴结、脾和黏膜相关淋巴组织等。外周免疫器官又称次级淋巴器官,它是针对中枢淋巴器官而言的,外周淋巴器官是成熟淋巴细胞定居的场所,也是淋巴细胞对外来抗原产生免疫应答的主要部位。

长寿星人

鼻相关淋巴组织（NALT）包括咽扁桃体、腭扁桃体、舌扁桃体及鼻后部淋巴组织,其主要作用是抵御经空气传播的病原微生物的感染。NALT由淋巴小结及弥散的淋巴组织组成。NALT表面覆盖有上皮细胞,但无结缔组织被膜,也无输入淋巴管。抗原和异物陷入淋巴上皮隐窝中,然后被送至淋巴小结。淋巴小结主要由B细胞组成,受抗原刺激后增殖,形成生发中心。

支气管相关淋巴组织(BALT)主要分布于各肺叶的支气管上皮下,其结构与派尔集合淋巴结相似,滤泡中的淋巴细胞受抗原刺激后增殖,形成生发中心,其中主要为B细胞。

18. 淋巴细胞归巢与再循环是怎样的?

归巢——一个富有诗意的名词,它让人不自觉地就联想到一个温馨的画面,在外忙碌奔波了一天的鸟儿,在傍晚时分回到安逸舒适的巢中,静静地休憩。而淋巴细胞归巢,就像一只羽翼丰满的小鸟,离开鸟巢自由地翱翔了一天,最终又回到了舒适的家。而用科学的术语来描述,就是指在中枢免疫器官发育成熟后的淋巴细胞被释放进入血液,在血液中循环流动的同时,选择性地趋向迁移,最终进入并定居于外周免疫器官的特定区域。

淋巴细胞之所以能选择性地趋向迁移,是因为它们随身携带"地图"——归巢受体,一种黏附分子,位于淋巴细胞的表面,指导着它们找到回家的路。当然,它们的家是有"门牌号"的。外周免疫器官内有被称作高内皮微静脉(HEV)的小血管,组成这种小血管的内皮细胞表面也有黏附分子,被人们形象地称作"血管地址素"。每个淋巴细胞表面的归巢受体都有自己对应的血管地址素,防止它们迷路或者走错家门。归巢受体与地址素的相互作用决定了淋巴细胞的去向,只要两者相匹配,两种黏附分子就会像钥匙和锁一样对应起来,互相"黏附"。身体内的各个部位,如脾脏、淋巴结、炎症部位等,都是淋巴细胞的归巢地。

而淋巴细胞再循环,又可以浪漫地叫作"漂洋过海来看你"。其实是已经在外周免疫器官安家的淋巴细胞要出门"周游世界",顺带完成自己的"出差工作"——保卫我们的身体。位于外周免疫器官内的淋巴细胞经过一系列的淋巴管道——输出淋巴管、淋巴干、胸导管或右淋巴导管进入血液循环,随血液循环在体内流转,当它们重新到达外周免疫器官后,穿越高内皮微静脉,再一次分布于全身淋巴器官和组织,如此循环往复,不断地"出门""回家"。正是因为它们在外的辛勤奔波,才更好地守卫着我们人体的健康。

这是因为,通过淋巴细胞再循环,体内的淋巴细胞在外周免疫器官和组织的分布更趋合理。淋巴组织可不断地从循环池中得到新的淋巴细胞补充,有助于增强整个机体的免疫功能。淋巴细胞通过再循环,增加了与抗原和抗原提呈细胞(APC)接触的机会,这些淋巴细胞接触相应抗原后,即进入淋巴组织,发生活化、增殖和分化,从而产生免疫应答,并将效应产物运送到全身,发挥效应功能。而记忆B细胞参与再循环,当它们遇到自己的"宿敌"时,可进入淋巴组织,产生更快、更强的再次免疫应答。有些部位(如肠

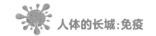

黏膜)淋巴细胞接受抗原刺激后,通过淋巴细胞再循环后仍可返回到原来的部位,在那里发挥效应淋巴细胞的作用。通过淋巴细胞再循环,使机体所有免疫器官和组织联系成为一个有机的整体,并将免疫信息传递给全身各处的淋巴细胞和其他免疫细胞,有利于动员各种免疫细胞和效应细胞迁移至病原体、肿瘤或其他抗原性异物所在部位,从而发挥免疫效应。淋巴细胞再循环是机体从整体水平动态地行使免疫功能的有效形式。参与再循环的淋巴细胞主要是T细胞,约占80%以上,其次是B细胞。

长寿星人,什么是淋巴细胞归巢?

免疫童子

淋巴细胞归巢是淋巴细胞的定向游动,包括淋巴干细胞向中枢淋巴器官归巢,成熟淋巴细胞向外周淋巴器官归巢,淋巴细胞再循环以及淋巴细胞向炎症部位(如皮肤,肠道黏膜和关节滑膜等炎症部位)迁移。

长寿星人

淋巴细胞归巢是淋巴细胞的定向游动,包括淋巴干细胞向中枢淋巴器官归巢,成熟淋巴细胞向外周淋巴器官归巢,淋巴细胞再循环以及淋巴细胞向炎症部位(如皮肤、肠道黏膜和关节滑膜等炎症部位)迁移,其分子基础是淋巴细胞表面的淋巴细胞归巢受体(lymphocyte homing receptor,LHR)与内皮细胞表面上相应的黏附分子——血管地址素(vascular addressin)的相互作用。淋巴细胞在中枢淋巴器官发育成熟后,经血流定居在外周淋巴器官,并在全身和器官、组织以及炎症部位发挥多种生物学功能。淋巴细胞归巢是淋巴细胞迁移的一种特殊形式,包括:① 淋巴干细胞向中枢淋巴器官的归巢;② 淋巴细胞向外周淋巴器官的归巢;③ 淋巴细胞再循环,即外周淋巴器官的淋巴细胞通过毛细血管后静脉进入淋巴循环,以利于免疫细胞接触外来抗原,然后再回到血液循环;④ 淋巴细胞向炎症部位的渗出。淋巴细胞是一个不均一的群体,可以分为不同的群或亚群。淋巴细胞归巢过程的一个显著特点是不同群或亚群的淋巴细胞在上述移行过程中具有相对的选择性,即某一特定的淋巴细胞群或亚群定向归巢到相应的组织或器官。一般将淋巴细胞的黏附分子称为淋巴细胞归巢受体,而将其对应的血管内皮细胞的黏附分子称为地址素。多种黏附分子与淋巴细胞的归巢有关,但参与不同群或亚群淋巴细胞归巢过程的黏附分子是不同的,这成为淋巴细胞选择性归巢的分子基础。

第4章　抗原、抗体与补体免疫

19. 抗原的性质与分子结构基础是怎样的？

抗原是我们日常生活中接触较多的一个免疫词语，如疫情封控时的抗原检测。那么，什么是抗原呢？抗原（antigen，Ag）是指所有能启动、激活和诱导免疫应答的物质，可来自体外自然界或自身物质，可以是传染性病原体或非传染性物质，机体免疫细胞通常识别的抗原是蛋白质，也可识别多糖、脂类和核酸等。我们体内存在着T淋巴细胞、B淋巴细胞，这两种淋巴细胞表面有着特异性受体（T cell receptor，TCR或B cell receptor，BCR），抗原能够被TCR或BCR识别及结合，随后激活T、B淋巴细胞，产生免疫应答效应产物（特异性抗体和效应淋巴细胞），抗原则与该种效应产物发生特异性结合，从而引发免疫应答反应。

抗原具有免疫原性和免疫反应性两个基本特性。免疫原性是指抗原被T、B淋巴细胞表面特异性抗原受体（TCR或BCR）识别及结合，刺激机体免疫系统产生适应性免疫应答，诱导产生免疫应答效应物质（特异性抗体和活化的T淋巴细胞、B淋巴细胞）的能力。免疫反应性是指抗原可与免疫应答效应物质（抗体或活化的T淋巴细胞、B淋巴细胞）发生特异性结合的能力，又称反应原性或抗原性。同时具有免疫原性和免疫反应性的抗原称为完全抗原，即通常所称的抗原，如大多数蛋白质、细菌和病毒等。完全抗原既能够诱导适应性免疫应答，又能够与免疫应答产物特异性结合。仅具备抗原性而不具备免疫原性的抗原称为不完全抗原，又称半抗原（hapten），半抗原多为简单小分子物质，如多糖和某些小分子药物等。半抗原单独不能诱导特异性免疫应答，但与载体蛋白结合后可获得免疫原性，例如，青霉素的降解产物青霉烯酸，本身没有免疫原性，但进入人体与组织蛋白结合后则成为完全抗原，可诱导病理性抗体IgE的产生；青霉烯酸与特异性IgE结合，引起Ⅰ型超敏反应（过强的病理性免疫应答）。

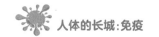

长寿星人，抗原的性质与分子结构基础是怎样的？

免疫童子

我们体内存在着T淋巴细胞、B淋巴细胞，这两种淋巴细胞表面有特异性受体TCR或BCR，抗原能够被其识别及结合，随后激活T、B淋巴细胞，产生免疫应答效应产物(特异性抗体和效应淋巴细胞)，抗原与该种效应产物发生结合，从而引发免疫应答反应。

长寿星人

抗原特异性是指抗原与其受体(TCR和BCR)和免疫应答产物专一结合的性质，在免疫原性和抗原性上均有表现，即一种特定抗原仅能刺激机体产生特异性的免疫应答产物，且仅能与该免疫应答产物发生特异性结合。决定抗原特异性的结构基础是存在于抗原分子中的抗原表位(又称抗原决定基、抗原决定簇)，它是与TCR/BCR及抗体特异性结合的基本结构单位。

20. 什么是半抗原？什么是载体效应？

在20世纪早期，奥地利生物学家卡尔·兰德斯坦纳的一项实验中，向小鼠体内注射间氨基苯磺酸盐并没有后引起免疫反应，随后将间氨基苯磺酸盐与载体连接后再次注入小鼠体内，则发生了强烈的免疫反应，并且发现小鼠体内产生的抗体同时作用于间氨基苯磺酸盐和载体。通过这个实验，卡尔·兰德斯坦纳提出了最早关于半抗原的定义。

随着免疫学的发展与研究，科学家们发现一些结构单一的小分子化合物及药物(相对分子质量小于$5×10^3$)，如核酸、多糖及青霉素、磺胺、氨基比林等，单独存在时不能诱发免疫应答(即不具备免疫原性)，只有与大分子蛋白质或多聚赖氨酸等载体(carrier)交联或结合后，才可成为抗原，从而诱发免疫应答(即获得免疫原性)，因此，半抗原又称为不完全抗原(incompleteantigen)。半抗原需要与免疫应答效应产物(特异性抗体和效应淋巴细胞)结合才能诱导免疫应答，只有免疫反应性而不具有免疫原性。举个例子，青霉素的降解产物——青霉烯酸，其本身没有免疫原性，但进入人体与组织蛋白结合后便成为完全抗原，能够诱导免疫反应，产生相应特异性抗体，青霉烯酸再与特异性抗体结合，从而诱导免疫应答反应。

抗原表位(epitope)是抗原分子中决定免疫应答特异性的特殊化学基团,根据识别抗原表位的细胞不同分为T细胞表位和B细胞表位。天然蛋白抗原既含有T细胞表位又具有B细胞表位,可分别被T细胞受体(TCR)和B细胞受体(BCR)识别,激活T细胞和B细胞,诱导免疫应答。根据抗原表位的结构特点,可将其分为顺序表位和构象表位。T细胞仅识别由抗原提呈细胞加工提呈的线性表位,而B细胞则可识别线性或构象表位。

在某些免疫细胞,如T细胞、巨噬细胞和单核细胞表面,存在一种蛋白质"标签"——CD4,具有这种"标签"的T细胞被称为$CD4^+$T细胞。通常情况下,$CD4^+$细胞是免疫系统的"哨兵",起到辅助作用,它们不直接中和感染,而是引导并触发机体对感染源的免疫应答。

一些人工合成的简单半抗原分子,免疫原性很低,只有与蛋白质载体偶联后,才可诱导出抗半抗原抗体。当半抗原与载体结合形成半抗原-载体复合物进入机体后,会发生一系列反应,激活T、B淋巴细胞,其中B细胞激活又依赖T细胞辅助,最终引发免疫应答。B淋巴细胞特异性识别半抗原-载体复合物中的半抗原,并向$CD4^+$T细胞提呈载体表位,$CD4^+$T细胞活化形成Th细胞,Th细胞分泌细胞因子促使B细胞活化,活化的B细胞分泌抗体与半抗原结合。由此,通过载体将特异的T-B细胞之间连接起来(T-B桥联),T细胞才能激活B细胞,使B细胞分泌抗体,这就是载体效应。

经研究证明,载体不只起到运载半抗原的作用,它还具有载体特异性,T淋巴细胞为载体的反应细胞,对抗体产生起辅助作用,B淋巴细胞为半抗原特异性反应细胞,起到产生抗体的作用。

21. 什么是共同抗原表位与交叉反应?

天然蛋白抗原分子结构一般都很复杂,它们具有许多不同的抗原表位,而不同抗原分子间又可能含有相同或相似的抗原表位,这些抗原表位称为共同抗原表位(common epitope),这些具有相同或相似抗原表位的抗原称为共同抗原(common antigens)。因此,某些抗原诱导产生的免疫应答效应产物(特异性抗体或活化的淋巴细胞),不仅可与该抗原表位特异性结合,还可与其他含有相同或相似抗原表位的抗原发生反应,这就是交叉反应(cross reaction)。含有共同抗原表位的不同抗原称为交叉抗原(cross antigen)。

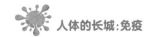

举一个简单的例子,A、B细菌具有共同抗原表位,由A细菌刺激机体产生的a抗体,不仅与A细菌发生反应,也能够和B细菌上的抗原表位结合,即发生交叉反应。外斐试验通过免疫方法辅助诊断立克次体病就是利用这个原理。由于立克次体很难人工培养,而变形杆菌则与立克次体有着共同抗原表位,因此,用变形杆菌进行非特异性凝集试验,立克次体刺激机体所产生的抗体能够与变形杆菌的抗原表位相结合,从而检测病人血清中是否存在立克次体抗体,用以诊断斑疹伤寒、恙虫病等急性传染病。但这种反应也会带来不好的后果——交叉反应性疾病,如风湿性心脏病、肾小球肾炎。

风湿性心脏病(rheumatic heart disease,RHD),简称风心病,是风湿性炎症过程所致瓣膜损害,表现为瓣膜狭窄或关闭不全,使得心脏负荷增加,往往导致心功能不全,甚至发生心衰。在这里,有些朋友会产生疑惑:在日常生活中,我们接触到的风湿病大部分情况下都是关节疾病,风湿怎么会对心脏瓣膜"情有独钟",致使瓣膜受到损害?其实,不仅是关节和心脏瓣膜,还包括皮肤和中枢神经系统。那么,风心病是什么原因引起的呢?有理论认为,风心病的发生是由于链球菌的结构与身体某些组织(关节、心脏瓣膜、皮肤和中枢神经系统等)中的蛋白质相似,当链球菌侵入人体后,引起免疫应答反应,产生相应特异性抗体,由于链球菌的抗原表位与心脏瓣膜中的蛋白质结构十分相像,这时特异性抗体无法分清"敌我",导致免疫识别错误,不仅与链球菌结合抵御外敌,而且与心脏瓣膜结合攻击自身,属于"伤敌一千,自损八百"型反应。

免疫童子

长寿星人,共同抗原表位是什么?

天然蛋白抗原分子结构一般都很复杂,它们具有许多不同的抗原表位,而不同抗原分子间又可能含有相同或相似的抗原表位,这些抗原表位称为共同抗原表位,这些具有相同或相似抗原表位的抗原称为共同抗原。

长寿星人

同理,A族溶血性链球菌的表面成分与人肾小球基膜之间存在共同抗原,因此,A族溶血性链球菌刺激机体产生的抗体不仅能与A族溶血性链球菌的表面成分结合,还可与肾小球基膜发生结合,进而引起急性肾小球肾炎。

由于共同抗原具有分子模拟效应,即外源性共同抗原可模拟自身抗原,刺激机体产生的免疫应答效应产物与自身抗原结合,诱发自身免疫应答,严重者可引起自身免疫病。

22. 影响抗原免疫原性的因素有哪些？

免疫原性是抗原最重要的性质，一种抗原是否具有免疫原性主要取决于以下三个方面的因素：抗原的性质、机体的反应性和免疫方式。

一、抗原的性质

（一）异物性——成为抗原的重要条件

异物性是指抗原与自身正常组织结构的差异程度。正常情况下，自身组织和细胞不引起免疫应答，只有异种物质才能诱导机体产生免疫应答。

对人而言，具备异物性的物质有三种：

① 异种物质：对人而言，各种病原微生物及其代谢产物、异种蛋白等都属于异种物质，种系关系相距越远，组织分子结构差异越大，异物性和免疫原性就越强。例如猩猩与人类亲缘关系较近，其组织结构成分对于人类来说是弱抗原，而对小鼠或其他亲缘关系较远的物种来说则为强抗原。

② 同种异体物质：同种不同个体之间，由于存在基因的差异，其组织成分也存在着不同程度的差异。因此，同种异型之间有的物质也存在免疫原性。例如人类红细胞表面的 ABO 血型抗原、人类组织相容性抗原等。因此，血型不同时输血会引起输血反应，同理，不同个体之间进行器官移植会出现移植排斥反应。

③ 自身物质：正常情况下，自身组织和细胞不引起免疫应答反应。自身成分如发生改变，也可被机体视为异物。Burnet 的克隆选择学说提出，机体在胚胎发育过程中，通过淋巴细胞与自身物质的接触形成了自身耐受，出生后对自身物质不应答。但体内某些物质，如脑组织、眼晶状体蛋白等，与免疫系统隔绝，即使自身成分未发生改变，但在胚胎期未与免疫活性细胞充分接触而未能诱导特异性免疫耐受，这些物质对免疫系统而言也是异物，也具有免疫原性，若在外伤、感染等情况下暴露，与免疫活性细胞接触，可成为自身抗原，诱导强免疫应答。

（二）相对分子质量——分子大小

抗原通常为大分子物质，抗原的相对分子质量越大，含抗原表位越多，结构越复杂，免疫原性越强。相对分子质量小的物质（<10000）免疫原性较弱，为弱免疫原；相对分子

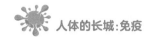

质量大的物质(>100000)免疫原性强,为强抗原。但是相对分子质量10000不是一个绝对的界限。例如,明胶的相对分子质量高达100000但其免疫原性极弱,而胰岛素的相对分子质量仅5734,却有较强免疫原性。

(三)化学组成和结构

若仅相对分子质量大不一定具有免疫原性,免疫原性还要求物质有一定的化学组成和结构。一般而言,直链结构的物质无或仅有较弱的免疫原性,而支链多、环状结构的物质具有较强免疫原性。因此,蛋白质类物质免疫原性较强,尤其是含有芳香族氨基酸的蛋白质,免疫原性更强;多糖、核酸、脂类抗原的免疫原性较弱。明胶是无分支的直链结构,又缺乏环状基团,所以免疫原性弱。

(四)分子构象——特殊化学基团的三维结构

抗原分子中存在一些特殊化学基团的三维结构,决定该抗原分子是否与相应淋巴细胞表面的抗原受体相互吻合,从而启动免疫应答。

(五)易接近性——相互接触的难易程度

抗原分子的特殊化学基团与淋巴细胞表面相应抗原受体相互接触越容易,其免疫原性越强,反之越弱。

(六)物理性状

化学性质相同的抗原物质因其物理状态的不同可能呈现不同的免疫原性。抗原分子的性状和物理状态对免疫原性也有一定影响,通常聚合状态的较单体的强,环状结构物质的免疫原性比直链分子强。

二、机体的反应性

(一)遗传因素

机体的遗传背景对抗原的免疫原性有明显影响。宿主的遗传背景不仅可以改变抗原的免疫应答类型,还可以影响其免疫应答的强弱。如多糖抗原对人和小鼠具有免疫原性,而对豚鼠则无免疫原性。

(二)年龄、性别与健康状态

正常情况下,青壮年动物身体素质正值高峰期,比幼年动物和老年动物的应答能力强。雌性动物产生抗体的能力较雄性动物高,但妊娠期雌性动物应答能力受到显著抑制。感染或免疫抑制剂都能减弱机体对抗原的免疫应答。

三、免疫方式

抗原进入机体的途径、抗原的剂量、注射的次数及间隔时间等都能影响机体对抗原的免疫应答。口服的蛋白质抗原易被消化道内酶降解成小分子物质，因而免疫原性减弱。在一定的剂量范围内，抗原剂量越大，抗原的免疫原性越强，但抗原剂量过高、过低都可诱导免疫耐受。

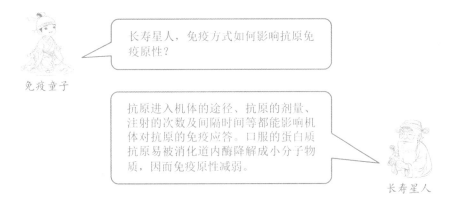

免疫童子

长寿星人，免疫方式如何影响抗原免疫原性？

抗原进入机体的途径、抗原的剂量、注射的次数及间隔时间等都能影响机体对抗原的免疫应答。口服的蛋白质抗原易被消化道内酶降解成小分子物质，因而免疫原性减弱。

长寿星人

23. 抗原的种类有哪些？

抗原的种类多种多样，根据不同的分类方式，抗原也有着不同的种类。目前主要有四种分类方式：根据诱导B细胞应答时对T细胞的依赖性分类、根据抗原与机体的亲缘关系分类、根据抗原的性质和来源不同分类、其他分类。

一、根据诱导B细胞应答时对T细胞的依赖性分类

抗原刺激机体产生免疫应答时，主要存在两种免疫细胞——T、B淋巴细胞，B细胞产生抗体用于结合抗原，在此过程中，有些抗原需要有T细胞进行辅助才能够诱导B细胞分泌抗体，而有些则不需要T细胞辅助就能直接产生抗体，据此分为胸腺依赖性抗原和胸腺非依赖性抗原。至于为何说是依赖胸腺，可以这样理解，我们所说的T细胞是在胸腺中发育成熟的，T细胞的"T"即来自于胸腺（thymus）的首字母"T"，因此依赖T细胞即依赖胸腺，称为胸腺依赖性抗原或胸腺非依赖性抗原。

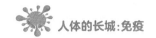

大多数天然抗原均属胸腺依赖性抗原，如细菌、病毒、动物血清等，它们的共同特点是由蛋白质组成，大分子、抗原表位种类多但同种的表位数量少，不能直接激活B细胞；天然的胸腺非依赖性抗原主要有细菌表面的多糖分子等，它们结构比较简单，抗原表位种类较单纯，但胜在数量多，排列密集，能够直接激活B细胞。

免疫童子

长寿星人，抗原的分类方式有哪些？

抗原的种类多种多样，根据不同的分类方式，抗原也有着不同的种类。目前主要有四种分类方式：根据诱导B细胞应答时对T细胞的依赖性分类、根据抗原与机体的亲缘关系分类、根据抗原的性质和来源不同分类、其他分类。

长寿星人

二、根据抗原与机体的亲缘关系分类

根据抗原与机体的亲缘关系分为异种抗原、同种异型抗原、异嗜性抗原、自身抗原和肿瘤抗原。

异种抗原，顾名思义，是指来源于不同物种的抗原物质，如细菌、病毒等病原微生物及其代谢产物对人来说均属于异种抗原，具有较强免疫原性。我们所打的疫苗也属于异种抗原，注入机体后可诱导机体产生特异性的保护性免疫应答，发挥预防疾病的作用。在日常生活中，如果被生了锈的钉子或其他金属制器刺破了皮肤，造成了较深的伤口，医生会注射破伤风抗毒素或破伤风免疫球蛋白进行治疗，这里的抗毒素是指对毒素具有中和作用的特异性抗体，或能中和某种毒素的抗体或含有这种抗体的血清，这种血清属于动物免疫血清。向马体内注射一种失去原有毒性而仍保留其免疫原性的毒素（我们称之为类毒素），注射后马体内发生免疫应答反应产生抗体，再通过各种技术纯化提取得到动物免疫血清，临床上用来防治破伤风梭菌、白喉杆菌等细菌毒素引起的疾病以及治疗毒蛇咬伤等。

同种异型抗原，即同一物种中所存在的不同类型抗原。以人为例，我们都知道人类的ABO血型，根据人类红细胞膜上所含抗原的不同，可将人血型分为A、B、O、AB四种，不同血型的人有着不同的抗原和抗体成分，因此，不同血型间相互输血时，由于抗原抗体结合后引起一系列的免疫反应，在临床上会出现严重的输血反应。除了ABO血型，科学家们通过对恒河猴的研究发现，人体还存在着Rh血型，有Rh抗原者称为Rh阳性，缺乏 Rh 抗原的称为 Rh 阴性,中国汉族人中 99% 为 Rh 阳性,Rh 血型为阴性的血型即为我们所说的"熊猫血",意味着血型稀有。

异嗜性抗原是一类与种属无关,存在于人、动物及微生物之间的共同抗原,例如,溶血性链球菌与人肾小球基膜及心肌内膜有共同抗原,链球菌感染刺激机体产生的抗体不仅能与链球菌结合,而且能与心内膜、肾小球基膜结合,造成组织损伤,临床上表现风湿病或肾小球肾炎。

自身物质对机体本身一般不具免疫原性,但在特殊情况下可以成为自身抗原。人眼晶状体蛋白、甲状腺球蛋白等人体自身存在的物质在正常情况下与免疫系统相对隔绝,免疫系统发育过程中没有见过这些物质,当外伤、感染或手术不慎等原因使这些物质进入血流时,免疫系统将其视为外敌,引起自身免疫应答,导致自身免疫病的发生。当某些人体自身存在且对其具有免疫耐受的物质在理化因素或生物因素的影响下,其分子结构发生改变,免疫系统将其判定为外来物质,诱发免疫应答,这种自身抗原也是引起自身免疫病的重要因素之一。

细胞癌变过程中会出现新的或者表达增高的具有免疫原性的大分子,称为肿瘤抗原,包括肿瘤特异性抗原和肿瘤相关抗原。仅表达于肿瘤细胞而不存在于正常细胞的抗原称为肿瘤特异性抗原;肿瘤相关抗原是指在正常细胞上也有微量表达,只是在细胞发生癌变时表达明显增加的一类抗原,如甲胎蛋白(AFP)、癌胚抗原(CEA)等。

三、根据抗原的性质和来源不同分类

根据抗原的性质和来源不同,可将抗原分为内源性抗原和外源性抗原。

内源性抗原并非自身抗原的同义词,外源性抗原也不等于非己抗原。内源性抗原和外源性抗原是根据它们在进入加工途径前所处的位置,即位于细胞内还是位于细胞外来区分的。任何抗原,无论是自己的,还是非己的,如在胞质内加工,都称为内源性抗原,而进入内体加工的都称为外源性抗原。

四、其他分类

根据抗原产生方式的不同,可将抗原分为天然抗原和人工抗原。

根据物理性状不同,分为颗粒性抗原和可溶性抗原。

根据抗原化学性质,可分为蛋白质抗原、多糖抗原及核酸抗原等。

根据抗原的来源和疾病的相关性,又可分为移植抗原、肿瘤抗原、自身抗原等。

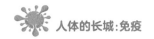

24. 什么是特异性免疫刺激？ 非特异性免疫刺激有哪些？

免疫是机体识别"自己"，排除"异己"，维持体内环境平衡和稳定的一种特殊的保护性功能。面临"外敌"的入侵，人体存在着三道防线抵御"异己"。当异物或病菌入侵人体，首先面临人体的第一道防线——皮肤、黏膜及其分泌物，在这里能够阻挡大多数病原体入侵；突破第一道防线的病原体来到人体的第二道防线——体液中的杀菌物质和吞噬细胞，这里能够吞噬进入体内的病菌；一些强大的病原体打败吞噬细胞，成功来到人体的第三道防线——免疫器官和免疫细胞，体液中的病原体由B淋巴细胞解决，细胞中的病原体则由T淋巴细胞消灭。

前两道防线是人类在进化过程中逐渐建立起来的天然防御功能，人人生来就有，不针对某一种特定的病原体，对多种病原体都有防御作用，因此叫作非特异性免疫，又称先天性免疫。第三道防线则是后天产生的，只针对特定的异物和病菌起作用，因而称为特异性免疫，又称后天性免疫。免疫系统与特定病原体接触后，启动免疫应答反应，同时记忆并向该种特定病原体发出"通缉令"，当该种病原体再次入侵人体时，免疫系统能够快速识别并启动针对该特定病原体的防御机制。得过伤寒的人对伤寒杆菌有持久的免疫力，这是因为伤寒杆菌刺激机体产生免疫应答，同时人体的免疫系统将伤寒杆菌这个"敌人"的特征长期"记忆"下来，如果再有伤寒杆菌进入，就会很快被识别、被消灭。

特异性免疫主要有体液免疫和细胞免疫两种。B细胞是参与体液免疫的主要淋巴细胞，在抗原刺激下转化为浆细胞，合成免疫球蛋白，能与靶抗原结合而消灭病原体。T细胞是参与细胞免疫的淋巴细胞，T细胞受到抗原刺激后，分化、增殖、转化为致敏T细胞，对抗原具有直接杀伤作用，致敏T细胞所释放的细胞因子具有协同杀伤作用。体液免疫和细胞免疫二者之间不是孤立的，它们相辅相成，互相协作，共同发挥免疫作用。

免疫童子

特异性免疫刺激是啥？非特异性免疫刺激剂有哪些？

特异性免疫主要有体液免疫和细胞免疫两种。非特异性免疫刺激剂是指能激活多数或全部T淋巴细胞或B淋巴细胞，没有特异性的刺激物质。如超抗原、佐剂和丝裂原。

长寿星人

特定的病原体初次进入人体时,部分免疫细胞转化为效应细胞用以对抗和消灭病原体,还有一部分细胞记录下该种特定病原体的特征转化为记忆细胞,当该病原体再次入侵人体,记忆细胞迅速识别并发动免疫应答消灭病原体。特异性免疫刺激就是指已被记录的那些病原体再次入侵人体而产生的刺激。

非特异性免疫刺激剂是指能激活多数或全部 T 或 B 淋巴细胞,没有特异性的刺激物质。如超抗原、佐剂和丝裂原。超抗原是一类由细菌外毒素和某些病毒蛋白构成的抗原性物质,在诱导机体产生免疫应答时没有严格的抗原特异性、极低的浓度就可激活多种 T 细胞,而普通抗原则有抗原特异性并且只能激活一种 T 细胞。佐剂,顾名思义,是起辅佐作用的物质,佐剂本身没有免疫原性,不能引起免疫应答反应,但能够非特异性地改变或增强机体对抗原地免疫应答。丝裂原是刺激有丝分裂的物质,能够非特异性地激活多种淋巴细胞,如刀豆蛋白 A、植物血凝素、脂多糖、葡萄球菌 A 蛋白等。

25. 抗体的结构和功能是怎样的?

B 淋巴细胞在有效的抗原刺激下增殖分化为浆细胞,产生具有与相应抗原发生特异性结合功能的免疫球蛋白,称为抗体(antibody,Ab)。1968 年世界卫生组织决定,将具有抗体活性或化学结构与抗体相似的球蛋白统称为免疫球蛋白(immunoglobulin,Ig),它包括正常的抗体和尚未证实具有抗体活性但结构与抗体相似的球蛋白。免疫球蛋白与抗体的关系可以描述为所有抗体都是免疫球蛋白,而并非所有免疫球蛋白都具有抗体活性。

一、抗体的基本结构

经分析发现,抗体的基本单位是由四条多肽链构成的对称"Y"字形结构,其单体由两条结构相同的相对分子质量较大的重链(heavy chain,H 链)和两条结构相同的相对分子质量较小的轻链(light chain,L 链)构成。重链之间及重链与轻链间由链间二硫键相连,四条肽链形成对称结构,像 Y 形状的枝丫上再分别复制了枝丫,如图所示。

重链由 450~550 个氨基酸残基组成,其相对分子质量较大,重链恒定区氨基酸组成和排列序列存在着差异,由此分为 μ、γ、α、δ、ε 五类,分别参与 IgG、IgM、IgA、IgD 及 IgE 的组成。轻链约由 214 个氨基酸残基组成,相对分子质量较小,据免疫原性的不同分为 κ、λ 两型。

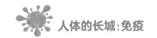

分析不同抗原诱导产生的抗体的氨基酸组成,发现四条肽链中靠近氨基端约 110 个氨基酸序列随抗原不同而变化很大,其他部分氨基酸序列则相对恒定,因此,重链和轻链可分为可变区(variable region,V 区)和恒定区(constant region,C 区)。

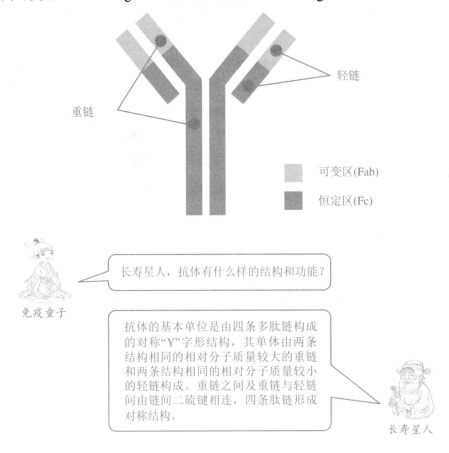

重链

轻链

可变区(Fab)

恒定区(Fc)

免疫童子

长寿星人,抗体有什么样的结构和功能?

抗体的基本单位是由四条多肽链构成的对称"Y"字形结构,其单体由两条结构相同的相对分子质量较大的重链和两条结构相同的相对分子质量较小的轻链构成。重链之间及重链与轻链间由链间二硫键相连,四条肽链形成对称结构。

长寿星人

针对不同抗原所分泌的抗体,其氨基酸组成序列也不尽相同,变化较大者称为可变区(V 区),这一区域也是抗体与抗原结合的部位。V 区内氨基酸序列变化程度最为剧烈的部位称为高变区(hypervariable region,HVR)。不同 B 淋巴细胞所分泌抗体的高变区具有独特的氨基酸序列和构象,因此高变区也是该抗体分子独有的结构。

同一物种的同一类或同一型抗体中,除可变区外,另一区域内的氨基酸序列相对稳定,称为恒定区(C 区)。同一种属的个体,针对不同抗原所产生的相同类别的抗体,其 V 区各异,但它们的 C 区氨基酸序列相对恒定。

除了可变区和恒定区,还存在着一个重要部分——铰链区。铰链区位于"Y"的中点,大概在三条线的交汇处,这个区域能够发生弯曲从而实现抗体与不同距离的抗原表位结合。

二、抗体的功能

结构决定功能,抗体的功能与其结构密切相关,同一种抗体的氨基酸组成和顺序的不同,决定了其功能上的差异。不同抗体的 V 区和 C 区在结构上的变化具有一定的规律,因此其在功能上也存在着一定的共性。

(1)中和毒素和阻止病原体入侵。抗体的主要功能是识别并特异性地结合抗原,在体内可中和毒素、阻断病原体入侵、清除病原微生物;B 细胞膜表面存在 IgM 和 IgD,参与构成 B 细胞的抗原识别受体,能够辅助 B 细胞特异性识别抗原分子。

(2)激活补体系统。人 IgG 和 IgM 与相应抗原结合后,可因结构改变而使其补体结合点暴露,从而激活补体系统,产生攻膜复合物使细胞溶解破坏及其他多种效应功能。

(3)调理作用。IgG 抗体与中性粒细胞、巨噬细胞表面相应的受体结合,能够增强吞噬细胞的吞噬作用,这种作用称为调理作用。

(4)抗体依赖的细胞介导的细胞毒作用。一些靶细胞(如受病毒感染的细胞或肿瘤细胞)表面的某些物质对于人体来说是抗原,人体针对这类抗原产生的抗体与该抗原结合,从而对靶细胞进行了"标记",具有杀伤活性的细胞(如自然杀伤细胞)通过识别结合在靶细胞表面抗原上的抗体,直接杀伤靶细胞,这种作用称为抗体依赖的细胞介导的细胞毒作用。抗体与靶细胞上的抗原结合是特异性的,而自然杀伤细胞的杀伤作用是非特异性的,也就是说,自然杀伤细胞能够杀伤多种被不同类型抗体标记的靶细胞。

(5)诱导 I 型超敏反应。IgE 可与肥大细胞和嗜碱性粒细胞表面的 IgE 高亲和力受体结合,使其致敏。当相同的变应原再次进入机体时,可以直接与致敏靶细胞表面的特异性 IgE 结合,促使这些细胞合成和释放生物活性物质,引起 I 型超敏反应,也就是我们常说的过敏反应。

(6)新生儿抗感染。IgG 是唯一能够通过人类胎盘的抗体。胎盘母体一侧的滋养层细胞可表达一种特异性的 IgG 输送蛋白,主动进入胎儿的血液循环中。这是一种重要的自然被动免疫机制,对于新生儿抗感染具有重要意义。

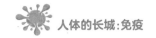

26. 什么是抗体的多样性和免疫原性？

一、抗体的多样性

在正常人血清中存在着多种多样的、具有各种独特型抗原性的抗体，B淋巴细胞可产生的抗体种类超过108种，这些抗体可与众多不同抗原发生特异性结合，引起免疫反应，从而起到保护机体的作用。成千上万、多种多样的抗体分子在形状、大小、结构以及氨基酸的组成和排列上呈现各种不同的形式，称为抗体的多样性。

我们可以从机体内部和外部环境两个角度探讨抗体多样性的原因：

（1）内源性因素。编码抗体的基因的结构和功能特征决定着抗体的多样性。编码抗体重链及轻链的基因位于不同染色体上，其中编码重链的基因包括编码可变区的V、D、J及编码恒定区的C基因，编码轻链的基因包括编码可变区的V、J及编码恒定区的C基因。每种基因片段在基因组中并不是只有一份，而是有很多它的复制品，编码重链和轻链V区的基因片段又有很多个，在B淋巴细胞的分化发育过程中，这些基因片段发生重排和组合，从而产生数量巨大、种类繁多、能识别特异性抗原的特异性抗体。抗体基因重组是B细胞合成无数特异性抗体、形成抗体多样性的主要原因。

（2）外源性因素。环境中存在的抗原种类非常多，每种大分子抗原又有多种抗原表位，每种抗原表位均可选择激活体内一个B细胞克隆，产生一种特异性抗体，因而抗原的多样性也是抗体多样性形成的主要原因。

长寿星人，抗体的多样性与抗原有何关联？

免疫童子

环境中存在的抗原种类非常多，每种大分子抗原又有多种抗原表位，每种抗原表位均可选择激活体内一个B细胞克隆，产生一种特异性抗体，因而抗原的多样性也是抗体多样性形成的主要原因。

长寿星人

二、抗体的免疫原性

不同抗原刺激不同机体或同一抗原刺激不同机体所产生的抗体在特异性以及类型等方面不尽相同，表现出明显的异质性。抗体是大分子球蛋白，也存在抗原表位，具有免疫原性，能够诱发特异性免疫应答。抗体分子的不同结构区（如可变区、恒定区）的免疫原性也不同。通过血清学反应对抗体进行鉴别，可分为同种型、同种异型及独特型。

（一）同种型

同种型是指同一物种所有个体产生的抗体分子共同具有相同的免疫原性，其抗原表位存在于抗体分子的恒定区，是种属特异性的标志。以人为例，所有人类的IgG均具有相同的抗原特异性结构，因此，若以某人的IgG免疫羊，可获得羊抗人IgG抗体。该抗体可与所有人类的IgG特异性结合，而不与其他动物的IgG结合。

（二）同种异型

同种异型是指同一种属内不同个体间抗体分子所具有的不同免疫原性。这是因为存在个体差异性，个体间某些基因有些许不同，故编码表达的抗体结构有细微差异。这种细微差异也存在于恒定区中，不过与同种性的位置不同。由于不同个体的抗体存在同种异型抗原表位，故可作为个体的遗传标志。

（三）独特型

独特型是指同一个体内不同B淋巴细胞活化产生的抗体，其可变区中高变区的抗原特异性各不相同，各自具有特定的抗原表位结构。抗体的独特型与针对该种抗体而产生的抗独特型抗体构成机体重要的免疫调节网络。当产生过多抗体时，机体则会将该种抗体视作抗原而产生针对该种抗体的抗体，从而实现对人体内抗体数量的调节，维持机体免疫系统的稳定性。

27. 抗体有几类？有哪些功能？

根据抗体单体的数量和重链的类型，将哺乳动物体内的抗体分为五种不同类型：IgG、IgM、IgA、IgD和IgE。这些抗体在各个方面均有所不同。

一、IgG

IgG是血清和体液中含量最高的抗体，于出生后3个月开始合成，3～5岁时接近成人水平。IgG是再次免疫应答产生的主要抗体，其亲和力高，在体内分布广泛，具有重要的免疫效应，是机体抗感染的"主力军"。

人IgG有4个亚类，分别为IgG1、IgG2、IgG3、IgG4。IgG1、IgG2和IgG3可以穿过胎盘屏障，在新生儿抗感染免疫中发挥重要作用；IgG1、IgG2和IgG3能发挥调理作用、ADCC作用等。某些自身抗体如抗甲状腺球蛋白抗体、抗核抗体，以及引起Ⅱ、Ⅲ型超敏反应的抗体也属于IgG。

二、IgM

IgM是初次体液免疫应答中最早出现的抗体，是机体抗感染免疫的"先头部队"。血清中的IgM为五聚体，是分子量最大的抗体，也称为巨球蛋白，一般不能通过血管壁，主要存在于血液中。五聚体IgM具有较多的抗原结合位点，具有很强的抗原结合能力和免疫调理作用，且更易激活补体。天然血型抗体为IgM，如我们所熟知的ABO血型，A型血存在A型抗原和B型抗体，B型血存在B型抗原和A型抗体，这里的抗体便属于IgM。当输入血型不匹配的血液，如向A型血病人输入B型血时，就会发生抗原抗体结合引起免疫反应，对血细胞发起攻击，出现严重的溶血反应。

IgM是个体发育过程中最早合成和分泌的抗体，在胚胎发育晚期的胎儿即能产生IgM，故脐带血IgM升高提示胎儿有宫内感染。出生后血清中IgM升高，提示新近发生感染，可用于感染的早期诊断。在B细胞介导免疫的早期阶段，当IgG尚不充足时，IgM可发挥清除病原的作用。

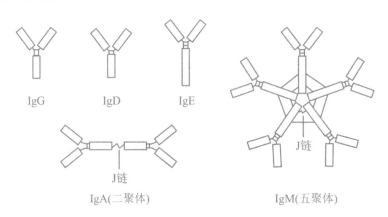

三、IgA

IgA 分为两种类型：血清型 IgA 为单体，主要存在于血清中，仅占血清 Ig 总量的 10%～15%；分泌型 IgA 为二聚体（两个单体连接而成），经分泌性上皮细胞分泌到外分泌液中。分泌型 IgA 合成和分泌的部位在肠道、呼吸道、乳腺、唾液腺和泪腺，因此主要存在于胃肠道和支气管分泌液、初乳、唾液和泪液。

分泌型 IgA 是外分泌液中主要的抗体类别，参与黏膜局部免疫，通过与相应病原微生物结合，阻止病原体黏附到细胞表面，可防止病菌定居繁殖，在局部抗感染中发挥重要作用。分泌型 IgA 在黏膜表面也有中和毒素的作用。婴儿可从母亲初乳中获得高浓度分泌型 IgA，这是一种重要的自然被动免疫过程，对于儿童早期抗感染起到重要作用。新生儿易患呼吸道、胃肠道感染可能与 IgA 不足有关。

四、IgD

正常人血清中 IgD 的浓度很低，可在个体发育的任何时间产生。

其具体功能不详，大多数与 B 细胞结合，当 B 细胞同时表达 IgM 和 IgD 时，表明该细胞成为成熟 B 细胞。

五、IgE

IgE 是正常人血清中含量最少的 Ig，血清中浓度极低。

IgE 主要由呼吸道和消化道黏膜下淋巴组织中的浆细胞分泌。IgE 为亲细胞抗体，可与肥大细胞和嗜碱性粒细胞上的 IgE 高亲和力受体结合，引起 I 型超敏反应。此外，IgE 与机体的抗寄生虫感染等功能有关，起到保护机体免受寄生虫感染的作用。

28. 人工制备抗体是如何制备的？

抗体独特的生物学活性使其在疾病的诊断、免疫防治及基础研究中发挥着重要作用。早在 19 世纪后期，人们就开始使用特异性抗原免疫动物制备相应的免疫血清。人工制备抗体可用于抗体分子结构、理化特性及功能研究。根据抗体制备的原理和方法，人工制备的抗体可分为多克隆抗体、单克隆抗体和基因工程抗体。

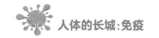

一、多克隆抗体——第一代抗体

天然抗原含有多种不同的抗原表位，所以抗原物质刺激机体将诱发多种B细胞克隆活化，分泌的抗体中会含有多种针对不同抗原表位的抗体。这种由多个B细胞克隆所产生的针对不同抗原表位的抗体混合物即为多克隆抗体。

其制备方法为向免疫动物直接注射抗原，经免疫反应后提取免疫动物血清中的抗体，得到多克隆抗体。通常动物免疫制备的抗体均为多克隆抗体，常用动物也由早期的小鼠、大鼠、兔、羊等小动物发展到马等大动物。但因抗体的特异性不高，易产生交叉反应，而其应用受到限制。

二、单克隆抗体——第二代抗体

由一个始祖细胞分化、增殖所产生的遗传性状完全相同的细胞群称为克隆。由单一克隆B细胞产生的、只作用于一种抗原表位的高度特异性抗体称为单克隆抗体。

1975年Kohler和Milstein利用杂交瘤技术首次制备了单克隆抗体。小鼠的B细胞具有合成、分泌特异性抗体的能力，但体外不能长期传代；而不能分泌抗体的小鼠骨髓瘤细胞却可长期传代。因此，以免疫小鼠的脾细胞（含大量B细胞）与同系小鼠骨髓瘤细胞相融合，将二者的优势结合到一起，形成具有两个母细胞共同特点的杂交瘤细胞。所以杂交瘤细胞就是由一个B细胞融合一个骨髓瘤细胞而成，既具有脾细胞产生特异性抗体的能力又有着瘤细胞长期体外传代的特点，其产生的抗体仅能识别一种抗原表位，即为单克隆抗体。小鼠脾细胞和骨髓瘤细胞在细胞融合剂作用下，经选择培养基筛选后，未融合的脾细胞因不能体外传代而死亡，未融合的骨髓瘤细胞在含有DNA合成阻断物质的培养基中，因其DNA合成的途径被阻断，也不能存活；仅融合成功的杂交瘤细胞能够在培养基中存活、增殖，并大量分泌单克隆抗体。

免疫童子

长寿星人，如何通过基因工程制备抗体？

从B细胞获得编码抗体的基因，将该段基因导入到受体细胞，使其表达特定抗体。基因工程抗体制备不需要免疫动物，能够直接工业合成，并且可根据需要对人及小鼠抗体基因进行设计和改造。

长寿星人

单克隆抗体现已广泛用于传染病病原及肿瘤抗原检测、各种细胞因子及细胞膜分子的检测、淋巴细胞分类鉴定及结构与功能的研究等。单克隆抗体的产生对生命科学理论研究及临床诊断治疗均产生了巨大的影响。但目前单克隆抗体多为鼠源性,注入人体会产生抗小鼠抗体,这在一定程度上限制了单克隆抗体的应用。

三、基因工程抗体——第三代抗体

随着 DNA 重组技术的飞速发展,科学家借助基因工程方法,将编码抗原的基因添加到表达载体上并进行表达,这样既保持了单克隆抗体的均一性、特异性强的优点,又能克服其为鼠源性的问题,是拓展单克隆抗体人体内应用的重要思路。由基因重组技术制备的抗体称为基因工程抗体,也称第三代人工抗体。

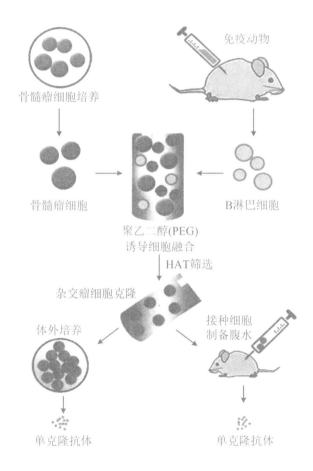

（图片来源：2021 年《科学》杂志）

其制备原理是:从 B 细胞获得编码抗体的基因,将该段基因导入到受体细胞,使其表达特定抗体。基因工程抗体制备不需要免疫动物,能够直接工业合成,并且可根据需要

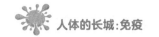

对人及小鼠抗体基因进行设计和改造。

通过利用基因工程的方法，能够改造鼠源性单克隆抗体，在保留特异性的前提下，尽量减少抗体的鼠源成分；直接将人的抗体基因导入到受体细胞中，从而得到完全人源化抗体，能够直接用于人类免疫疾病的治疗，避免异源产生的免疫反应；通过基因编辑还能够得到双特异性抗体，一般抗体的两端结合的抗原表位基本相同，而双特异性抗体的两端能够结合不同表位，当一端结合杀伤性T细胞，而另一端结合肿瘤细胞时，则能够实现肿瘤细胞的特异性杀伤，从而为治疗癌症提供了新方法。

29. 什么是补体系统？是怎么运作的？有哪些进展？

一、补体系统

19世纪末，阿道夫·费拉塔（Adolfo Ferrata）用新鲜免疫血清在豚鼠体内观察到对霍乱弧菌的溶菌现象。罗伯特·纳尔逊（Robert Nelson）发现如将新鲜免疫血清于60 ℃加热30 min可丧失溶菌能力，他认为在新鲜免疫血清内存在两种不同物质与溶菌作用有关：一种是对热稳定的物质，称为溶菌素，即抗体，有特异性，能够结合抗原但没有溶菌能力；另一种是对热不稳定的物质，可存在于正常血清中，为非特异性成分，称为补体，它辅助和补充特异性抗体，具有溶菌或溶细胞作用，但这种作用必须有抗体存在才能实现。后来的研究还发现，除了免疫裂解功能之外，补体还具有很多其他的功能，补体在生物放大机制中具有重要的作用，在抵抗感染性疾病过程中也有重要的功能。

随着进一步研究，人们对于补体逐渐有了清晰的认识和定义。补体（complement，C）是存在于正常人和动物体液及细胞膜上，经活化后介导免疫及炎症反应的一组蛋白质。正常生理情况下，多数补体成分以酶原形式存在。补体激活过程中产生多种具有生物学活性的片段，这些片段通过与补体受体的结合而发挥作用。补体的激活以及各种活性的发挥均受到体内各种蛋白质的精细调节。

目前已知补体由30余种可溶性蛋白和膜结合性蛋白组成，其中既有参与激活和放大级联反应的补体固有成分，又有调节补体激活和灭活的各种成分以及补体受体，故又称其为补体系统。补体广泛参与机体抗微生物感染的防御反应以及免疫调节，同时也介导免疫病理性损伤反应，是体内具有重要生物学作用的效应系统和效应放大系统。

二、运作方式

正常生理情况下,多数补体成分以无活性的酶原形式存在,血清中的补体固有成分被激活才能发挥各种免疫效应。补体至少可以通过三条途径激活:经典途径、替代途径和甘露糖结合凝集素(mannose-binding lectin,MBL)途径。三条激活途径的起始物和激活顺序各不同,但具有相同的末端通路,即通过同一途径形成攻膜复合物(membrane attack complex,MAC)并溶解靶细胞。

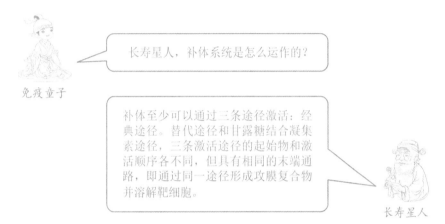

补体系统包括固有成分、调节成分和补体受体。补体系统的固有成分是参与补体三条激活途径的必要成分,主要包括具有激活放大级联反应的补体成分和共同末端通路成分。参与补体三条激活途径的固有成分各不相同,其中C1(包括C1q、C1r和C1s)、C4、C2和C3介导补体经典激活途径;B因子、D因子参与替代激活途径;MBL、丝氨酸蛋白酶参与MBL激活途径。经过一系列的酶促级联反应后,三条途径经过相同的步骤,由C5、C6、C7、C8、C9装配形成攻膜复合物,称为共同末端通路,所形成的攻膜复合物牢固附着于靶细胞表面,最终造成细胞溶破而死亡。

补体激活的三条途径因其起始物不同,在抗感染的不同时期发挥作用:替代途径和MBL途径的激活不依赖于抗体产生,在抗感染早期发挥作用,而经典途径的激活由抗原-抗体复合物结合C1q启动,在抗感染的中晚期发挥作用。

补体的作用主要有三个:① 活化后所形成的补体,可有效的溶解肿瘤细胞、细菌和病毒等;② 通过清除免疫复合物以及凋亡细胞的方式实现对内环境的有效稳定,能有效地降低免疫疾病的发生率;③ 参与适应性免疫,补体具有一定的细胞毒作用,可以直接参与到免疫应答的效应阶段,还能参与到免疫记忆,增强人们的免疫力。

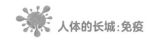

三、研究进展

补体系统在天然免疫调节中的地位异常重要，关于补体系统的研究也越来越多，研究人员发现补体系统参与许多疾病的发病机制，包括罕见病和多种常见病。如神经系统疾病中的阿尔茨海默（AD）、血液病中的阵发性睡眠性血红蛋白尿（PNH）等。针对补体系统在这些疾病中的作用，研制出了相关补体药物用以治疗疾病。

免疫童子

长寿星人，补体系统的作用有哪些？

①活化后所形成的补体，可有效地溶解肿瘤细胞、细菌和病毒等；②通过清除免疫复合物以及凋亡细胞的方式实现对内环境的有效稳定，能有效地降低免疫疾病的发生率；③参与适应性免疫。

长寿星人

阵发性睡眠性血红蛋白尿（PNH）作为一种慢性的、威胁生命的罕见血液疾病，可能有各种各样的症状，如疲劳、吞咽困难、呼吸短促、腹痛、尿色加深和贫血等。PNH患者缺乏保护血红细胞且不被自身免疫系统损坏的特定蛋白，因此会出现红细胞溶血，慢性溶血最具破坏性的后果是形成血栓，可发生在全身各处血管中，损害重要器官并导致死亡。Ultomiris（Ravulizumab）是第一款也是目前唯一一款长效C5抑制剂，通过抑制终末补体级联反应中的C5蛋白发挥作用。Ravulizumab一年只用注射六七次，极大地改善了患者的生活。

第5章 免疫大分子

30. 细胞因子是什么？是怎么运作的？有哪些进展？

细胞因子是一种低分子量可溶性蛋白质，由免疫原、丝裂原或其他刺激物诱导的多种细胞产生。它具有调节先天免疫和适应性免疫、造血、细胞生长、受损组织修复等多种功能。细胞因子可分为白细胞介素、干扰素、肿瘤坏死因子、集落刺激因子以及生长因子等。许多细胞因子通过旁分泌、自分泌或内分泌在体内发挥作用。它们既涉及相关疾病的病理生理作用，也具有临床治疗应用的潜在可能性。

为了维持机体的生理平衡，抵抗病原微生物的侵袭，防止肿瘤发生，机体的许多细胞，特别是免疫细胞合成和分泌许多种微量的多肽类因子。它们在细胞之间传递信息，调节细胞的生理过程，提高机体的免疫力，在异常情况下也有可能引起发热、炎症、休克等病理过程。已发现的这样一大类因子有上百种，统称为细胞因子，包括淋巴细胞产生的淋巴因子、单核细胞产生的单核因子、各种生长因子等。许多细胞因子是根据它们的功能命名的，如白细胞介素（IL）、干扰素（IFN）、集落刺激因子（CSF）、肿瘤坏死因子（TNF）、红细胞生成素（EPO）等。

仅在数年前，人们还只能从细胞培养液中提取有限数量的细胞因子进行功能和结构研究，而现在可通过基因工程技术在原核或真核细胞中进行表达，可以获得纯化的重组型细胞因子，并可进行批量生产，供实验研究和临床应用。

细胞因子发挥着强大的免疫调节作用，其对人类的生理和病理变化至关重要。但是在临床中，细胞因子治疗性药物的开发受到多种问题的阻碍，这主要是细胞因子免疫调节中的多态性以及非目标细胞（off-target）的激活导致的毒性和较短的半衰期。

但是随着对细胞因子-受体相互作用的结构原理和功能信号的深入了解，通过蛋白质工程等方法对细胞因子进行人工修饰使得细胞因子成为药物即将成为现实，如通过多种方法延长细胞因子的半衰期，或者是增加细胞因子靶向的特异性等。近日中国科学院的研究者在 *Nature* 上发表综述性文章，对细胞因子类药物的研究进展进行了全面

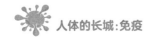
的介绍。

免疫童子

长寿星人，细胞因子的名称是怎么来的？

许多细胞因子是根据它们的功能命名的，如白细胞介素(IL)、干扰素(IFN)、集落刺激因子(CSF)、肿瘤坏死因子(TNF)、红细胞生成素(EPO)等。

长寿星人

细胞因子的一些内在特性极大地阻碍了它们的治疗作用，例如，较短的半衰期，脱靶效应和功能的多态性。人们已经通过各种方式提高细胞因子的治疗潜力，这主要包括修改结合域，延长半衰期，形成融合蛋白，以及双功能细胞因子等。细胞因子往往有多个受体或者受体是由多条链组成的复合物，利用工程化修饰可以使得细胞因子选择性地结合特定的受体，从而消除某些细胞因子引起的不良生物特性。目前大多数关于细胞因子工程的研究都集中在受体界面，旨在提高亲和力，如IL-2"超级因子"和IL-15"超级拮抗剂"；改善结合的选择性，如IL-12部分激动剂和IL-4超级因子；或通过干扰相互作用，如IL-15拮抗剂和IL-13超级因子等。在增加细胞因子的半衰期方面，其策略和多肽类似，通过融合载体蛋白如HSA和Fc，或者通过化学方式偶联PEG增加蛋白的分子量，同时也有研究者构建了多聚化的细胞因子增加复合物的分子量，从而增加细胞因子的半衰期，最终增加药物的疗效。除此之外，还有研究者将细胞因子与其受体融合，从而形成较大的复合物。

研究者试图通过保护正常的健康组织和优先针对疾病部位来提高细胞因子治疗的耐受性。以疾病部位特异性表达的生物标志物为目标的抗体可能是定向输送细胞因子的理想"载体"。在许多小鼠模型中，针对肿瘤标志物的抗体-细胞因子融合蛋白可以显著增加相应细胞因子在组织重塑部位的选择性积累，并被考虑用于治疗慢性炎症性疾病，如肿瘤。这种抗体-细胞因子融合蛋白被称为"免疫细胞因子"。

有研究者利用计算机设计产生了新细胞因子2/15，它选择性地具有与天然细胞因子IL-2和IL-15同样的功能，但具有完全不相关的氨基酸序列和拓扑结构。新细胞因子2/15选择性地结合IL-2Rβγc，但不结合IL-2Rα或IL-15Rα。它对这些受体的亲和力高于天然细胞因子，并能诱导独立于IL-2Rα和IL-15Rα的下游细胞信号传导。新白蛋白2/15在黑色素瘤和结肠癌的小鼠模型中显示出优于IL-2的治疗活性，而且毒性和免疫原性较低。

对于特定的靶向应用，细胞因子可以被包覆在纳米颗粒上，由于渗透性和滞留性增强,可以通过细胞的被动传递向肿瘤提供有效的细胞因子,进而增强治疗效果。如有研究者将IL-2和抗CD137锚定在PEG化的脂质体表面,使得这些免疫激动剂在肿瘤部位的快速局部累积,同时减少全身暴露,从而降低系统性毒性。Kih等人设计了纳米笼来传递TNF超家族成员TRAIL的天然三聚体。含有三聚体TRAIL的纳米笼(TTPNs)通过插入足够的间距来模仿TRAIL复合物的天然结构,以使得TRAIL与受体有较好的结合。临床前研究证明TTPNs作为抗肿瘤药物的疗效与单体TRAIL相比,其亲和力增加了330倍,凋亡活性增加了62.5倍,药代动力学特性和稳定性也有明显改善。

31. 细胞因子的免疫学功能与临床应用有哪些?

一、临床应用

细胞因子的临床应用,目前主要有两个方面:

(1)促进造血与免疫功能重建:在放射性骨髓损伤,肿瘤放疗及化疗后以及骨髓移植后,机体的免疫功能十分低下,极易受细菌、病毒及其他致病因子的感染。大多数细胞因子除作用于成熟的免疫细胞,参与免疫应答的调节外,还具有促进骨髓干细胞增殖、分化及促进T细胞在胸腺内发育的作用。如CSF、EPO、IL-3、IL-6、IL-7、IL-9、干细胞因子(SCF)等都可刺激不同的造血干细胞的增殖分化。不同细胞因子之间可协同促进造血与免疫功能的重建。

(2)恶性肿瘤的治疗:一些细胞因子,如TNF本身就有杀肿瘤细胞作用。但大多数细胞因子本身并不能杀伤肿瘤细胞,却可通过增强免疫系统的功能来抑制肿瘤的生长,IL-2、IL-4、IL-6、IFN-γ等都有这种作用。但细胞因子单独应用,需大剂量,毒副作用强,因此目前认为细胞因子联合应用或细胞因子与抗肿瘤药物联合应用,可以提高肿瘤的治疗效果,减少副作用。

二、免疫学功能

细胞因子具有非常广泛的免疫学功能,包括促进靶细胞的增殖和分化,增强抗感染和细胞杀伤效应,促进或抑制其他细胞因子和膜表面分子的表达,促进炎症过程,影响细胞代谢等。

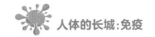

（一）免疫细胞的调节剂

免疫细胞之间存在错综复杂的调节关系,细胞因子是传递这种调节信号必不可少的信息分子。例如在T-B细胞之间,T细胞产生IL-2、IL-4、IL-5、IL-6、IL-10、IL-13、干扰素γ等细胞因子刺激B细胞的分化、增殖和抗体产生;而B细胞又可产生IL-12调节TH1细胞活性和TC细胞活性。在单核巨噬细胞与淋巴细胞之间,前者产生IL-1、IL-6、IL-8、IL-10、干扰素α、TNF-α等细胞因子促进或抑制T、B、NK细胞功能;而淋巴细胞又产生IL-2、IL-6、IL-10、干扰素γ、GM-CSF、巨噬细胞移动抑制因子(MIF)等细胞因子调节单核巨噬细胞的功能。许多免疫细胞还可通过分泌细胞因子产生自身调节作用。例如T细胞产生的IL-2可刺激T细胞的IL-2受体表达和进一步的IL-2分泌,TH1细胞通过产生干扰素γ抑TH2细胞的细胞因子产生。而TH2细胞又通过IL-10、IL-4和IL-13抑制TH1细胞的细胞因子产生。通过研究细胞因子的免疫网络调节,可以更好地理解完整的免疫系统调节机制,并且有助于指导细胞因子作为生物应答调节剂应用于临床治疗免疫性疾病。

（二）免疫效应分子

在免疫细胞针对抗原(特别是细胞性抗原)行使免疫效应功能时,细胞因子是其中重要的效应分子。例如TNF-α和TNF-β可直接造成肿瘤细胞的凋亡(apoptosis),使瘤细胞DNA断裂,细胞萎缩死亡;干扰素α、β、γ可干扰各种病毒在细胞内的复制,从而防止病毒扩散;LIF可直接作用于某些髓性白血病细胞,使其分化为单核细胞,丧失恶性增殖特性。另有一些细胞因子通过激活效应细胞而发挥其功能,如IL-2和IL-12刺激NK细胞与TC细胞的杀肿瘤细胞活性。与抗体和补体等其他免疫效应分子相比,细胞因子的免疫效应功能,在抗肿瘤、抗细胞内寄生感染、移植排斥等中起重要作用。

（三）造血细胞刺激剂

从多能造血干细胞到成熟免疫细胞的漫长分化发育道路中,几乎每一阶段都需要细胞因子的参与。最初的造血干细胞研究是从软琼脂的半固体培养基开始的,在这种培养基中,造血干细胞分化增殖产生的大量子代细胞由于不能扩散而形成细胞簇,称之为集落,而一些刺激造血干细胞的细胞因子可明显刺激这些集落的数量和大小,因而命名为集落刺激因子(CSF)。根据它们刺激的造血细胞种类不同有不同的命名,如GM-CSF、G-CSF、M-CSF、multi-CSF(IL-3)等。目前的研究表明,CSF和IL-3作用于粒细胞系造血细胞,M-CSF作用于单核系造血细胞,此外Epo作用于红系造血细胞,IL-7作用于淋巴系造血细胞,IL-6、IL-11作用于巨核造血细胞等。由此构成了细胞因子对造血系统的庞大控制网络。某种细胞因子缺陷就可能导致相应细胞的缺陷,如肾性贫血病人的发病就是肾产生Epo的缺陷所致,正因如此,应用Epo治疗这一疾病收到非常好的效果。目前多种刺激造血的细胞因子已成功地用于临床血液病,有非常好的发展前景。

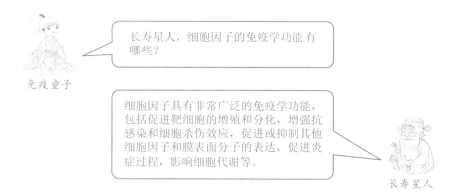

长寿星人,细胞因子的免疫学功能有哪些?

免疫童子

细胞因子具有非常广泛的免疫学功能,包括促进靶细胞的增殖和分化,增强抗感染和细胞杀伤效应,促进或抑制其他细胞因子和膜表面分子的表达,促进炎症过程,影响细胞代谢等。

长寿星人

(四)炎症反应的促进剂

炎症是机体对外来刺激产生的一种病理反应过程,症状表现为局部的红肿热痛,病理检查可发现有大量炎症细胞如粒细胞、巨噬细胞的局部浸润和组织坏死,在这一过程中,一些细胞因子起到重要的促进作用,如IL-1、IL-6、IL-8、TNF-α等可促进炎症细胞的聚集、活化和炎症介质的释放,可直接刺激发热中枢引起全身发热,IL-8同时还可趋化中性粒细胞到炎症部位,加重炎症症状。在许多炎症性疾病中都可检测到上述细胞因子的水平升高。用某些细胞因子给动物注射,可直接诱导某些炎症现象,这些实验充分证明了细胞因子在炎症过程中的重要作用。基于上述理论研究结果,目前已开始利用细胞因子抑制剂治疗炎症性疾病,例如利用IL-1的受体拮抗剂(IL-1 receptor antagonist,IL-1ra)和抗TNF-α抗体治疗败血性休克、类风湿关节炎等,已收到初步疗效。

三、细胞因子与临床治疗

目前,利用基因工程技术生产的重组细胞因子作为生物应答调节剂(BRM)治疗肿瘤、造血障碍、感染等已收到良好的疗效,成为新一代的药物。重组细胞因子作为药物具有很多优越之处。例如细胞因子为人体自身成分,可调节机体的生理过程和提高免疫功能,很低剂量即可发挥作用,因而疗效显著,副作用小,是一种全新的生物制剂,已成为某些疑难病症不可缺少的治疗手段。目前已批准生产的细胞因子药物包括干扰素α、β、γ,Epo,GM-CSF,G-CSF,IL-2,正在进行临床试验的包括IL-1、IL-3、IL-4、IL-6、IL-11,M-CSF,SCF,TGF-β等。这些细胞因子的主要适应证包括肿瘤、感染(如肝炎、AIDS)、造血功能障碍、创伤、炎症等。

细胞因子疗法(cytokine therapy)基本上可分为两种:细胞因子补充和添加疗法,细胞因子阻断和拮抗疗法。

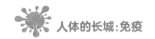
32. 白细胞分化抗原和黏附分子有哪些？

一、白细胞分化抗原

白细胞分化抗原，也叫分化簇或分化群（cluster of differentiation，CD），指的是不同谱系的白细胞在正常分化成熟的不同阶段及活化过程中，出现或消失的细胞表面标记，就是细胞膜表面的分化抗原群/分化抗原簇；应用聚类分析，可将来自不同实验室识别同一分化抗原的单克隆抗体归为一个CD。CD可大致划分为T细胞、B细胞、髓细胞、NK细胞、血小板、黏附分子、内皮细胞、细胞因子受体、激活抗原、碳水化合物半抗原、树突状细胞、干细胞/祖细胞、基质细胞和红细胞14个组。白细胞分化抗原（leucocyte differentiation antigen，LDA）是指不同谱系（lineage）血细胞在正常分化、成熟、活化过程中出现或消失的细胞表面标志，多数是跨膜蛋白或糖蛋白，少数为碳水化合物半抗原。

免疫童子

长寿星人，白细胞分化抗原有哪些？

可大致划分为T细胞、B细胞、髓细胞、NK细胞、血小板、黏附分子、内皮细胞、细胞因子受体、激活抗原、碳水化合物半抗原、树突状细胞、干细胞/祖细胞、基质细胞和红细胞14个组。白细胞分化抗原是跨膜蛋白或糖蛋白，少数为碳水化合物半抗原。

长寿星人

采用单克隆抗体鉴定方法识别的白细胞分化抗原又称CD抗原。检测CD抗原是实验室识别细胞及不同分化阶段细胞或细胞亚群最主要的方法。白细胞分化抗原（狭义上的CD）参与机体重要的生理和病理过程：① 免疫应答过程中免疫细胞的相互识别，免疫细胞抗原识别、活化、增殖和分化，免疫效应功能的发挥；② 造血细胞的分化和造血过程的调控；③ 参与炎症反应、血栓形成和组织修复；④ 参与细胞的生长、分化、迁移，及肿瘤的恶化和转移。

（1）分化群概念。应用以单克隆抗体鉴定为主的方法，将来自不同实验室的单克隆抗体所识别的同一分化抗原其编码基因及其分子表达的细胞种类均鉴定明确者，统称为分化群(CD)。

（2）参与T细胞黏附、活化的CD分子主要包括CD2、CD3、CD4、CD5、CD8、CD28、CD152(CTLA-4)、CD154(CD40L)等。

（3）参与B细胞黏附、活化的CD分子主要包括CD19、CD20、CD21、CD40、CD79a(Iga)、CD79b(Igb)、CD80(B7-1)、CD86(B7-2)等。

（4）CD分子的应用。CD分子主要应用于阐明发病机制、疾病诊断和白血病、淋巴瘤的免疫学分型以及在预防和治疗疾病(如移植排斥反应和淋巴瘤等)。

二、黏附分子

（一）种类

黏附分子是以黏附功能来归类,其配体有膜分子、细胞外基质以及血清和体液中的可溶性因子和补体C3片段;可分为整合素家族、选择素家族、免疫球蛋白超家族、黏蛋白样血管地址素、钙黏素家族和尚未归类的黏附分子等。

免疫球蛋白超家族

在参与细胞间相互识别、相互作用的黏附分子中,有许多分子具有与IgV区或C区相似的折叠结构,其氨基酸组成也有一定的同源性,属于免疫球蛋白超家族(immunoglobulin superfamily,IGSF)的成员。免疫球蛋白超家族黏附分子的配体多为免疫球蛋白超家族中的黏附分子或黏合素超家族的黏附分子,在这种情况下,相互识别的一对IGSF分子或黏合素免疫球蛋白超家族附分子实际上是互补配体的关系。

选择素家族

（1）选择素分子的基本结构

选择素分子为穿膜的糖蛋白,可分为胞膜外区、穿膜区和胞质区。选择素家族各成员胞膜外部分有较高的同源性,结构类似,均由三个功能区构成:① 外侧氨基端(约120个氨基酸残基)均为钙离子依赖的外源凝集素功能区(calcium depenednt icetin domain),可以结合碳水化合物基团,是选择素分子的配体结合部位;② 紧邻外源凝集素功能区的表皮生长因子样功能区(epidermal growthfactor like domain,EGF样区),约含35个氨基酸,EGF样功能区虽不直接参加与配体的结合,但对维持选择素分子的适当构型是必需的;③ 靠近膜部分是数个由约60个氨基本酸残基构成的补体结合蛋白(complement binding protein)重复序列。各种选择素分子的穿膜区和胞质没有同源性。选择素分子的胞浆区与细胞内骨架相联。

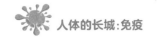

（2）选择素家族的组成

目前已发现选择素家族中有三个成员:L-选择素、P-选择素和E-选择素,L、P和E分别代表白细胞、血小板和内皮细胞。这三种细胞是最初发现相应选择素分子的细胞,故而得名。

（3）选择素分子识别的配体

与其他黏附分子不同,选择素分子识别的配体都是一些寡糖基团,主要是具有唾液酸化的路易斯寡糖或类似结构的分子。与蛋白质分子抗原不同,直接决定细胞表面某种寡糖表达的因素,主要是与某些特的糖基转移酶或碳水化合物修饰酶的作用有关。这些酶的作用可能与细胞的生长与代谢状态有密切关联。一种寡糖基团可以存在于多种糖蛋白或糖脂分子上,并分布于多种细胞表面,因此选择素分子的配体在体内的分布较为广泛。已发现白细胞、血管内皮细胞、血管内皮细胞、某些肿瘤细胞表面及血清中某些糖蛋白分子上都存在选择素分子识别的碳水化合物基因。

（二）共性

黏附分子以受体-配体结合的形式发挥作用,使细胞与细胞间,细胞与基质间,或细胞-基质-细胞间发生黏附。

（三）功能

黏附分子参与细胞的识别,细胞的活化和信号转导,细胞的增殖与分化,细胞的伸展与移动,是淋巴细胞归巢、免疫应答、炎症发生、凝血、肿瘤转移以及创伤愈合等一系列重要生理和病理过程发生的分子基础。

33. 白细胞分化抗原及其单克隆抗体的临床应用有哪些?

一、白细胞分化抗原的应用

CD抗原(白细胞分化抗原)及其相应的单克隆抗体在基础和临床免疫学研究中已得到广泛的应用。

在基础免疫学研究中,CD主要应用于:① CD抗原的基因克隆,新CD抗原及新配体的发现;② CD抗原结构与功能关系;③ 细胞激活途径和膜信号的传导;④ 细胞分化过程中的调控;⑤ 细胞亚群的功能。

在临床免疫学研究中,CD单克隆抗体可用于:① 机体免疫功能的检测;② 白血病、淋巴瘤免疫分型;③ 免疫毒素用于肿瘤治疗、骨髓移植以及移植排斥反应的防治;④ 体内免疫调节治疗。

与 T 细胞识别、黏附、活化有关的 CD 分子

T 细胞是一类重要的免疫活性细胞,除直接介导细胞免疫功能外,对机体免疫应答的调节也起到关键作用。T 淋巴细胞本身的识别活化及效应功能的发挥,不仅与外来抗原、丝裂原和多种细胞因子密切相关,而且有赖于 T 细胞相互之间、T 细胞与抗原提呈细胞(APC)之间以及 T 细胞与靶细胞之间的直接接触。T 淋巴细胞识别抗原的受体是 T 细胞受体(T cell receptor,TCR)与 CD3 所组成的复合物(TCR/CD3)。在识别过程中还有赖于抗原非特异性的其他细胞表面分子的辅助,这些辅助分子主要包括 CD4、CD8,MHC-Ⅰ类分子、Ⅱ类分子,LFA-1(CD11a/CD18)、CD49d、e、f/CD29(VLA-4、VLA-5、VLA-6)、CD28、CD44、CD45、ICAM-1(CD54),LFA-2(CD2)和 LFA-3(CD58)等。

二、单克隆抗体的应用

单克隆抗体在生物学和医学研究领域中显示了极大的应用价值,是亲和层析中重要的配体,是免疫组化中主要的抗体,是免疫检验中的新型试剂,是生物治疗的导向武器。作为医学检验试剂,单克隆抗体可以充分发挥其优势。单克隆抗体的特点是:理化性状高度均一、生物活性单一、与抗原结合的特异性强、便于人为处理和质量控制,并且来源容易。单克隆抗体的特异性强,可将抗原抗体反应的特异性大大提高,降低了交叉反应发生的可能,使试验结果可信度更大。单克隆抗体的均一性和生物活性单一性使抗原抗体反应结果便于质量控制,利于标准化和规范化。

目前已有许多检验试剂盒用单抗制成,其主要用途如下:

(1)诊断各类病原体

这是单克隆抗体应用最多的领域,已有大量的商品诊断试剂供选择。如用于诊断乙肝病毒、疱疹病毒、巨细胞病毒、EB 病毒和各种微生物感染的试剂等。单克隆抗体具有灵敏度高、特异性好的特点。尤其在鉴别菌种型及亚型、病毒的变异株以及寄生虫不同生活周期的抗原性等方面更具独特优势。

(2)肿瘤特异性抗原和肿瘤相关抗原的检测

用于肿瘤的诊断、分型及定位。尽管目前尚未制备出肿瘤特异性抗原的单克隆抗体,但对肿瘤相关抗原(例如甲胎蛋白和癌胚抗原)的单克隆抗体早已用于临床检验。近年来,有人利用单克隆抗体进行肿瘤分型,对制定治疗方案和判断预后也有帮助。用抗肿瘤单抗检查病理标本,可协助确定转移肿瘤的原发部位。以放射性核素标记单克隆抗体主要用于体内诊断,结合 X 线断层扫描技术,可对肿瘤的大小及其转移灶做出定

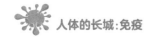

位诊断）。

（3）检测淋巴细胞的表面标志

用于区分细胞亚群和细胞分化阶段。例如检测 CD 系列标志，有助于了解细胞的分化和 T 细胞亚群的数量和质量变化，对多种疾病诊断具有参考意义。对细胞表面抗原的检查在白血病患者的疾病分期、治疗效果、预后判断等方面也有指导作用。组织相容性抗原是移植免疫学的重要内容，而应用单克隆抗体对 HLA 进行位点检查与配型可得到更可信的结果。

（4）机体微量成分的测定

应用单克隆抗体和免疫学技术，可对机体的多种微量成分进行测定，如诸多酶类、激素、维生素、药物等；对受检者健康状态判断、疾病检出、指导诊断和治疗均具有实际意义。

单克隆抗体的用途还有以下方面：

（1）作为亲和层析的配体

单克隆抗体能与其相应的抗原特异性结合，因而能够从复杂系统中识别出单个成分。只要得到针对某一成分的单克隆抗体，利用它作为配体，固定在层析柱上，通过亲和层析，即可从复杂的混合物中分离、纯化这一特定成分。如用抗人绒毛膜促性腺激素（hCG）亲和层析柱，就可从孕妇尿中提取到纯的 hCG。与其他提取方法（沉淀法、高效疏水色谱法等）相比，具有简便、快速、经济、产品活性高等优点。

（2）作为免疫抑制剂

抗人 T 淋巴细胞单抗（McAb）作为一种新型免疫抑制剂，已广泛应用于临床治疗自身免疫疾病和抗器官移植的排斥反应。其作用机理有赖于 McAb 的种类及其免疫学特性。注射抗小鼠 Thy-1 抗原的单抗，可以抑制小鼠同种皮肤移植的排斥反应。此外，对用于同种骨髓移植的供体骨髓，在体外经抗 T 细胞单抗加补体处理，能减轻移植物抗宿主病的发生。

（3）作为研究工作中的探针

单克隆抗体只与抗原分子上某一个表位（即抗原决定簇）相结合，利用这一特性就可把它作为研究工作中的探针。此时，可以从分子、细胞和器官的不同水平上，研究抗原物质的结构与功能的关系，进而可从理论上阐明其机理。如用荧光物质标记单抗作为探针，能方便地确定与其结合的相应生物大分子（蛋白质、核酸、酶等）在细胞中的位置和分布。

（4）增强抗原的免疫原性

抗体对抗原免疫原性的增强作用由来已久，20 世纪 60 年代就已发现幼猪对破伤风类毒素难以产生抗体，注射相应特异性抗体 IgG，就能有效地提高对委内瑞拉马脑炎病毒的免疫应答。1984 年以来，Celis 等发现，抗乙肝病毒（HBs）IgG 可增强 HBs 抗原对特异性人T细胞克隆的刺激增殖,并可诱生干扰素。在小鼠中发现,当低剂量的HBs抗原不产生免疫反应时,加入抗HBs抗体组成的复合物,则可有效地诱生免疫反应。根据这一作用,现已研制出乙肝的抗原–抗体复合物型治疗性疫苗。

（5）作为医学检验试剂

单克隆抗体作为医学检验试剂,更能充分发挥其优势。单克隆抗体的特异性强,大大提高了抗原–抗体反应的特异性,减少了和其他物质发生交叉反应的可能性,使试验结果可信度更大。

34. 主要组织相容性复合体有哪些?

主要组织相容性复合体(major histocompatibility complex,MHC)是一组编码动物主要组织相容性抗原的基因群的统称。人类的MHC被称为人白细胞抗原(human leukocyte antigen,HLA);小鼠MHC则被称为H-2。HLA位于人的6号染色体短臂上,H-2位于小鼠的17号染色体上。

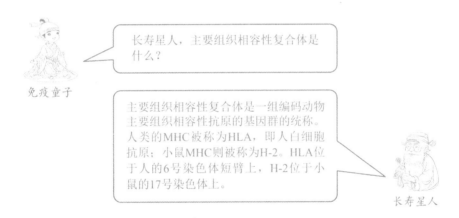

免疫童子

长寿星人,主要组织相容性复合体是什么?

主要组织相容性复合体是一组编码动物主要组织相容性抗原的基因群的统称。人类的MHC被称为HLA,即人白细胞抗原;小鼠MHC则被称为H-2。HLA位于人的6号染色体短臂上,H-2位于小鼠的17号染色体上。

长寿星人

MHC可以分为经典MHC与非经典MHC两类,经典MHC由MHC-Ⅰ、MHC-Ⅱ、MHC-Ⅲ基因,分别编码MHC-Ⅰ类分子、MHC-Ⅱ类分子、MHC-Ⅲ类分子。根据基因的位置和功能,主要组织相容性复合体分为三类:

MHC-Ⅰ:位于一般细胞表面上,可以提供一般细胞内的一些状况,比如该细胞遭受病毒感染,则将病毒外膜碎片之氨基酸链透过MHC提示在细胞外侧,可以供"杀手"CD8[+]T细胞等辨识,以进行杀死。

MHC-Ⅱ:大多位于抗原呈递细胞(APC上),如巨噬细胞等。这类提供则是细胞外部的情况,像是组织中有细菌侵入,则巨噬细胞进行吞食后,把细菌碎片利用MHC提示给辅助T细胞,启动免疫反应。

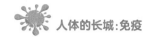

MHC-Ⅲ：主要编码补体成分,肿瘤坏死因子(TNF),热激蛋白70(HSP70)和21羟化酶基因(CYP21A和CYP21B)。

主要组织相容性复合体(MHC)因其在免疫方面的重要作用而备受免疫学家重视。随着研究的不断深入,了解到MHC是一个高度多态的基因群,它广泛分布于各种脊椎动物体内。MHC除了具有免疫功能外,还在其他许多方面起作用。MHC基因的多态性是最受关注的特征,尤其是Ⅱ类基因。

（1）MHC-Ⅰ类分子

所有MHC-Ⅰ类分子都包含有两条不相连的多肽链：一条为MHC编码的α链(或称重链),人类约$44×10^3$,小鼠约为$47×10^3$；另一条为独立染色体基因编码的β链(β_2-微球蛋白),人类和小鼠均为$12×10^3$。α链由一个约$40×10^3$的核心多肽链形成,N端连有一个（人类）或两个（小鼠）寡糖,α链的3/4在胞膜外,包括氨基端和寡糖群,跨膜区为一疏水短片段,胞质区为30个氨基酸残基组成的羧基末端。β链与重链的胞膜外部分以非共价键结合,β链不与细胞直接相连。

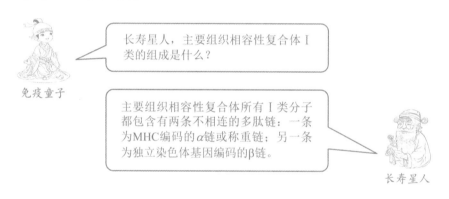

长寿星人,主要组织相容性复合体Ⅰ类的组成是什么？

免疫童子

主要组织相容性复合体所有Ⅰ类分子都包含有两条不相连的多肽链：一条为MHC编码的α链或称重链；另一条为独立染色体基因编码的β链。

长寿星人

（2）MHC-Ⅱ类分子

所有MHC-Ⅱ类分子均由两条以非共价键相连的多肽链组成,两条链的整体结构相似,α链($33×10^3$~$34×10^3$),由其广泛的糖基化,因而略长于β链($29×10^3$~$32×10^3$)。两条多肽链均含有与N端相连的寡糖,胞外为氨基端,胞内为羧基端,每条链的2/3部分位于细胞外,两条链由不同的MHC基因编码,具有多态性（少数例外）。这两类糖蛋白分子结构上具有共同特点,即表面都有一沟,Ⅰ类分子沟较浅,可以接受12~20个氨基酸组成的肽链；Ⅱ类分子沟较深,可接受较长的肽链。

MHC-Ⅰ和MHC-Ⅱ除了结构不同外,它们的主要区别是在免疫应答中激活机制和效果不同。病毒侵入细胞内后,利用细胞合成出蛋白质,这些蛋白质或一些片段穿过细胞膜,与膜上的MHC-Ⅰ类分子结合,形成MHC-抗原复合物,从而激活细胞毒性T细胞。Tc细胞一方面通过自我繁殖复制出大量相同的Tc细胞,一方面一部分分化为记忆细胞。这些Tc细胞与靶细胞结合,分泌穿孔素杀死被病毒感染或变异的细胞。

　　细菌、寄生虫等体积较大，被巨噬细胞吞噬之后，一些抗原分子穿过细胞膜，夹在MHC-Ⅱ类分子的沟中。巨噬细胞将抗原提呈给 TH 细胞，于是激活 TH 细胞。TH 细胞一方面激活 Tc 细胞使发挥杀伤作用，一方面刺激表面与 MHC-Ⅱ-Ag 结合的 B 细胞，使其转化为记忆细胞和浆细胞，大量分泌相应的抗体。

　　HLA 复合体位于第 6 号染色体短臂上大约 4000 kb 范围内，由一群密切连锁的基因组成。HLA 复合体是迄今已知的人体最复杂的基因体系。从着丝点一侧起依次为Ⅱ类基因、Ⅲ类基因和Ⅰ类基因区域。

　　Ⅰ类基因区包括 HLA-A、HLA-B、HLA-C 位点的等位基因，编码 HLA-A 抗原、HLA-B 抗原和 HLA-C 抗原等经典的Ⅰ类抗原（分子）。近年来相继发现大量与Ⅰ类基因结构相似的基因，已被正式命名的有 HLA-E、HLA-F、HLA-G、HLA-H、HLA-J、HLA-K、HLA-L。其中 HLA-E、HLA-F、HLA-G 基因可编码非多态性的Ⅰ类样抗原（或非经典Ⅰ类抗原），但它们的确切功能尚未清楚。HLA-H、HLA-J、HLA-K、HLA-L 则属于假基因。Ⅱ类基因区十分复杂，主要包括 HLA-DP、HLA-DQ、HLA-DR 三个亚区和新近确定的 DN、DO、DM 等 3 个亚区。该区的基因是以它们所编码的肽链（α、β）直接命名的，如 DRA、DRB1、DRB2 等。已知该区至少存在 7 个编码 α 链和 16 个编码 β 链的基因，其中有的基因有表达功能，有的功能不明，有的属于假基因。

　　现在证明，在Ⅱ类基因区内存在与内源性抗原处理和递呈相关的基因，即 LMP 和 TAP。LMP 又称蛋白酶体相关基因（proteasome-related gene），由 LMP2 和 LMP7 两个基因组成，其编码产物 LMP 与内源性抗原的处理有关。TAP 为多肽转运体基因，包括 TAP1 和 TAP2 两个基因，其编码产物 TAP（transporter of antigenic peptides）与抗原肽的转运有关。

　　Ⅲ类基因区内已定位的至少有 36 个基因，其中与免疫系统有关的基因有 C4B、C4A、C2、Bf、肿瘤坏死因子（TNFA、TNFB）和热激蛋白 70（HSP70），分别编码 C4、C2、B 因子、TNF-α、TNF-β 和 HSP70 分子。在 C4B 两侧，还有与免疫系统无明显关系的 CYP21B 和 CYP21A 两个基因，编码 21-羟化酶。大多数Ⅲ类基因产物合成后分泌到体液中去。HSP70 主要在胞质内，与其他蛋白质肽链的折叠、转位有关，亦可见于巨噬细胞和 B 细胞的内体和膜表面，其作用为阻止内体中抗原的降解，并使之与Ⅱ类分子联合。

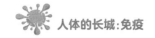

35. 为什么要研究主要组织相容性复合体(MHC)?

1958年Dausset等发现,多次接受输血的患者、多位产妇和用同种白细胞免疫的志愿者血清中,存在不同特异性的白细胞抗体,用这些抗体鉴定出许多不同特异性的白细胞抗原,称为人类白细胞抗原(human leucocyte antigen,HLA)。通过家系和人群遗传分析发现,人类MHC位于第6号染色体上,称为HLA复合体。

各种脊椎动物都有自己的MHC,除了人的HLA和小鼠的H2外,恒河猴、黑猩猩、狗、兔、豚鼠、大鼠和鸡的MHC分别称为RhLA、ChLA、DLA、RLA、GpLA、AgB I(H-1 I)和B。

1980年诺贝尔生理学或医学奖颁给了B. Benacerraf、G. D.Snell和J. Dausset,他们的研究为移植免疫学的确立奠定了基础。Benacerraf是美国医学家和免疫学家,在研究器官移植排斥现象时,发现了MHC中的免疫应答基因(Ir),并指出免疫现象由此基因控制,将免疫学研究在遗传学的基础上推向了高潮。

长寿星人,主要组织相容性复合体(MHC)有哪些来历?

免疫童子

1958年Dausset等发现,多次接受输血的患者、多位产妇和用同种白细胞免疫的志愿者血清中,存在不同特异性的白细胞抗体,用这些抗体鉴定出许多不同特异性的白细胞抗原,称为人类白细胞抗原。通过家系和人群遗传分析发现,人类MHC位于第6号染色体上,称为HLA复合体。

长寿星人

Snell是美国免疫学家,他通过对小鼠的组织移植实验提出:不同个体间组织的可移植性是由细胞表面的特定抗原决定的,即组织相容性抗原(也称H抗原),由H基因控制。这种基因存在于某一染色体的有限区域,这一区域被称为主要组织相容性复合体(MHC)。Dausset是法国免疫学家,他发现了人类白细胞抗原(HLA)和决定这些抗原的HLA基因,即相当于小鼠的H基因;还证实人类和其他许多动物都具有MHC。

(1)MHC抗原最初是作为移植抗原而被发现的,是引起移植排斥的主要抗原系统。这种抗原不合,即可引起受体的免疫应答,排斥移植的供体组织。20世纪70年代后证明MHC分子还具有重要的免疫生理功能。

MHC分子在免疫应答过程中参与抗原识别。20世纪70年代R.M.津克纳泽尔等在小鼠实验中发现杀伤T细胞在杀伤感染病毒的靶细胞时,只能杀伤同系感染靶细胞,而对不同系的感染靶细胞则无杀伤作用,称这种现象为遗传限制性。随后证明杀伤T细胞与靶细胞的MHC必须一致才有杀伤作用,因此又称此现象为MHC限制性。

(2)人们还发现外周血B细胞和单核细胞等非T细胞在体外能诱导某些自身反应性T细胞发生增殖反应,这种现象被称为自身混合淋巴细胞反应(AMLR),并证明这是由非T细胞上MHCⅡ类抗原引起的。这种自身反应性T细胞在体内可能具有增强或抑制免疫功能的作用,借以维持机体的免疫稳定性,因此MHC分子也参与免疫调节作用。

(3)研究证明,MHC分子对T细胞在胸腺内的分化成熟过程也起重要作用。体外研究发现:去除胸腺中MHCⅡ类抗原阳性的基质细胞,则T4T细胞的发育受阻,在胸腺培养细胞中加入抗MHCⅡ类抗原的单克隆抗体,也能阻止T4T细胞的发育。目前认为MHC分子在T细胞自身耐受的形成和T细胞库的产生中都起着重要作用。

(4)现已证明,MHC不仅控制着同种移植排斥反应,更重要的是,其与机体免疫应答、免疫调节及某些病理状态的产生均密切相关。因此,MHC的完整概念是指脊椎动物某一染色体上编码主要组织相容性抗原、控制细胞间相互识别、调节免疫应答的一组紧密连锁基因群。

HLA检测的临床意义

(1)器官移植。HLA配型的作用:① 在肾移植中,供受双方共有的DR抗原越多,或已检出的DR错配抗原数越少,移植存活率就越高。② 在移植前输血的患者中,DR配型能提高存活率。③ 骨髓移植前不宜输血,以防受体被免疫。心、肝、肺等器官的移植,多用于生命垂危的患者,主要要求ABO血型相同。

(2)输血。成分输血疗法时,如HLA同型血液,则能提高疗效。临床输血的发热反应中,有些是由HLA抗体引起的,尤其是多次输血的患者,HLA抗体可以破坏白细胞,为避免HLA引起输血反应,可在输血前做交叉淋巴细胞毒试验。70%的非溶血性输血反应是发热反应,一般认为是白细胞被HLA抗体破坏后释放致热原物质所致。可先将白细胞过滤后再输血。

(3)亲子鉴定。HLA系统的高度多态性,使HLA成为亲子鉴定中的一个有力工具,具有重要的法医学意义。

研究发现许多疾病与某些HLA等位基因或HLA单倍型确实呈现明显的相关性。可用群体和家系研究来证实HLA复合体内标记基因与各种疾病状态的相关性。因为群体研究易于进行,所以有关资料多来源于这种研究。具体疾病与某些具体HLA抗原的相关性通过计算优势比(OR)来定量,优势比就是具有疾病相关HLA抗原的个体与缺乏这种抗原的个体相比发生该种疾病的风险比率。OR越高,在病人群体中该抗原的频率

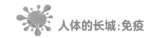

越高。以具有 HLA-B27 的强直性脊椎炎病人为例。美国患该病的高加索人种90%具有 HLA-B27,美国高加索人种对照者的具有率接近9%。因此,HLA-B27阳性个体发生该病的风险性是 HLA-B27阴性个体的91倍。因为不同种族之间某种抗原的频率通常有明显的不同。所以有必要在同种族中比较病人和对照者。例如,HLA-B27见于48%的患强直性脊椎炎的美国黑人,只见于2%美国黑人对照者,则 OR=45。

　　HLA 与疾病的相关性可分为统计学上较为肯定的相关性、可能相关性及潜在相关性几组。具有肯定相关性的为强直性脊椎炎(抗原为 B27)、赖特尔氏综合征(抗原为 B27)、急性前葡萄膜炎(抗原为 B27)、青少年风湿性关节炎(抗原为 B27)、乳糜泻(抗原为 B8)、突眼性甲状腺肿(抗原为 B8、DW3)、重症肌无力(抗原为 B8、DR3)、疱疹性皮炎(抗原为 B8)、慢性活动性肝炎(BW6、DR8)、青少年糖尿病(抗原为 B8、DR3)、多发性硬化(抗原为 B7、DR2)。具有可能相关性的为系统性红斑狼疮(抗原为 DR3)、天疱疮(抗原为 B13)、自身溶血性贫血(抗原为 A3)、脊髓灰质炎(抗原为 A3、B7)、贝赫切特氏病(抗原为 B5)。具有潜在相关性的有:急性淋巴细胞白血病(抗原为 A2、B12)、慢性肾小球肾炎(抗原为 A2)、麻风(抗原为 B14)、霍奇金氏病(抗原为 A1、B8)。

第6章　淋巴细胞与体液免疫

36. B淋巴细胞是怎样分化发育的?

什么是B淋巴细胞(简称B细胞)?它在个体中是如何分化发育的?这无非就是从何而来,又往何处去的问题。事实上,B淋巴细胞的发现距今还不到60年,起初是1965年在鸡的法氏囊(Bursa of Fabricius,简单认为是鸡的体内产生B细胞的地方,位于泄殖腔的后上方)中发现,因此取了第一个英文字母并命名为B淋巴细胞;之后于1974年在哺乳动物的骨髓(bone marrow)中也发现B淋巴细胞,奇妙的是其第一个英文字母开头也是B。此后人们对此进行了很多种研究,希望完全弄懂它"从何而来,而去往何处"。

在介绍它到底从何而来之前,我们不妨先了解一下它去往何处,也就是它最终在生物体内的主要功能和作用是什么。我们很容易理解人体中的每一种器官、组织、细胞等都有着它不可替代的作用,它之所以产生就是为了在生物体中发挥作用。那么简单了解它的作用,将对之后学习它是怎样发育和分化的大有裨益。B淋巴细胞是免疫系统中一种重要的细胞。如果一个有机体是一个国家,那么免疫系统就是这个国家的军队,起着"外防入侵,内防'反贼'"的巨大作用。既然是军队,那么就要有武器,B淋巴细胞的武器便是抗体,可以很好地"消灭"敌人。

接着我们来了解一下B淋巴细胞从何而来。像人的每个成长阶段都有独特的称呼:胎儿、婴儿、孩童、青年、壮年……我们不妨也试着给不同发育阶段的B细胞取一些称呼:造血干细胞、淋巴样细胞、祖B细胞、前B细胞、未成熟B细胞和成熟B细胞……这就是B细胞的成长线。

人在成长的过程中都会经历一些重大的变化,类似地,B细胞发育分化过程中会有哪些重大变化?它们发生的这些变化对于消灭"敌人"有什么作用?让我们带着以上问题来了解B细胞的分化和发育中的事件。

我们知道入侵人体的无论是病毒、细菌还是其他的一些物质,它们的种类有时用数以千计来描述都是不够的。那么种类如此繁多的敌人,我们身体的防卫军该如何应对呢?有人可能会想到,不如大家一拥而上,把所有的入侵者统统拿下。在免疫系统这个大家族里面确实有执行此任务的细胞。但是B细胞更像一个数字化、现代化的部队,对它们的要求是精确打击,一种类型的B细胞负责消灭一种或者一类敌人,也就是说它们要产生不同类型的专属武器(抗体)来针对特定的敌人。在这种精确打击下,敌人被消灭的可能性更高、更彻底。既然是一对一,那么B细胞就开始想着它们如何分工以至于面对敌人进攻时不手忙脚乱。

免疫童子

> 长寿星人,B细胞是如何一步一步成长的?

> 像人的每个成长阶段都有独特的称呼:胎儿、婴儿、孩童、青年、壮年……B细胞不同发育阶段也有相应的一些称呼:造血干细胞、淋巴样细胞、祖B细胞、前B细胞、未成熟B细胞和成熟B细胞……这就是B细胞的成长线。

长寿星人

什么东西可以帮助它们在分工时不出错呢?它们自然地想到了基因,朋友们应该了解,生命体的各种生命活动都是靠基因来调控的,"武器"(抗体)的制造就是依靠基因调控的。我们可以想象这样一个场景,把一件"武器"分为四个部分,这四个部分分别需要四组不同的基因进行控制。每个部分进行调控的基因有多种,大家应该都学过排列组合,当我们每次在各个部分各抽取一个并组合在一起,那么我们将会产生大量"武器",于是一对一消灭敌人的问题就解决了。

武器造好了,怎样发现要对付的敌人?B细胞按照同样的方法,在细胞膜上建立针对特定敌人的观察台(专业术语叫功能性B细胞受体,BCR),它的表达发生在前B细胞阶段。那么B细胞的作用就可以概括为BCR发现特定的敌人,细胞通过之前拼接好的基因模板制造专一性抗体将其消灭(这里要注意,一种B细胞一般只拼接成一种基因模板而产生一种抗体,针对一种特定的敌人,它真的很专一)。

成功解决上一个问题,新的问题又产生了,B细胞又没见过敌人,怎么针对性地产生抗体呢?于是抱着宁可错杀绝不放过的态度,B细胞构建出大量不同类型的模板,制造出针对各种敌人的武器,也就形成了各种类型的B细胞。

如果这些武器中可能有攻击自己人的,难道真的要错杀吗?于是在分化发育的过程中就出现了B细胞自身免疫耐受。在B细胞发育到未成熟B细胞阶段(开始提到的发育过程中的一个时间段,大家应该还没忘记)的时候,就会接受一份检查,确保它消灭了自己人的时候就会被清除,如果是消灭敌人,那么就任由它发育成长为可以保护机体的成熟B细胞。

免疫童子

长寿星人,B细胞消灭敌人有何特点?

B细胞更像一个数字化、现代化的部队,对它们的要求是精确打击,一种类型的B细胞负责消灭一种或者一类敌人,也就是说他们要产生不同类型专属武器(抗体)来针对特定的敌人。在这种精确打击的作用下,敌人被消灭的可能性更高、更彻底。

长寿星人

综上,在B细胞不同的发育阶段会产生不同的变化,其中最主要的就是拼接可以制造抗体的基因和产生位于细胞膜上的BCR,在面对敌人来袭时可以精准出击,以及确保产生的B细胞都是针对敌人的正义之师。用专业术语表述就是B细胞在中枢免疫器官中的分化发育过程发生的主要事件是功能性B细胞受体(BCR)的表达和B细胞自身免疫耐受的形成。

37. B细胞的表面分子有哪些?其作用是什么?

细胞的大小我们一般用微米来表示,成年人头发的直径一般在60~90 μm,而一般的细胞直径要比头发小很多(10~20 μm),这使得我们肉眼观察下根本无法区分细胞。科学家们通过不断地探索,摸索出多种可以"看见"细胞的方法:如果把细胞经过特殊的染色,然后在光学显微镜下放大几百倍或上千倍,我们就可以辨别出一些特殊的结构;当我们要更加细致地了解它表面的一些分子结构时,普通的放大手段已无法达到目的。只有电子显微镜(或可以进行更高倍数的其他放大仪器)配合一些特殊的技术手段才可以实现。

其实,我们在没有研发出电子显微镜等具有超高放大倍数的仪器之前,我们通过一些化学方法已经了解到细胞的表面不是光滑的,一般的细胞我们可能会把它想象成一个球形(一些特殊的细胞形态多样,如成纤维细胞呈丝状,树突状细胞好像长了很多触手的章鱼),而真实的细胞可能更像是受到天敌攻击时蜷缩成一团的刺猬,其表面向外发出的一个个尖刺就如同细胞表面的分子。

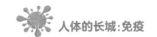

B细胞表面分子的种类很多,其功能也是多样的。你可以认为它们是B细胞的"眼睛",细胞内部的"快递起点站"(这里递送的是信号),又或者是B细胞"爆发"的"引信"。这里的"眼睛""起点站""引信"无疑是和B细胞识别结合、提供增殖分化的信号和发挥相应作用有关联,接下来我们来熟悉一下B细胞表面的几种重要的分子:

长寿星人,B细胞表面分子有哪些作用?

免疫童子

B细胞表面分子的种类很多,其功能也是多样的。你可以认为它们是B细胞的"眼睛",细胞内部的"快递起点站"(这里递送的是信号),又或者是B细胞"爆发"的"引信"。这里"眼睛""起点站""引信"无疑是和B细胞识别结合、提供增殖分化和发挥相应作用有关联。

长寿星人

首先是一种名为BCR的复合物,主要的组成成分是膜表面免疫球蛋白(mIg)和CD79(CD为分化群,细胞表面的分子有很多,为了更好地区分,我们在CD后面根据一定的规则标出数字序号,下文中的CD21、CD18等表面分子同样如此)。mIg就如同细胞膜上的负责接受外界信号的"天线",然后将信号传给CD79,CD79这个"快递起始点"再次将信号传到细胞内。

为了增强接收信号的能力,B细胞表面又出现了由CD19、CD21、CD81联合而成的B细胞供受体。主要的功能是辅助,帮助BCR复合物增强和外界接触的能力以便更好地接收信号,同时也有辅助CD79向细胞内传递信号的能力,虽然名义上只是担任辅助的角色,也是不可或缺的"最强辅助"。

以上介绍的向B细胞内传递信号的表面分子所传递的信号称为B细胞活化的第一信号,以此类推我们将下面的成分传递的信号称为第二信号。接受不同的信号之后,B细胞自身也会发生不同的变化(在以后的章节中可以详细地了解不同信号的作用,这里主要介绍B细胞表面分子,不再赘述)。

产生第二信号的分子数量也很多,各自也发挥着不同的作用,当B细胞表面的CD40和它的"另一半"(配体,存在于其他的细胞表面)接触时,它便可以使B细胞加速生长和产生抵御外界的"武器"——抗体;除了CD40,还有CD80、CD86和一些黏附分子,它们与存在于其他细胞表面的分子相结合,接受它们所带来的信号,共同承担着向细胞内传递第二信号的"责任"。

除了以上可以产生第一和第二信号的分子以外,B细胞表面还存在着许多其他的表面分子,它们的作用也各不相同:之前提到的CD19,不仅可以和其他分子配合向细胞内传递第一信号,还可以成为免疫治疗B细胞白血病的靶点;CD20可以调节钙离子的流动,从而调控B细胞的增殖和分化;CD22具有抑制的作用,可以负向调节CD19/CD21/CD81供受体的作用。

B细胞表面的分子多种多样,其传递信号的路径和方法、产生功能的方式同样也多种多样,正是它的多样性保证了其发挥作用时可以做到有条不紊,每一种表面分子就好似人类社会中的一种职业,只有各司其职,社会才会稳定地发展。

38. B细胞的分类和功能有哪些?

分类思想在我们生活中可以说是司空见惯了的,比如,语文中的诗人我们一般会按朝代分类,数学中有分类讨论,生活中的分类也不少见:我们一般居住在住宅区,工作在工业区,出去玩则是在娱乐场所。我们身边有那么多东西都进行了归类,其中的原因又是什么呢?

我们在生活中接触的东西很多,有过去的、现在的,甚至是未来的一些无穷无尽的事物。如果我们只是随意地把它们放在一起,之后我们需要使用或了解某一种(或一类)事物时就很难找到(或找全),也很难发现它们之间内在的共性。于是便出现了分类,通过分类我们对复杂的事物就会有更加简单的理解。

前面我们了解到B细胞存在多样性和各个不同的发育阶段。为了更好地发现B细胞的一些特性和功能,我们根据不同的分类方法将它们分类:

根据所处的活化阶段不同,也就是根据它存在的时间不同可以分为初始B细胞、记忆B细胞和效应B细胞。① 初始B细胞出现的时间较早,也没有和外界的抗原接触,在接受外界的刺激后(一般为特定的抗原对其产生的刺激),可以向着两个方向进行发展——效应B细胞和记忆B细胞;② 效应B细胞,顾名思义,可以产生某种效应——分泌抗体(之前已述的B细胞的"武器"),B细胞的其他阶段都是准备的过程,只有发育成了效应B细胞才能分泌抗体而发挥作用;③ 记忆B细胞,我们则可以联想到其在记忆方面的作用——对之前引起刺激的抗原产生记忆性,当相同的抗原再次"入侵"时,它便可以迅速地产生反应(这里的迅速是有道理的,主要的解释可见B细胞的初次免疫和再次免疫应答相关内容)。

当我们转换一种思考角度,抛开时间观念,而是根据B细胞存在于人体的主要位置分类,可以归类为B1和B2细胞。① B1细胞主要存在人体的一些"浅层区域",如胸膜腔、腹膜腔、肠道黏膜固有层。它们是最早接触入侵人体的病原体,因此在免疫应答的早期发挥着重要的作用,被称为机体免疫的第一道防线;② B2细胞主要存在于外周淋巴器官(脾和淋巴结)，它们是产生抗体的主力军，主要参与体液免疫应答。除了存在的位置和发挥作用的方式，两种类型的B细胞在其他方面也有诸多不同：B1细胞分泌的抗体主要是IgM，主要针对的抗原类型是碳水化合物，对于入侵的抗原没有特异性识别功能，而且不会产生记忆细胞；B2细胞分泌的抗体主要是IgG，主要针对的抗原是蛋白质类，对于入侵的此类抗原有高度的特异性(一种B2细胞只能识别一种或一类蛋白质)，而且会产生记忆细胞，对于同种抗原的再次入侵可以做出快速的反应来保护机体不受伤害。

其他的分类方式还有很多，比如根据B细胞表面存在的表面分子分类等。对于分类，就好比我们从不同的方向看一个不规则的物体，每一个视角可能都会有一个新的"形状"。我们就把这些从一个视角中发现的具有相似特征的东西归于一起，就是分类了。但也不要犯盲人摸象的错误。

了解完B细胞的分类，我们不妨再简单了解一下它的功能。对于B细胞的功能我们之前主要介绍了抗体，有关的内容在之前我们也做出了解释。另外B细胞还具有抗原提呈(对外来的抗原进行加工处理，然后把它交给相应的细胞)和免疫调节(在抗原的作用下产生一些细胞因子，这些因子可以作用在其他的淋巴细胞上而发挥免疫调节的功能)的作用，这两个作用后面会详细解释，在此只对B细胞的功能做一个总的归类。

39. T淋巴细胞是怎样分化发育的？

T淋巴细胞来源于胸腺(thymus)，故简称为T细胞。在其发育过程中会多次转换场所，处于胸腺中的发育阶段至关重要。因此，这里主要讲述T细胞在胸腺中的发育。

T细胞的发育与B细胞的发育都是为了解决同样的问题：使成熟的淋巴细胞既要对多样性的"非己"抗原发生免疫应答，又要对自身抗原发生免疫耐受。其在发育的过程中也经历了基因的重排和选择。T细胞与B细胞发育总的过程十分相似，但其成熟的过程终究是不完全相同的。我们在了解接下来的内容时，不妨与之前B细胞的分化发育进行对比，以更好地理解两种重要的免疫细胞的发育过程。

T细胞在胸腺中发育的最核心的事件是获得多样性的TCR的表达(决定了T细胞的多样性，以及不同的T细胞特异性地识别不同的"物质")、阳性选择(自身MHC限制性)和阴性选择(自身免疫耐受)。

T细胞的多样性与其在发育过程中TCR基因的重排有关，它的重排和B细胞中BCR的重排有很大的相似性，最主要的区别可能是它们的基因群不同。这里可以参照B细胞基因重排导致BCR多样性的有关部分。值得注意的是，虽然TCR的多样性形成机制和BCT相同,主要是组合多样性和连接多样性,但其造成多样性的其他方式却比BCR多,所以TCR的多样性要远远高于BCR的多样性。

T细胞表面除了TCR这种表面分子极其重要,还有便是CD4和CD8分子(关于CD的有关解释同样可以参照之前的B细胞部分),这两种分子在T细胞的发育过程中经历了从没有(CD4⁻CD8⁻双阴性细胞阶段)到同时产生(CD4⁺CD8⁺双阳性细胞阶段),再到最后的有且仅有一种分子存在于T细胞的表面(CD4⁺CD8⁻或CD4⁻CD8⁺单阳性阶段)。T细胞的阳性选择的大致过程便是如此。

既然是选择,那么肯定会有选择的标准,这个标准便是来自于胸腺皮质中的胸腺上皮细胞,胸腺上皮细胞一共为双阳性的T细胞准备了两套选择标准——胸腺上皮细胞表面的自身抗原肽-自身MHCⅠ类分子复合物(简称为"标准1")和自身抗原肽-自身MHCⅡ类分子复合物(简称为"标准2")。如果T细胞符合"标准1",那么便是CD8分子与自身抗原肽-自身MHCⅠ类分子复合物有适当的亲和力(不能结合和结合亲和力过高的细胞则发生凋亡),CD8便保留下来,CD4消失。同理当符合"标准2"时,CD4保留下来而CD8消失。如此,通过两套选择标准便将双阳性的细胞进行选择而变成单阳性的细胞,通过选择之后的两类细胞也将发挥不同的作用。

以上的选择是为了让T细胞具有不同的功能,不知你是否还能想到前面所提到的发育阶段所解决两大的问题(既要对多样性的非己抗原发生免疫应答,又要对自身抗原发生免疫耐受),现在我们来讨论如何解决第二个问题。其实这仍然是一个选择的问题,最后的结果就是将经过阳性选择的T细胞分成两类:对自身细胞产生免疫耐受和不产生免疫耐受。选择的标准是由树突状细胞所制定的,我们可以称之为"标准3"。能和树突状细胞表面的分子结合的将发生凋亡,不能结合的将被保留下来,最终发挥细胞免疫的有关作用。

通过以上的学习,我们可以了解到,T细胞在发育成熟的过程中最主要的便是一次重排和两次选择,而参与重排的每一个基因或者每一次不同的选择都将决定其接下来的命运。

40. T细胞的表面分子有哪些？其作用是什么？

作为同等重要的免疫细胞T细胞,其表面分子的分类类似B细胞,可以分成TCR-CD3复合物(在B细胞中是BCR复合物)、共受体分子(CD4和CD8)、共刺激分子和其他表面分子。它们的作用也大致相同:参与T细胞抗原识别、活化、分化以及发挥效应功能。有些特殊的表面分子还是T细胞分类的依据。下面详细阐述上述表面分子及其作

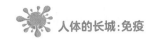

用,同时也可以对比之前B细胞的表面分子及其作用。

TCR-CD3复合物由TCR部分和CD3部分组成,TCR类似于接受外界所传入信号的天线,而CD3则主要是将接收到的信号传入细胞内而产生不同的作用。与BCR直接识别表面抗原不同,TCR只能识别经过加工后提呈在细胞表面的抗原肽-MHC分子复合物(有关抗原提呈的知识后面会有详细介绍,这里只需要简单理解为其他细胞帮助处理"非己"抗原,最后将处理好的抗原送给T细胞识别,而使T细胞接受某种信号之后而产生变化)。抗原肽-MHC分子复合物是由处理后的抗原以及MHC分子两部分组成。TCR在识别该复合物的时候要对这两个部分分别进行识别(对MHC的识别主要依靠共受体分体)。可以发现,虽然TCR-CD3复合物和BCR复合物都有识别和传递信号的作用,但是TCR识别物质的过程更加复杂一些。

基于前面的阳性选择的知识可知,成熟的T细胞表面有且仅有CD4或CD8中的一种共受体分子存在。CD4对应识别MHC分子中的MHCⅡ类分子,CD8对应识别MHCⅠ类分子。对于两种不同的MHC分子,与它们结合的抗原来源也是不同的,将信号传递给T细胞之后发生的变化也是不同。换句话说,在经过阳性选择之后,来源于相同祖先的两类T细胞便分道扬镳了。共受体的作用和B细胞表面的共受体的作用也是十分的相似:增强TCR识别抗原的功能以及参与T细胞向细胞内传递活化信号。

免疫童子

长寿星人,T细胞共受体作用是什么?

在经过阳性选择之后,来源于相同祖先的两类T细胞便分道扬镳了。共受体的作用和B细胞表面的共受体的作用也是十分的相似:增强TCR识别抗原的功能以及参与T细胞向细胞内传递活化信号。

长寿星人

以上的表面分子主要是参与T细胞活化的第一信号,接下来的共刺激分子是其活化的第二信号(对比B细胞会发现有很多共性)。为了更好地理解共刺激分子的作用,我们不妨也对它们进行分类:正性共刺激分子(在T细胞活化过程中起到辅助作用)和负性共刺激分子(在T细胞活化具有阻碍作用)。常见的正性共刺激分子有CD28和ICOS分子,其中CD28分子产生的共刺激信号可以防止细胞凋亡,刺激T细胞分泌IL-2等细胞因子,促进T细胞的增殖和分化,它的产生要早于ICOS;ICOS分子产生的共刺激信号可以刺激T细胞产生多种细胞因子和促进T细胞的增殖。负性共刺激分子主要是CD152和PD-1,其中CD152主要是下调或终止T细胞的活化,PD-1分子可以抑制T细胞的增殖和细胞因子的产生,同时还可以抑制B细胞的增殖分化和抗体的分泌。

综上,我们可以了解到,与活化的第一信号有关的分子主要是正向的促进作用,而与活化的第二信号有关的分子既有促进又有抑制作用。对于这两大类分子,我们不能评论它们的作用谁大谁小,谁好谁坏。正是它们之间的相互协作,才能保证T细胞的功能得以正常的发挥。

41. T细胞的分类和功能有哪些?

在之前的学习之中,我们为了更好地研究和归纳B细胞,我们根据B细胞的某些特征对B细胞进行分类。同样,种类繁多的T细胞也可以进行同样的分类。T细胞的分类依据有很多种,我们主要通过以下几种分类方式了解T细胞的有关功能。

B细胞可以根据所处的活化阶段不同,分为初始、效应和记忆B细胞。同样T细胞也可以分为初始、效应和记忆T细胞。初始T细胞指还没接受抗原刺激的成熟T细胞,就好比一个还没有参加"工作"的成年人,主要的功能是识别抗原,在抗原的刺激下分化为效应T细胞和记忆T细胞(和初始B细胞十分相似)。效应T细胞是行使免疫功能的主要细胞,后面所要讲述的不同类型T细胞的有关功能便是它所发挥的主要效应(和效应B细胞的效应有很大的区别);记忆T细胞的作用和记忆B细胞几乎没有多大的区别,在接受抗原的刺激之后可迅速活化并分化为效应T细胞。

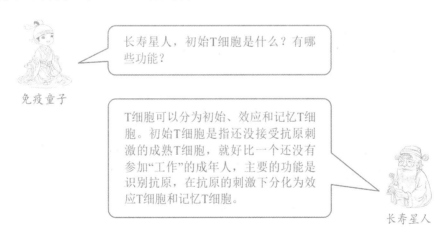

我们之前了解过T细胞表面分子以及阳性选择的有关内容,知道成熟的T细胞表面有且仅有CD4和CD8中的一种分子。我们便可以很快地联想到是不是可以根据T细胞表面的CD分子的不同而进行分类,其实这种推断是完全正确的。根据我们所熟知的CD分子,T细胞可以分为CD4⁺T细胞和CD8⁺T细胞。前面我们也了解到CD4分子可以识别MHCⅡ类分子,而与MHCⅡ类分子组成抗原肽-MHC分子复合物的抗原肽一般是

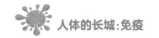

由13~17个氨基酸所组成的，最终CD4⁺T细胞主要分化成辅助T细胞；CD8分子可以识别MHCⅠ类分子，而与MHCⅠ类分子组成抗原肽-MHC分子复合物的抗原肽一般是由8~10个氨基酸组成的，最终CD8⁺T细胞主要分化成细胞毒性T细胞。综上，两种细胞在分开之后所识别的MHC分子类型、氨基酸的种类以及之后继续分化而成的细胞种类便不再相同了。用之前的话说就是，经过阳性选择之后，原本来自同一类型的细胞便分道扬镳了。

辅助性T细胞和细胞毒性T细胞就是根据T细胞的功能特征分类的，它们是CD4⁺和CD8⁺T细胞继续分化发育而成。辅助性T细胞还没有接受抗原刺激时可以简写成Th0，之后接受抗原和细胞因子的刺激分化成Th1、Th2、Th17、Tfh等细胞。在此，对T细胞又进行了一次细致的划分，主要的目的还是让T细胞在之后面对"敌人"来犯时可以分工明确。辅助性T细胞接受不同的细胞因子刺激，分化成不同的T细胞，最后"驻扎"在人体的不同部位，发挥着它们各自独有的作用。总的来说，来自于同一先祖的T细胞们不断地分化，就是为了可以精确地针对种类多样的"敌人"。

分类就好似分工，就像我们的社会，只有分工明确，社会才能正常地运转。无论是B细胞还是T细胞，它们开始都只有一个祖先，随着不断地发育和分化，它们最终拥有了自己的"岗位"，并发挥着不同的作用。

42. 抗原提呈细胞与抗原的加工及提呈是怎样的？

我们已经知道，T细胞要和抗原肽-MHC分子复合物结合之后才会向细胞内传递信号，进而产生一系列的反应。其中抗原肽是经过加工之后的抗原，而发挥着加工作用的细胞便称为抗原提呈细胞。

抗原提呈细胞的种类也有很多，本次主要介绍三种抗原提呈细胞：树突状细胞（DC）、单核/巨噬细胞、B细胞。它们还有一个共同的名字——专职性抗原提呈细胞，因为它们的细胞膜表面具有专业的"工具"——MHCⅡ类分子、共刺激分子和黏附分子，这些"工具"可以帮助细胞直接摄取、加工和提呈抗原。接下来我们就详细地了解一下它们。

树突状细胞，顾名思义，就是如同树枝一样有很多分支的细胞，这种细胞会在其表面形成许多的突起。如果你把一块橡皮泥先揉成一个球状，然后再用手在表面向外拉出多个大小不一的尖刺，一个生动的树突状细胞的形象就出来了。树突状细胞不仅形状奇特，也是功能最强大的专职性抗原提呈细胞。根据其发育的时间段不同，我们可以将它分为未成熟的DC和成熟的DC，当它还是未成熟DC的时候，主要功能就是接触外来的抗原,然后将其吞入自己体内加工为抗原肽。树突状细胞就好像一个多爪的章鱼,遨游在血液的海洋里,不时地捕捉"猎物"——抗原,然后将其"消化";成熟的DC主要是将加工好的抗原肽结合MHC分子,然后转移到细胞膜上供T细胞识别。树突状细胞从接触识别、吞入加工、转移至细胞膜上是一个连续的过程,这个过程中DC自身也在变化着(由未成熟细胞变成成熟细胞),发挥着不同的作用。

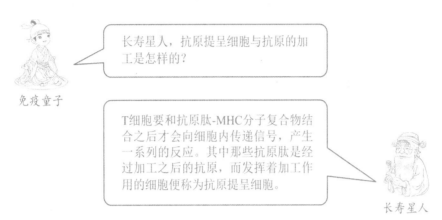

免疫童子：长寿星人,抗原提呈细胞与抗原的加工是怎样的?

长寿星人：T细胞要和抗原肽-MHC分子复合物结合之后才会向细胞内传递信号,产生一系列的反应。其中那些抗原肽是经过加工之后的抗原,而发挥着加工作用的细胞便称为抗原提呈细胞。

单核/巨噬细胞,这个名字很特别,到底是单核细胞还是巨噬细胞?其实它在最初长成的时候称为单核细胞,随着不断地发育、分化成为巨噬细胞。"巨噬"是不是说明它很能吃呢?没错,你的理解是对的。它对侵入体内的病原微生物具有很强的吞噬能力,被它吞进肚子里的"食物"会被完全消化,就不能很好地像树突状细胞一样将抗原肽传递给T细胞。这种方式也是消灭"敌人"很好的办法,只是它抗原提呈的能力要弱于DC,不能很好地启动特异性免疫。

B细胞作为抗原提呈细胞,既没有DC那强大的抗原提呈能力,也没有单核/巨噬细胞强大的"消化能力"。存在就是合理的,它之所以可以跻身于三大抗原提呈细胞之列,是因为它有一双灵敏的"眼睛"。外界的抗原浓度很低的时候,其他两种细胞不能很好地发现"敌人"的存在,它却可以识别它们,之后的过程和其他的抗原提呈细胞就类似了。

对于抗原提呈细胞,我们一直在说"加工"和"提呈",现在我们走进细胞的内部,看一看它们究竟发生了哪些变化,让吞进去的抗原最后变成了抗原肽-MHC分子复合物,并出现在细胞的表面。我们知道抗原肽-MHC分子复合物是两部分,它的加工和提呈也是针对这两部分展开的。

抗原被吞入抗原提呈细胞之后就会在多种物质的联合作用下被"分解"成小的肽段,细胞内部会合成MHC分子和相应的肽段进行结合,最后抗原肽-MHC分子复合物被运送到细胞膜上。这里需要强调的是,无论是"分解"还是结合、合成MHC分子的过程中,都需要细胞内内质网、高尔基体等很多物质的参与,此处不再赘述。我们需要了解:

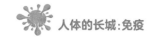

针对外源性抗原,所有的有核细胞都可以对其进行抗原提呈,抗原肽和MHC I 类分子结合;针对内源性抗原肽,一般是上面所说的三种专职性抗原提呈细胞进行提呈,抗原肽和MHC II 类分子结合。

通过本节的介绍,我们知道了与T细胞结合的抗原肽-MHC分子来自何处,一般是由什么细胞产生的,各自都具有什么特点,对我们了解细胞免疫的全过程具有很大的帮助。

43. T淋巴细胞介导的适应性免疫应答是怎样的?

通过之前的学习,我们已经对T细胞表面的有关分子、T细胞识别抗原和提呈细胞表面的抗原肽-MHC分子、第一信号和第二信号有了一定的认识。现在,让我们系统地从T细胞对抗原的识别,接收识别信号之后T细胞的活化、增殖和分化来认识T淋巴细胞介导的适应性免疫应答。

我们已经知道T细胞表面存在TCR-CD3分子复合物、CD28等共刺激分子和LFA-1等黏附分子(都是T细胞表面分子)。也知道TCR和抗原提呈细胞上的抗原肽-MHC分子复合物(pMHC)结合是识别抗原的关键所在。其实,上述三种成分对于抗原的识别都具有重要的意义,具体的发生过程如下:

首先,T细胞表面的黏附分子和抗原提呈细胞(APC)表面的黏附分子进行非特异性结合,这种结合可以拉近两种细胞之间的距离,同时也为T细胞表面的TCR和APC表面的pMHC之间的特异性结合创造条件。如果TCR和pMHC不能很好地配对,那么彼此就会分离。T细胞继续寻找"正确的"APC形成TCR-pMHC分子复合物,同时向细胞内传递信号,使CD28等共刺激分子和APC表面分子结合形成共刺激分子对,于是黏附分子对之间的结合也得到了加强。这些分子对的位置也会随着时间发生着变化,我们想象细胞表面存在三个同心圆,按照TCR-pMHC分子对在中央、共刺激分子对在中间、黏附分子对在最外围的方式排列,最终形成的结构也被称为免疫突触,不仅有稳定细胞之间不分离的作用,而且也是彼此之间传递信号的桥梁。

桥梁搭建好了,还要传递活化的信号。第一信号和第二信号是T细胞活化的关键所在。第一信号不仅有助于T细胞的活化,对于和它配对的APC也可以被活化,同时它还可以协助那些产生第二信号的分子,促进第二信号的产生;如果只是产生了第一信号,T细胞非但不能有效地形成之后的功能,自己现在的能力也会消失。除了第一信号和第二信号,T细胞的增殖和分化还需要细胞因子的促进,有了细胞因子,T细胞就可以产生很多和自己一模一样的"兄弟"来一起抵御"敌人",否则一个细胞的能力过于弱小,很难对大量入侵的"敌人"展开全面的反击。

在增殖到一定的数量之后,T细胞为了可以更加精准地发挥自己的作用,于是它们开始进行分化,分化之后的T细胞就如同是在分岔口选择了不同道路的人,它们之后的"命运"也随着此次的分化而有所不同。这里我们按照CD4⁺T细胞和CD8⁺T细胞分类方式,初始CD4⁺T细胞(又称为Th细胞)命名为Th0。之后分化产生的细胞我们按顺序编号为Th1、Th2、Th17……以此类推(当然也分化出一些特殊的细胞,下一节将对CD4⁺T细胞主要分化产物和功能进行细致的介绍)。CD8⁺T细胞之后分化的结果根据它是否还需要CD4⁺T细胞的帮助,可以简单地归纳为两种:Th细胞依赖性的细胞和非Th细胞依赖性的细胞。有些细胞的表面缺少共刺激分子,所以不能很好地和CD8⁺T细胞结合,因此才需要CD4⁺T细胞帮忙传递信号。

44. T细胞的免疫效应和转归及其生物学意义是什么?

一、T细胞的免疫效应

我们知道Th0细胞再一次分化,分化后的细胞主要是Th1、Th2、Th17、Tfh和Treg五种细胞。其之所以会分化成不同的细胞,是因为Th0细胞接受不同细胞因子的刺激,而这些细胞又会通过细胞表面分子(直接作用)和分泌细胞因子(间接作用)来产生不同的作用。五种细胞的发育过程大概如此,现在我们具体分析其产生的作用:① Th1主要的作用有活化巨噬细胞,同时可以让巨噬细胞向一定部位聚集,齐心协力而产生更大的作用;除了活化巨噬细胞,还可以活化中心粒细胞和参与细胞免疫。② Th2主要是参与体液免疫应答,通过直接和间接作用来协助和促进B细胞的增殖和分化为浆细胞,同时也可促进抗体的产生;还可通过分泌细胞因子来激活肥大细胞、嗜碱性粒细胞和嗜酸性粒细胞,参与超敏反应(之后会详细解释)和抵御寄生虫。③ Th17主要是参与固有免疫,其分泌的细胞因子可以活化和募集中性粒细胞,使中性粒细胞集中在某一区域(一般是固有免疫应答的场所区域)而发挥作用。④ Tfh主要作用和B细胞的增殖和分化有关,比如B细胞生发中心的形成、抗体类别的转换、亲和力的选择和促进其长期存活并保持免疫应答能力。⑤ Treg的作用和前四种相反,它对T免疫细胞有着负性调节作用,主要起抑制或终止细胞的作用,可以很好地防止免疫细胞发挥作用过强而伤害到自身。

CD8⁺T细胞(CTL)主要是通过表面分子接触相应的细胞,然后直接让其死亡,虽然CD8⁺T细胞会再次分化,但二者的免疫效应是相似的,可以分为以下两种:① T细胞分

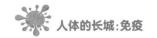

泌穿孔素和颗粒酶，穿孔素会在效应细胞的表面形成孔洞，然后颗粒酶会随着孔洞进入细胞内，它就像是一副毒药，使T细胞死亡；② T细胞和效应细胞通过细胞的表面分子（分别是FasL和Fas）结合，直接将死亡的信号传递到细胞内，最终导致细胞死亡。

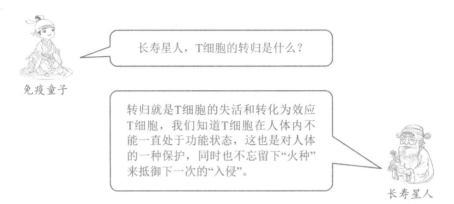

免疫童子

长寿星人，T细胞的转归是什么？

转归就是T细胞的失活和转化为效应T细胞，我们知道T细胞在人体内不能一直处于功能状态，这也是对人体的一种保护，同时也不忘留下"火种"来抵御下一次的"入侵"。

长寿星人

二、T细胞的转归

转归就是T细胞的失活和转化为效应T细胞，我们知道T细胞在人体内不能一直处于功能状态，所以就要在适当的时候失去作用，这也是对人体的一种保护，同时也不忘留下"火种"来抵御下一次的"入侵"。T细胞的转归分为效应T细胞的死亡和记忆细胞的形成：① 效应细胞的死亡可以依赖Treg细胞的作用，或者T细胞表面表达Fas分子，类似CTL的效应过程，和其他细胞表面的FasL分子结合可以让T细胞死亡；② 记忆细胞就像是种子一般，它对于相同的来犯之敌可以迅速地做出反应，是保护人体二次伤害的有效手段。

三、T细胞的生物学意义

① 抗感染，Th1和CTL可以针对胞内病原体的感染，因为它们分别可以参加细胞免疫和直接杀死细胞，Th2和Th17可以针对胞外细菌的感染，因为它们主要是参加细胞免疫和固有免疫；② 抗肿瘤，肿瘤细胞是人体内"叛变"的细胞，CTL可以很好地杀死它们；③ 免疫调节，Treg的负向调节作用使得T细胞不会过度发挥作用就是最好的例子。

无论是T细胞的免疫效应、转归还是生物学意义，都是围绕着T细胞最终所分化而成的几类细胞展开叙述的，了解了它们的免疫效应，对转归和生物学意义的理解也很有帮助。

45. B淋巴细胞介导的特异性免疫应答是怎样的?

危害人体的物质主要有两种:人体内正常部分变异所产生的和来自于人体外的细菌、真菌等病原体。前者主要人体通过细胞免疫进行保护,而后者主要依赖于这里所说的体液免疫。

这里先介绍B细胞活化所需的信号,再对B细胞的产生、增殖、场所的转移和死亡等过程进行介绍,等同于对B细胞的一生进行一次总结。

B细胞活化所需要的信号,首先是第一信号,第一信号的产生和B细胞表面的BCR-CD79以及CD19/CD21/CD81共受体有关。与T细胞的有关内容不同,BCR-CD79识别的是抗原而不是抗原肽,也就是B细胞表面BCR直接和没有处理过的抗原接触,然后将信号通过CD79传递到细胞内部产生第一信号,在这个过程中CD19/CD21/CD81共受体可以加强BCR识别抗原的能力,同时自己也可以向细胞内传递信号。在第一信号完成之后,B细胞会将抗原吞入体内,前文已述B细胞也是抗原提呈细胞,内吞的抗原经过B细胞处理之后会在表面形成抗原肽-MHCⅡ类分子复合物供T细胞识别,识别之后B细胞表面分子和T细胞表面分子会形成共刺激分子对,常见的有CD40/CD40L分子对、CD80/CD28分子对等,共刺激分子对同时是T细胞和B细胞活化的第二信号。最后B细胞的完全活化离不开T细胞所分泌的细胞因子的作用,它在B细胞生发中心和继续分化中有着重要作用。综上,B细胞的完全活化需要第一信号、第二信号以及细胞因子的共同作用,与T细胞的活化类似,只有第一信号会导致B细胞不能活化,还会进入免疫耐受状态,而缺少细胞因子的作用,B细胞则不能继续分化和发育完全。

接下来我们了解一下B细胞的一生到底是怎样的。在中枢免疫器官发生重排之后B细胞会进入血液循环之中,通过血液循环到达淋巴结和脾脏(外周免疫器官),外周免疫器官是外来入侵者盘踞的地方,B细胞就会将这些"入侵者"进行逮捕,进而产生活化的第一信号和抗原提呈;之后B细胞会继续迁移,它的第一站就是T-B细胞交界处(外周免疫器官上的一个区域),在这里B细胞会和T细胞接触,并完成第二信号的活化。之后B细胞会再次进行迁移,常见的迁移区域有边缘窦、T细胞区等,B细胞会在这增殖分化之后形成初级聚合灶,好似B细胞大军集结的地方;B细胞在这里集结之后慢慢形成生发中心,一共分为两个区域:明区和暗区。明区是中心母细胞的聚集地,这是一种分裂能力极强的B细胞,可以源源不断地产生B细胞并且向暗区迁移。B细胞在暗区会进行阳性选择和亲和力的成熟等过程,最终成为成熟的B细胞——浆细胞和记忆细胞。前者主要负责分泌抗体,后者则进入血液中"监视"敌人的再次来犯。

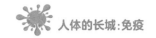

B细胞介导的体液免疫应答不像T细胞介导的细胞免疫应答一样会再次分化出不同的种类，但免疫应答的过程同样离不开第一信号、第二信号和细胞因子，而且也是精确地针对不同的抗原。

46. 体液免疫应答产生抗体的一般规律是什么？

外来的抗原进入机体之后主要诱导产生的是体液免疫应答，由B细胞产生抗体而发挥作用。如果同一类抗体多次入侵人体，我们把抗原初次刺激机体所引发的应答称为初次应答。我们知道在初次应答之后会产生记忆细胞，这些记忆细胞再次接触相同的抗原后所产生的应答称为再次应答。

无论是初次应答还是再次应答，都可以分为四个阶段，首先我们通过初次应答来熟悉一下这四个阶段分别是什么，然后通过再次应答来比较两次应答反应的不同点有哪些。

免疫童子

长寿星人，体液免疫应答的一般规律是什么？

外来的抗原进入机体之后主要诱导产生的是体液免疫应答，由B细胞产生抗体而发挥作用。如果同一类抗体多次入侵人体，我们把抗原初次刺激机体所引发的应答称为初次应答，这些记忆细胞再次接触相同的抗原后所产生的应答称为再次应答。

长寿星人

初次免疫应答的四个阶段分别是潜伏期、对数期、平台期和下降期。① 潜伏期是指从抗原进入机体之后刺激产生抗体到抗体可被检测出来的这一段时间，这一段时间可能就是抗原在人体内肆虐的时期，其时间的长短主要和抗原的性质、抗原进入机体的途径以及人体自身的健康状况有关；② 对数期是指抗体数量大量上升的时期，抗体数量上升的快慢和多少与抗原剂量和性质有关，在初次应答中产生的抗体主要是IgM，并且这些抗体对抗原的亲和力不高；③ 平台期是指抗体的数量稳定在一定的水平时期，平台期所能维持的时间主要是和抗原的性质有关；④ 下降期是指抗体被降解或者和抗原结合后被清除的时期，这个时候人进入恢复阶段，并且产生记忆细胞预防下一次抗原的入侵。

对比初次免疫应答，再次免疫应答的四个时期的特点如下：① 潜伏期的时间变短，大约是初次免疫应答的一半,这主要是因为再次免疫应答刺激的记忆细胞,经历的过程变少了,所以可以对再次入侵迅速做出反应;② 对数期也会变短,并且抗体的数量也急剧增加,抗体主要是 IgG 为主,对抗原的亲和力比第一次产生的抗体要强;③ 平台期持续的时间也比初次应答要长;④ 下降期的时间也会增加,由于平台期和下降期的时间都增加了,所以再次免疫应答的保护时间比初次免疫应答时间长。我们可以把再次免疫应答比作身经百战的"老兵",因为有了一些经验,所以它们具有出战速度迅速(潜伏期短)、作战能力强(IgG 的对抗原的亲和力更高)等优点。

再次免疫应答主要是由抗原刺激记忆细胞产生的,然而记忆细胞的产生是需要时间的,其寿命也是有限的,如果初次免疫应答和再次免疫应答的时间间隔较短,产生的记忆细胞数量过少,那么再次免疫应答会受到影响;如果初次免疫应答和再次免疫应答的时间间隔过长,那么记忆细胞可能会寿命耗尽而死亡,再次免疫应答也同样会受到影响。一般情况下记忆细胞的寿命在数月和数年,对人体具有很好的保护能力。

第7章 免疫应答、耐受与调节

47. 固有免疫系统介导的应答有哪些？ 是怎样的？

固有免疫系统是生物体在长期种系进化过程中逐渐形成的天然免疫防御体系，主要由组织屏障、固有免疫细胞和固有免疫分子组成。固有免疫有三个特点：产生于系统发育和个体发育的早期，启动于宿主抗感染应答的初始阶段；以抗原非特异性方式识别和清除各种病原体；出现于所有个体和所有的时间段，在抗原入侵前已经存在。显然，这些特点是与免疫系统执行其最基本的功能——抗感染联系在一起的。但是，抗感染并不是固有免疫的全部内容。首先，固有免疫除了识别入侵的病原体，还参与区分和清除体内多种"有害"物质，包括代谢产物、死亡细胞以及发生改变的自身成分。其次，除了抗感染，机体多种与免疫应答有关的生理和病理过程也有固有免疫的参与。

诱导固有免疫应答的物质最主要为病原相关分子模式（PAMP），它们组成成分相对单一，易于纳入少量几种的结构范畴，而且这些抗原有其共性，是各种病原体所共有的。这种固有免疫识别的病原体结构，往往是病原体赖以生存并且变化较少的重要部分，如病毒的双链 RNA 和细菌的脂多糖。正是这样一些重要的微生物组分构成了 PAMP。PAMP 主要包括以糖类和脂类为主的细菌细胞壁成分，如脂多糖、甘露糖、肽聚糖等，使机体能对细菌感染做出快速反应。另外一种就是病毒产物和细菌的胞核成分，如单链或双链 RNA。

固有免疫的作用包括三个方面：防止病原体入侵、以身体内现存的抗菌成分快速清除病原体、诱导各种炎症细胞启动炎症反应。病原体入侵机体的主要部位在皮肤和各种黏膜层（胃肠道、呼吸道、眼、鼻、口腔和泌尿生殖道）。固有免疫就包括防止病原体入侵的物理屏障和解剖学屏障。这些屏障是机体抗感染的第一道防线，主要由皮肤和黏膜表皮层组成。其作用包括：① 机械作用：皮肤的角化鳞状上皮提供了阻止各种病原体、寄生虫入侵的机械屏障。上皮的自我更新能力也可清除依附其上的微生物。毛囊是相对薄弱的地方，容易招致金黄色葡萄球菌感染，出现疖或痈。② 化学作用：汗腺分泌的乳酸、脂肪酸营造了一种酸性环境,抑制细菌的生长。由于皮肤是重要的免疫屏障,因此,烧伤、剥脱性皮炎等原因导致大面积皮肤缺失后,患者将面临严重感染的威胁。

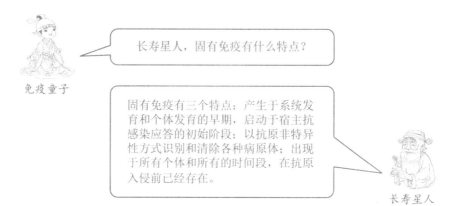

除此之外,体内存在多种能抑制病原微生物生长的抗菌肽和抗菌蛋白,主要由表皮细胞和吞噬细胞产生,在病原体入侵后启动快速固有免疫应答。溶菌酶可以溶解细菌或真菌的细胞壁,存在于人的泪液、唾液、乳汁等。补体也是一种重要的协助抗体清除病原体的物质,它是一组血浆蛋白质,对热不稳定,可通过56 ℃处理30 min而使其失去活性。补体是固有免疫中一类可溶性模式识别分子,行使多种效应功能,与抗体结合后可以溶解细菌,起到杀菌防御作用。

固有免疫细胞是机体固有免疫系统的一个重要组成部分,是生物体在长期种系进化过程中形成的一系列免疫效应细胞。它们在个体出生时就已具备,可对侵入的病原体迅速应答,产生非特异抗感染免疫作用;亦可参与对体内损伤、衰老或畸变细胞的清除,并参与适应性免疫应答。固有免疫细胞包括巨噬细胞、NK细胞、树突状细胞(DC)、粒细胞和固有类淋巴细胞(包括ILC细胞、B1细胞和NKT细胞)等。机体可启动NK细胞等天然机制杀伤肿瘤细胞,由巨噬细胞及NK细胞参与的异种移植物迟发性排斥等。吞噬细胞主要包括中性粒细胞和单个核吞噬细胞两类。中性粒细胞占血液白细胞的60%~70%,是白细胞中数量最多的一种。它们来源于骨髓,产生速率高,但存活期短,为2~3天。单核吞噬细胞包括血液中的单核细胞和组织器官中的巨噬细胞。单核细胞由骨髓粒-单系祖细胞发育分化而成,占血液的3%~8%。单核细胞在血液中仅停留12~24小时,进入表皮棘层可分化为朗格汉斯细胞,进入结缔组织器官可分化为巨噬细胞。树突状细胞广泛分布于全身组织和脏器,血液中数量较少,因具有许多分支状突起而得名。它们在抗原提呈中起到重要作用,DC可以识别、摄取、加工抗原,并把抗原结构提呈在细胞表面供T淋巴细胞识别,从而激活T细胞增殖分化,启动适应性免疫应答。

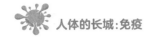

48. 固有免疫应答可分为哪些作用时相?

(1) 即刻固有免疫应答(immediate innate immunity response)阶段发生于感染0~4小时之内,通过皮肤黏膜等屏障作用和分泌抗菌肽、溶菌酶等物质,阻止病原体对人体的吸附。在此期间产生的抗感染免疫作用主要包括:皮肤黏膜及其附属成分对入侵病原体的屏障作用,补体旁路途径激活介导产生的抗感染免疫作用,中性粒细胞在感染部位募集活化及其对病原体的吞噬杀伤作用。此阶段也是位于表皮和黏膜上皮细胞组织中的未成熟DC摄取病原体等抗原性异物,开始迁徙和加工处理抗原的阶段。另外还有内部屏障的保护作用,当病原体突破机体早期固有免疫防御体系进入血液循环后,体内血-脑屏障或血-胎屏障可阻止病原体进入患者中枢神经系统或胎儿体内,对机体重要器官和胎儿产生保护作用。血-脑屏障由软脑膜、脉络丛的毛细血管壁和包在壁外的星形胶质细胞形成的胶质膜组成。其组织结构致密,能阻挡血液中病原体和其他大分子物质进入脑组织及脑室,对中枢神经系统产生保护作用。婴幼儿血-脑屏障发育不完善,易发生中枢神经系统感染。血-胎屏障由母体子宫内膜的基蜕膜和胎儿的绒毛膜滋养层细胞共同构成。此屏障不妨碍母子间营养物质交换,但可防止母体内病原体和有害物质进入胎儿体内,对胎儿产生保护作用。妊娠早期(3个月内)血-胎屏障发育尚未完善,此时孕妇感染风疹病毒和巨细胞病毒有可能导致胎儿畸形或流产。

长寿星人,固有免疫应答可分为哪些作用时相?

免疫童子

可分为即刻固有免疫应答阶段(发生于感染0~4小时之内),早期诱导性固有免疫应答阶段(发生于感染后4~96小时),适应性免疫应答(发生于96小时之后)。

长寿星人

(2) 早期诱导性固有免疫应答(early induced innate immune response)阶段发生于感染后4~96小时,此时被募集到感染部位的单核细胞已经分化发育为巨噬细胞,它们与感染周围组织中募集的巨噬细胞汇集在一起,被某些病原体或其产物如细菌脂多糖(LPS)和感染部位组织细胞产生的GM-CSF等细胞因子激活后,其吞噬杀菌能力显著增强,同时产生大量促炎细胞因子和其他炎性介质,增强扩大局部炎症反应和机体固有免疫应答。

该时相也是NK细胞、NKT细胞、γδT细胞和B1细胞活化发挥免疫效应、产生非特异性抗感染、抗肿瘤免疫保护作用的阶段。

（3）96小时之后便启动了适应性免疫应答，接受抗原刺激后的未成熟DC从局部感染组织迁移到外周免疫器官分化发育成熟，成熟DC高表达抗原肽-MHC分子复合物和B7等共刺激分子，可有效激活抗原特异性初始T细胞、启动适应性细胞免疫应答。外周免疫器官中滤泡DC捕获病原体等抗原性异物后，可将其滞留在细胞表面供抗原特异性初始B细胞识别、启动适应性体液免疫应答。

固有免疫应答的作用特点如下：① 固有免疫细胞不表达特异性抗原识别受体，可通过模式识别受体或有限多样性抗原识别受体被激活产生应答。② 固有免疫细胞可通过趋化募集，即"集中优势兵力"迅速发挥免疫效应，而不是通过克隆选择增殖分化为效应细胞后产生免疫效应。③ 固有免疫细胞参与适应性免疫应答全过程，可通过产生不同种类的细胞因子影响适应性免疫应答的类型。④ 固有免疫细胞寿命较短，在其介导的免疫应答过程中通常不能产生免疫记忆细胞，因此固有免疫应答维持时间较短，也不会发生再次应答。

固有免疫没有特异的选择性，作用范围广，不是针对某一特定抗原的。固有免疫应答反应出现快，首先与入侵抗原物质起作用，将其排斥与清除，但作用强度较弱。有相对的稳定性，不受抗原性质、抗原刺激强弱或刺激次数的影响，但也不是固定不变的，当机体受到共同抗原或佐剂的作用时，也可产生获得性非特异性免疫，以增强非特异性免疫力。参与的免疫细胞较多，有吞噬细胞（包括巨噬细胞和中性粒细胞）及NK细胞等。生物个体出生后即具有，能遗传给后代。固有免疫是一切免疫应答的基础，特异性免疫是在固有免疫的基础上建立起来的，所以增强固有免疫是提高机体整个免疫力的一个重要方面。

49. 黏膜免疫系统是什么？

黏膜免疫系统（mucosal immune system，MIS）是指广泛分布于呼吸道、胃肠道、泌尿生殖道黏膜下及一些外分泌腺体处的淋巴组织，是执行局部特异性免疫功能的主要场所。黏膜免疫系统涵盖了防止病原体入侵的整个机体内在表面，既包括黏膜层和上皮细胞，也包括启动和行使免疫应答的黏膜下固有层中各种散在的免疫细胞和一些器官化的淋巴组织，以及与此相关的多种内分泌腺体，如胰腺、眼结膜和泪腺、唾液腺及乳腺。因而黏膜免疫系统亦称黏膜相关淋巴组织（mucosal-associated lymphoid tissue，MALT），其中还细分为鼻相关淋巴组织（NALT）、肠相关淋巴组织（GALT）和支气管相

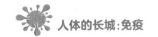

关淋巴组织（BALT）。

机体阻止微生物入侵的第一道屏障除了表皮就是黏膜。与皮肤免疫系统由多层表皮细胞组成不同，黏膜（如小肠黏膜）一般由单层上皮细胞组成。上皮下方的结缔组织称为固有层，包含血管、淋巴管和黏膜相关淋巴组织。黏膜上皮，特别是其下的固有层，分布有各种免疫细胞，包括淋巴细胞、DC、巨噬细胞、肥大细胞和浆细胞等。另外，黏膜免疫系统中的免疫细胞往往有一定的特殊性和分布的局限性，它们在免疫系统的其他部位很罕见。例如，实施抗原转运的M细胞，分泌黏液的杯状细胞，产生防御素的肠腺嗜酸细胞，大量产生IgA的B细胞和浆细胞，以及一些特定的DC亚群等。

长寿星人，黏膜免疫系统是什么？

免疫童子

黏膜免疫系统是指广泛分布于呼吸道、胃肠道、泌尿生殖道黏膜下及一些外分泌腺体处的淋巴组织，是执行局部特异性免疫功能的主要场所。黏膜免疫系统涵盖了防止病原体入侵的整个机体内在表面，既包括黏膜层和上皮细胞，也包括启动和行使免疫应答的黏膜下固有层中各种散在的免疫细胞和一些器官化的淋巴组织，以及与此相关的多种内分泌腺体。

长寿星人

临床研究显示，95％以上的感染皆发生于黏膜，并且绝大部分病原微生物从黏膜侵入机体。为预防黏膜途径的感染发生，人体因此演化出一套非常复杂而严密的防御系统——黏膜免疫系统，它是机体抵抗病原入侵感染的第一道防线。它依靠的是人体的防御长城（紧密排列的上皮细胞）和上面的驻防部队（上皮内淋巴细胞、M细胞等免疫细胞）。肠道黏膜上皮细胞可以分泌大量黏液，在这些上皮细胞的表面形成一层黏液层，可以阻止微生物附着于上皮细胞。黏膜免疫系统担负着哨兵的责任，区分物质是无害的还是有害的，以决定是将外来物质放过去（免疫耐受）还是拦下来（免疫反应）。黏膜免疫系统主要是通过产生分泌型IgA（sIgA）和IgM发挥作用，sIgA可以阻止微生物在黏膜上皮层驻扎繁殖，禁止它们进入上皮层。特殊的位置、极其重要的作用使黏膜免疫系统形成与外周免疫系统迥然不同的解剖学结构、淋巴细胞和免疫反应分子机制。在数量上，黏膜免疫系统是免疫系统中最多的，这里淋巴细胞的数量比其他部分的总和还要多，60％的T细胞的工作岗位在黏膜。

与机体其他部位免疫系统相比较，胃肠道黏膜的适应性免疫也有其特点。① 由分泌型二聚体sIgA抗体介导的体液免疫为其主要形式。此类应答可使共生菌和病原体不易集落化,并难以穿越黏膜上皮屏障。② Th17细胞在肠道细胞免疫应答中十分活跃。③ 肠道形成了一种持续的免疫抑制机制,防止针对食物抗原和共生菌产生过强的炎症性应答。因而调节性T细胞的某些亚群会在黏膜相关淋巴组织中被大量激活以维持免疫耐受,其数量多于其他免疫器官,一方面杀伤抗原物质,另一方面耐受。这些特点与胃肠道系统中适应性免疫组织的解剖学构成、抗原获取、淋巴细胞归巢及分化,以及抗体向肠腔转运等一系列特征有关。

动物机体黏膜系统的体液免疫和细胞免疫在抵抗病原微生物入侵方面均发挥十分重要的作用,黏膜免疫系统的研究不仅为传统的免疫学增加了内容,也为很多疾病的致病机理、病原与宿主的关系、疫苗与预防制剂的研究提供了思路与方法。例如通过鼻黏膜给药进行黏膜免疫简便易行,药物经鼻黏膜部丰富的毛细血管吸收后直接进入体循环,可免受胃肠道酶的破坏和肝脏对药物的消除效应,有利于提高生物利用度和血药浓度。另外鼻黏膜用药可极大地减少药物用量,也使药物造成不良反应的概率大为降低。

50. 黏膜免疫耐受的形成是怎样的?

黏膜组织是我们人体与外界环境进行交流的场所,相当于人体这个王国的外围城墙。比如眼睑内、口腔里面、鼻腔、胃肠道等,都覆盖着黏膜组织。它们每天需要与外界抗原,也就是所谓的"侵略者"(如食物、细菌、病毒等)直接接触,是人体受威胁最大的部位。我们人体95%以上的感染,都是由于"侵略者"侵略或侵入黏膜而引发的。为了预防这么重要的部位被攻陷,人体部署了大量的重兵把守在城墙的各个部位,这部分军队,我们给了它们统一的编制,就叫黏膜相关淋巴组织(即黏膜免疫系统)。黏膜相关淋巴组织形成了严密的防御体系,在抵抗病原微生物入侵的战役中,为人体建立了第一道免疫屏障。每当有疑似"侵略者"入侵时,它们就会发挥作用,来区分这些"侵略者"是无害还是有害,以决定是"放过去"(医学上称为免疫耐受)还是"拦下来"(医学上称为免疫反应),一旦发现有害微生物,自身就会做好作战准备,并且会立即上报给上级免疫组织。

黏膜免疫系统的主要功能是抵御各种病原微生物的感染,如病毒、细菌和寄生虫,需要宿主能够根据入侵病原体的差异产生不同类别的免疫应答。但是,这种针对病原体的免疫应答和炎症反应也会对无害和有益的抗原(食物和共生微生物)产生不良效应。因此,黏膜免疫系统面临着一个特殊的任务:协调并维持这两方面的需要。这意味着黏膜免疫系统需要发展特定的免疫耐受机制,全方位地实施有效的免疫调节。

大量效应细胞的出现,往往提示病原体的存在和炎症反应的发生,然而正常肠道固有层出现Th1、Th2和Th17细胞却不一定代表炎症反应的存在,因为这些细胞在调节性

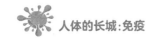

T细胞(Treg)所分泌IL-10的抑制下往往处于不活跃状态,亦无炎症反应出现。一旦出现病原体感染,沉静状态即被打破,效应细胞开始大量积聚,从而能够对病原体感染产生适当的保护性免疫应答。

黏膜免疫系统中一类特殊的树突状细胞(DC)——黏膜DC与免疫耐受密切相关。表达CD103黏附分子的调节性DC在黏膜免疫系统诱导免疫耐受中十分活跃。该类DC对TLR配体等炎症刺激的反应很低,它们主要产生IL-10,而不是IL-12等炎性细胞因子。因此,在无病原体感染的情况下,当CD103$^+$DC出现于肠系膜淋巴结时,可以促使抗原特异性T细胞分化为Foxp3$^+$Treg,即产生诱导性Treg(iTreg)。这个过程也依赖于DC分泌的视黄酸,并由TGF-β辅助。黏膜固有层中的巨噬细胞也产生IL-10,这样可以使DC持续处于静息状态并且维持调节性T细胞亚群的分化。另外,肠DC也产生吲哚胺双加氧酶(IDO),这种酶能催化色氨酸代谢为犬尿氨酸,从而减少环境中的色氨酸。据称,IDO具有辅助iTreg的活性的作用。

另外,正常肠道的大量共生菌不引发有害的免疫反应。每个人的肠道中有超过500种共生菌,其中以结肠和回肠下端的数量最多。尽管这些细菌加起来的总重量大约有1kg,但机体却能与肠道菌群共存,建立良好的共生关系,即在正常情况下,肠道黏膜免疫系统不会针对共生菌产生清除性的免疫反应。

肠道共生菌对维持人体的健康发挥着重要的作用。共生菌能够促进食物如纤维素的代谢;能分解毒素、产生重要的辅助因子如维生素K$_1$和短链脂肪酸。共生菌通过竞争空间和营养成分可以抑制病原体在肠道的繁殖和入侵。共生菌能够直接作用于黏膜上皮细胞,对维持黏膜的屏障功能有重要作用。另外,共生菌及其产物对于免疫系统的发展和功能有重要作用。例如,对于没有共生菌的无菌(germ-free)或限菌性(gnotobiotic)动物,其淋巴器官明显减小,血清免疫球蛋白含量很少。同样,成熟T细胞特别是Th1细胞和Th17细胞减少,免疫反应减弱。这些共生菌缺如的实验动物肠道,派氏集合淋巴结发育异常,散在性淋巴滤泡缺失,固有层和上皮中的T细胞数量明显减少。参与调节局部免疫的一些介质如抗菌肽、IL-7、IL-25、IL-33和TSLP也缺失。所以共生菌的存在是很重要的。但是,关于共生微生物影响免疫系统发育的机制还不是很清楚。

研究发现,不同类别的细菌可有不同的功能。如前面提到,脆弱拟杆菌一旦产生多糖A,可以促进CD4$^+$T细胞分化为Treg,产生IL-10。而分段丝状细菌则促进小鼠肠道中Th1及Th17的分化。其表明共生菌的作用不仅仅局限在肠道局部,共生菌缺如的无菌动物,自身免疫性1型糖尿病的严重程度明显增加,提示共生菌不足与调节性T细胞分化不良有关。这是因为,共生菌可通过派氏集合淋巴结的M细胞转运至局部DC,然后这些肠道DC进入肠系膜淋巴结激活B细胞,产生特异性IgA,并促进Foxp3$^+$Treg的分化和在黏膜固有层中的聚集。

51. 黏膜相关炎症性疾病有哪些？是怎样形成的？

黏膜相关炎症性疾病，最常见的就是炎性肠病（inflammatory bowel disease，IBD），它是一种肠道慢性炎性疾病，发病慢、病程长且可以反复发作，与肠癌的发生密切相关。主要包括两种：Crohn病（Crohn's disease，CD）和溃疡性结肠炎（ulcerative colitis，UC）。CD可以发生在肠道所有部位，UC只局限于结肠和直肠。IBD是一种复杂的疾病，病因包括遗传、环境以及肠道菌群的改变。肠道的菌群失调是IBD的主要病理成因。目前已鉴定的IBD易感基因与淋巴细胞的活化、细胞因子的产生以及宿主抗细菌感染免疫相关。溃疡性结肠炎是慢性非特异性溃疡性结肠炎的简称，为一种原因未明的直肠和结肠慢性炎性疾病。主要临床表现是腹泻、黏液脓血便、腹痛和里急后重。病情轻重不等，多反复发作或长期迁延呈慢性经过。可发生于任何年龄，以20~50岁为多见，男女发病率无明显差别。

黏膜炎症是指发生在鼻腔、口腔、胃、宫颈、肠道等部位的一种黏膜炎症性疾病，通常表现为黏膜水肿充血等病变。各部位的黏膜炎症会引起身体各部位的炎症，如口腔炎、胃炎、鼻炎、肠炎、阴道炎、宫颈炎等；不同部位的黏膜炎症可以根据引起的具体原因选用不同的药物治疗，常用药物包括保护黏膜药物、非甾体类抗炎药物及抗生素等药物，要在医生的指导下服用。

近年来主要采用内科综合治疗，控制急性发作，减少复发，防止并发症。相关用药如下：

柳氮磺胺吡啶（SASP）：本药在肠道内分解为5-氨基水杨酸（5-ASA）和磺胺吡啶，前者是主要有效成分，能抑制黄嘌呤氧化酶或白细胞介导的氧自由基形成，消除炎症。不良反应为偶有胃肠道症状、皮疹等变态反应。

甲硝唑：主要用于各种厌氧菌感染、阿米巴病及丝虫病等。胃肠道症状是最为常见的不良反应，与剂量呈正相关。肝病患者慎用。偶见头晕、感觉异常、肢麻、共济失调，停药即可缓解。个别患者可有白细胞减少。灌肠治疗适用于轻型而病变局限于直肠，左侧结肠的患者。

并发癌变、肠穿孔、脓肿与瘘管、中毒性巨结肠经内科治疗无效者均是手术的适应证。病程一般呈慢性迁延过程。有反复急性发作者预后较差、轻型及长期缓解者预后良好；暴发型、有并发症或年龄在60岁以上者，预后很差。

充足的营养对结肠炎患者十分重要，尤其是在突然发病后开始恢复期间或正在减少食物摄取量以减少腹泻的时候。因此，必须注意多摄取富含蛋白质、热量、维生素A

维生素、C维生素、维生素D、维生素B_{12}以及叶酸、钙、铁和锌的食物。换言之，在不使炎症加剧的情况下，尽量扩大饮食的范围。每周吃一次肝脏食品，以额外补充维生素A（孕妇除外）。食用水果和经烹调的绿色蔬菜，以摄取可溶性纤维。食用鲑鱼、沙丁鱼和鲭鱼之类的多油鱼，以摄取维生素D。菜肴中应包括富含维生素C的食物，例如新鲜橘子汁。结肠炎患者应忌吃坚果、种子和甜玉米。这类食物中富含不溶性纤维，不溶性纤维可能会进一步刺激结肠，引起肠道收缩，增加腹泻的可能性。

预防措施：由于本病原因不明，尚无具体的预防措施。对于反复发作或持续的病人，保持心情舒畅恬静，注意饮食有节，起居有常、避免劳累，预防肠道感染，对阻止复发或病情进一步发展有一定作用。此外，尚应注意患者的心理调节和控制饮食，对腹痛腹泻者，宜食少渣、易消化、低脂肪、高蛋白饮食，对有或可疑不耐受的食物，如虾、蟹、牛奶、花生等应尽量避免食用，应忌食辣椒、冰冻、生冷食品，戒除烟酒。

以上介绍用药，请务必咨询当地正规医院，结合自身生理特点和不同的病理变化，辨证选择使用。

52. 免疫耐受是怎样形成的？

免疫的本质是区分"自己"和"非己"，对外来抗原刺激产生一系列的应答以清除抗原物质，又能对自身组织细胞表达的抗原表现"无反应性"以避免自身免疫病。免疫耐受是指免疫系统对特定抗原的"免疫无反应状态"，抗原特异性应答的T细胞与B细胞，在抗原刺激下，不能被激活，不能产生特异性免疫效应细胞及特异性抗体，从而不能执行正常免疫应答的现象。免疫耐受可以天然形成，如机体对自身组织细胞抗原的免疫耐受；也可以后天获得，如人工注射某种抗原后诱导的获得性耐受。

目前认为固有性免疫耐受（天然性免疫耐受）有两种机制：① 缺乏识别自身抗原的受体。如吞噬细胞表面表达的多糖受体（如甘露糖受体）不识别正常细胞（无相应多糖或被唾液酸等遮盖），使自身抗原处于被忽视的状态。② 某些细胞表面存在抑制性受体或抑制性结构，如NK细胞表面存在的KIR，识别正常细胞表面的MHCⅠ类分子，活化并传递抑制性信号到细胞内，致使NK细胞不破坏正常自身细胞。当正常细胞由于某种因素（如病毒感染、各种理化因素等）发生结构改变时，可致上述细胞活化，对改变抗原结构的细胞发生应答，引起细胞破坏。

适应性免疫耐受（获得性免疫耐受），包括中枢耐受和外周耐受。

（1）中枢耐受：是指在中枢免疫器官（胸腺和骨髓）内，T和B淋巴细胞在发育中，尚未成熟前，能识别自身抗原的细胞克隆被清除或处于无反应性状态而形成的自身耐受。

如T细胞在胸腺内发育过程中,经过阳性选择和阴性选择,识别自身抗原的未成熟T细胞凋亡。B细胞在骨髓内发育到表达mIgM的未成熟B细胞,经过阴性选择自身反应性细胞克隆消除或处于无反应性状态。

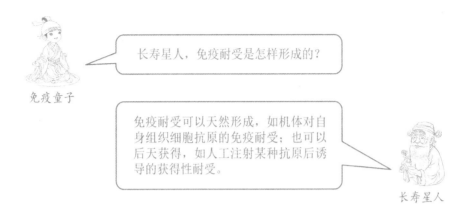

免疫童子：长寿星人,免疫耐受是怎样形成的?

长寿星人：免疫耐受可以天然形成,如机体对自身组织细胞抗原的免疫耐受;也可以后天获得,如人工注射某种抗原后诱导的获得性耐受。

（2）外周耐受:是指在外周免疫器官,成熟的T和B淋巴细胞遇到自身或外源性抗原形成的耐受。其发生机制有:克隆无反应性(clonal anergy,又称克隆麻痹),是指在某些情况下,T、B细胞虽然仍有与抗原反应的TCR或mIg表达,但对该抗原呈功能上无应答或低应答状态。如成熟T细胞活化需要两种(或两种以上)信号之一缺乏,T细胞不能被活化,处于无反应状态;成熟B细胞缺少刺激信号(如缺乏Th细胞辅助作用),不能活化,处于无反应状态。克隆忽视(clonal ignorance),指免疫细胞接触不到"隐蔽抗原",使抗原处于被忽视状态。活化诱导的细胞死亡(AICD),通过T细胞-B细胞或T细胞-T细胞之间的FasL(CD178)和Fas(CD95)的结合,启动AICD,使自身反应性T细胞或B细胞被消除。免疫调节细胞(如调节性T细胞)分泌抑制性细胞因子致免疫耐受。独特型网络可致免疫耐受。

人工诱导免疫耐受形成的条件:取决于抗原和机体两个方面。

抗原方面:① 抗原的性质。结构简单、分子小、亲缘关系近易诱发免疫耐受;② 抗原的剂量。高剂量的TI抗原可诱导B细胞产生耐受,低剂量与高剂量的TD抗原均可诱导T细胞产生耐受。抗原剂量过低,不足以激活T细胞及B细胞,不能诱导免疫应答,导致低带耐受。抗原剂量过高,抑制性T细胞被活化抑制免疫应答,导致高带耐受。T细胞较B细胞更易于诱导耐受。③ 抗原注射的途径。抗原经鼻内、口服、静脉注射最易诱导耐受,腹腔注射次之,皮下及肌内注射不易诱导机体产生耐受。口服耐受是指体外给予抗原,通过肠道刺激外周免疫系统产生免疫耐受。④ 抗原在体内的持续时间。抗原持续存在刺激免疫耐受,抗原消失免疫耐受逐渐消退。⑤ 抗原不加佐剂易致耐受。

机体方面:① 免疫系统的成熟度。胚胎期或新生期易诱导免疫耐受,成年期不易诱导免疫耐受。② 采用免疫抑制措施,如X线全身照射、胸导管引流、应用抗淋巴细胞

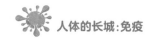

单克隆抗体和免疫抑制剂等破坏、去除或抑制淋巴细胞。③ 使用第二信号阻断剂，如抗CD40配体、胸腺内移植异种抗原等。

53. 免疫耐受与临床医学的关系是怎样的？

免疫耐受与多种临床疾病的发生发展和转归密切相关。丧失对自身抗原的生理性耐受是自身免疫病发生的根本原因，对病原体抗原和肿瘤抗原的病理性耐受可能妨碍正常免疫防御和免疫监视功能的有效发挥，导致慢性持续性感染和肿瘤的发生发展。临床实践中，对于自身免疫病患者，希望能够重建对自身抗原的生理性耐受，而对于慢性感染和肿瘤，希望能够打破病理性耐受，恢复正常的免疫应答，最终清除病原体和杀死肿瘤细胞。在器官移植中，为防止移植物被排斥，常常大量使用免疫抑制剂，但这也会造成免疫功能普遍降低。

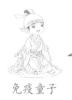

长寿星人，免疫耐受与临床医学的关系是怎样的？

免疫童子

临床实践中，对于自身免疫病患者，希望能够重建对自身抗原的生理性耐受，而对于慢性感染和肿瘤，希望能够打破病理性耐受，恢复正常的免疫应答，最终清除病原体和杀死肿瘤细胞。

长寿星人

医学上对免疫耐受的研究，有助于对免疫疾病的治疗和预防。器官移植可使许多病人获救，但由于HLA不匹配，移植物难以长期存活，如能使受体建立有效的耐受，则器官移植术必将有惊人突破。肿瘤是危害人类健康的主要疾病之一，机体免疫监视功能发生障碍时，对肿瘤抗原产生免疫耐受，如能破坏肿瘤抗原的耐受，恢复抗肿瘤活性，将能制止肿瘤的发生。一些慢性传染病，长期难以治愈，就是发生了免疫耐受。如乙型病毒性肝炎等。如果能够中止免疫耐受，恢复机体免疫应答，对许多慢性传染病患者意义重大。随着分子免疫学的研究和发展，免疫耐受在医学上将有关键性突破。

首先，免疫耐受的诱导、维持和破坏影响着许多临床疾病的发生、发展和转归。人们企图诱导和维持免疫耐受性来防治超敏性疾病、自身免疫性疾病以及移植物的排斥反应。在某些感染性疾病以及肿瘤生长过程中，设法解除免疫耐受、激发免疫应答将有利于对病原体的清除及肿瘤的控制。

根据免疫耐受发生机制的多样性,对 I 型变态反应患者诱导免疫耐受的可能途径是通过 B 克隆清除或主动抑制。处理的方法有注射表面高密度多聚耐受原、变性蛋白抗原或脱敏疗法等。目前认为自身免疫病的发生主要与自身耐受的破坏有关,去除导致耐受破坏的因素,当然有利于对自身免疫病的防治。现代医学虽然已将古人幻想的器官移植变为现实,但同种异体免疫排斥现象仍是器官移植中主要存在的问题。免疫抑制疗法上的进步有利于延长移植物存活,但非特异抑制所带来的副作用仍有待解决。若能将特异抑制(免疫耐受)成功地应用于临床,无疑将是此领域的重大突破。

麻风及慢性黏膜皮肤念珠菌病患者体内若出现良好的细胞免疫应答,虽然抗体生成低下或甚至缺如,但临床预后仍良好,并常伴随有效的防御性免疫。反之,如细胞免疫水平低下,抗体效价虽高,而预后较差,多呈进行性感染。这种分离耐受现象对感染性疾病的预后有重要影响。乙型肝炎病毒携带者伴有极轻微的肝炎病变,可能与新生期发生感染而使机体对病毒产生部分耐受性有关。在对肿瘤患者的免疫治疗中,解除患者的免疫耐受状态也是一项有意义的措施。美国两家实验室报道将一种协同刺激因子 B7 的基因转染黑色素瘤细胞,并用这种转染细胞进行防治黑色素瘤的实验性研究,获得可喜的成功,此研究成果为这一领域的研究开拓了新的途径。

诱导免疫耐受的途径:口服或静脉注射抗原,使用变构肽配体,阻断共刺激信号,诱导免疫偏离,骨髓和胸腺移植,过继输入抑制性免疫细胞。

打破免疫耐受的途径:检查点阻断,激活共刺激信号,抑制调节性 T 细胞功能,增强 DC 的功能,细胞因子及其抗体的合理使用。

免疫耐受与临床疾病的发生、发展及转归密切相关。生理性的免疫耐受是机体对自身组织抗原不应答,因此不会发生自身免疫病;病理性的免疫耐受使机体对感染的病原体或肿瘤细胞抗原不产生特异性免疫应答,不能执行免疫防卫功能,则疾病发展并迁延。在某些临床治疗中希望建立免疫耐受以达到治疗目的,如同种异体器官移植,若能使受者的 T 和 B 细胞对供者的器官组织特异抗原不发生应答,则移植物可长期存活;在对病原体感染或肿瘤的治疗中,若能打破对病原体抗原或肿瘤抗原的免疫耐受,使机体发生特异性免疫应答,则会消灭病原体,控制肿瘤的发展。因此,探讨免疫耐受发生的机制并通过人为干预建立或终止免疫耐受,具有重要的理论和临床应用意义。

54. 免疫分子的免疫调节作用是怎样的?

免疫分子广义上是具有免疫能力的物质,包括免疫细胞、免疫蛋白、免疫因子、干扰素等,而并不是具有免疫能力的分子。免疫分子主要指抗原及抗体,是现代分子免疫学

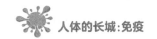

的主要研究对象。免疫分子的种类很多,其中有些具有结构和进化上的同源性,主要有以下几类:膜表面抗原受体、主要组织相容性复合物抗原、白细胞分化抗原、黏附分子、抗体、补体、细胞因子、抗原等。免疫调节是指机体识别和排除抗原性异物,维持自身生理动态平衡与相对稳定的生理功能。免疫系统中的免疫细胞和免疫分子之间,以及与其他系统如神经内分泌系统之间的相互作用,使得免疫应答以最恰当的形式将机体维持在最适当的水平,它依靠免疫系统来实现。

长寿星人,免疫分子是什么?

免疫童子

免疫分子是广义上具有免疫能力的物质,包括免疫细胞、免疫蛋白、免疫因子、干扰素等等,而并不是具有免疫能力的分子。免疫分子主要指抗原及抗体,是现代分子免疫学的主要研究对象。

长寿星人

一、抗原的调节

抗原对免疫应答具有直接的驱动和调节作用,主要作用于免疫应答的起始阶段。抗原本身的性质、进入途径、剂量和结构特点等决定免疫应答的类型及强度。

(1)抗原的进入途径:抗原进入机体途径的不同决定了免疫应答的类型和强度。同样某种抗原以一种途径进入体内时可产生体液免疫;改变途径则可产生细胞免疫。皮下接种抗原可激发较强的免疫应答,若口服或雾化吸入抗原有可能引起免疫耐受,其机制尚在探讨之中。这对于治疗自身免疫病和速发型变态反应具有研究价值。

(2)抗原的剂量:通常抗原的剂量与免疫应答的强度呈正相关,但抗原剂量过小或过大可引起免疫耐受。随着免疫应答的进行,抗原在体内逐渐被降解和清除,免疫应答的强度也会经历一个随时间变化的过程,由巅峰逐渐降低,至最后终止。

(3)抗原的结构特点:先进入机体的抗原可抑制随后进入的另一种结构相似的抗原所诱导的免疫应答的强度,这一现象称抗原竞争(antigenic competition),其实质是两个T细胞表位对MHC-抗原结合沟槽的竞争性结合。

二、特异性抗体的反馈调节

免疫应答产生的抗体能够调控免疫应答的强度和时限。

（1）免疫复合物的调节作用：抗体与抗原结合形成免疫复合物（immune complex，IC），不仅促进抗原的清除，而且能够发挥特异性抗体的正、负反馈性调节作用。

① 由IgM形成的免疫复合物具有正反馈调节作用，可增强对该抗原的免疫应答。其机制如下：抗原抗体（IgM）复合物激活补体经典途径，产生C3dg片段，C3dg共价结合在细菌（抗原）表面。B细胞表面具有C3dg受体（CD21），CD21结合C3dg后，通过与CD21相关的CD19传送信号。CD19、CD21和CD81为B细胞膜表面的辅助受体。辅助受体与BCR（膜表面IgM）交联导致CD19的酪氨酸残基磷酸化，之后通过磷脂酰肌醇3激酶（PI3K）的信号转导途径导致B细胞活化。

② 由IgG形成的免疫复合物具有负反馈调节作用，其机制可能是：IgG的封闭作用，即IgG与B细胞mIg竞争性结合抗原。由IgG形成的免疫复合物上的游离抗原决定簇与B细胞mIg结合，免疫复合物上的抗体Fc段与同一B细胞上的FcγR Ⅱ结合，从而形成了BCR与FcγR Ⅱ交联，导致B细胞产生抑制信号，阻断B细胞应答。在免疫应答中IgM首先产生，形成的免疫复合物促进免疫应答。当IgG产生时，也标志着体液免疫应答达到高峰，所形成的免疫复合物可以负反馈抑制免疫应答。因此，抗体类型转换的本身也间接地调控免疫应答的强度。

（2）独特型抗独特型网络调节：独特型抗独特型网络学说由Jerne于1974年提出，该学说认为任何抗体分子上都存在着独特型决定簇，它们能够被体内另一些淋巴细胞所识别并产生抗独特型抗体。以独特型和抗独特型的相互识别为基础，免疫系统内部构成了独特型－抗独特型网络调节，通过Id和AId的相互识别、相互作用和相互制约对免疫系统进行调节。

三、补体活化片段的调节

B细胞和APC等多种细胞表面存在多种补体活化片段的受体，补体活化片段可通过与其受体结合调节免疫应答。促进APC提呈抗原：APC通过CR1捕获和转运抗原。滤泡树突状细胞和巨噬细胞通过CR1易于捕获C3b-Ag-Ab复合物，提高提呈抗原的效率。促进B细胞的活化：B细胞表面具有CRI和CR2（CD21），可分别与C3b-Ag-Ab复合物或C3d、iC3b和C3dg抗原复合物结合，提高B细胞捕获抗原的能力并促进B细胞活化。

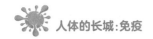

55. 免疫细胞的免疫调节作用是怎样的？

细胞之间通过细胞因子、协同刺激分子以及MHC分子等免疫分子的相互作用直接或间接地调控免疫应答，维持机体免疫功能的正常状态。

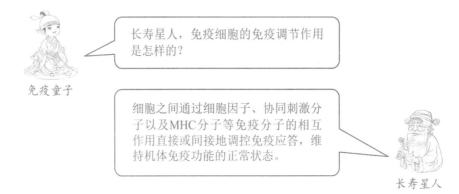

免疫童子

长寿星人，免疫细胞的免疫调节作用是怎样的？

细胞之间通过细胞因子、协同刺激分子以及MHC分子等免疫分子的相互作用直接或间接地调控免疫应答，维持机体免疫功能的正常状态。

长寿星人

一、T细胞的免疫调节作用

（1）Th细胞的免疫调节：T细胞在免疫调节中决定免疫应答的类型，协调细胞免疫和体液免疫之间的关系，动员机体最大的免疫能力以排除外来抗原，其中以Th细胞最为重要。当Th1细胞占优势时，体液免疫应答受到抑制；而当Th2细胞占优势时，则细胞免疫应答受到抑制。因此，$CD4^+$T细胞免疫抑制作用的实质可能是由Th1细胞和Th2细胞间通过某些因子，如细胞因子的作用，促进两者的相互抑制并转变免疫应答的类型实现的，此过程亦称为Th细胞的类型转变。胞内寄生的病原体感染机体时，Th1细胞占优势，抑制Th0细胞向Th2细胞分化；胞外寄生的病原体感染机体时，Th2细胞占优势，抑制Th0细胞向Th1细胞分化，这将动员机体最大的免疫能力集中于细胞免疫或体液免疫，有利于机体对胞内寄生的病原体或胞外寄生的病原体的清除。上述Th细胞的调节作用对于抗感染、器官移植、速发型变态反应、自身免疫病、肿瘤和AIDS等疾病以及判定其预后都具有重要意义。

（2）$CD4^+CD25^+$调节性T细胞的调节：$CD4^+$ $CD25^+$调节性T细胞具有介导机体特异性免疫耐受和抑制自身免疫病发生的作用。科学家证明，Treg细胞具有"低反应性与免疫抑制性"两大功能特征。与免疫无能T细胞类似，对IL-2、特异性抗原及抗原提呈细胞（APC）的刺激呈低反应状态，但是在高浓度IL-2存在下，通过TCR刺激，可使Treg细胞活化并增殖，但其反应强度远不及CD4CD25调节性T细胞。Treg细胞在体外发挥免疫抑制作用时没有MHC限制性,能够抑制同种同型或者同种异型T细胞的增殖。

体外实验表明,CD4$^+$CD25$^+$调节性T细胞的显著特征是其能够抑制其他细胞群的增殖。这种抑制作用通过细胞接触依赖、细胞因子非依赖的机制来实现,并进一步导致应答细胞的抑制,而不是应答细胞的死亡。尽管CD4$^+$CD25$^+$调节性T细胞的活化是抗原特异性的,一旦活化后,则以抗原非特异性形式抑制CD4$^+$和CD8$^+$T细胞的应答。CD4$^+$CD25$^+$调节性T细胞很可能通过活化后表达的某些细胞表面分子与靶细胞表面相应受体相互作用,使靶细胞休止于细胞周期G_0/G_1,而停止增殖,从而介导对靶细胞的抑制作用。另一些体内动物实验的研究表明,CD4$^+$CD25$^+$调节性T细胞是通过分泌某些抑制性细胞因子而发挥其调节作用。然而,在不同疾病动物模型中,所测得的细胞因子不同,但主要是TGF-3、IL-10,也有IL-4。

二、B细胞的调节作用

B细胞不仅是抗体形成细胞,而且也是抗原提呈细胞。近年来研究发现激活的B细胞还是介导免疫应答不可缺少的辅助细胞。当抗原浓度低时,B细胞由高亲和力的mIg(BCR)直接识别、处理和提呈抗原,供Th细胞识别,可补偿其他APC对低浓度抗原提呈无能的不足。

三、活化诱导的细胞死亡

活化诱导的细胞死亡(activation-induced cell death,AICD)是一种程序性主动死亡,即凋亡,对免疫应答的终止起调节作用。通过对CD95(Fas)和CD95L(FasL)基因敲除小鼠的研究,证实AICD主要是由CD95和CD95L结合实现的。当抗原刺激T细胞增殖并分化成效应T细胞时,其表面Fas的表达同时上调。当清除抗原生物学效应发挥过后,则通过其表面高表达的Fas与自身同时表达的FasL或其脱落的游离FasL结合诱导顺式自杀(suicide in cis);也可以与其他活化的T细胞表达的FasL(或其脱落的FasL)结合诱导反式自杀(suicide in trans)。B细胞接受抗原刺激后在增殖、活化和分化后,表面Fas表达亦增加,当发挥免疫效应后,也可与活化的T细胞所表达的FasL结合,诱导AICD。所以当抗原逐渐被清除后,抗原活化的T和B效应细胞通过AICD也逐渐被清除,进而终止免疫应答。这就避免了在产生免疫应答后,T和B细胞的蓄积以及由其蓄积所引起的自身免疫性损伤,防止自身免疫病的发生。

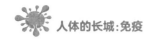

56. 免疫分子、细胞外的免疫调节作用是怎样的？有何研究进展？

　　T细胞和单核-巨噬细胞既是免疫应答的效应细胞，也参与免疫应答的调节。抗原刺激在机体内发生的体液免疫或细胞免疫都是由抗原呈递细胞和T辅助细胞（Th）的相互作用开始的。Th细胞因分泌细胞因子种类不同而分成Th1和Th2两类，诱发体液免疫作用的是Th2，诱发细胞免疫起辅助作用的是Th1。Th1和Th2还可通过各自分泌的细胞因子相互制约。Th1细胞主要产生IL-2和IFN-γ，后者可抑制Th2增殖和功能，而Th2产生IL-4、IL-5和IL-10，特别是IL-10是重要的免疫抑制因子，它可抑制Th1分泌IL-2和IFN-γ，抑制MHCⅡ类分子的表达，并可抑制巨噬细胞产生IL-1、IL-6等。

长寿星人，杀伤性T细胞的免疫调节作用是怎样的？

免疫童子

T细胞抑制免疫应答也可通过TC的作用，因为TC可针对T或B细胞表面TCR或BCR可变区的独特型决定基而起特异杀伤作用。由于TC细胞杀伤T或B细胞而引起免疫抑制作用。

长寿星人

　　抑制性T（TS）细胞的调节作用：在免疫应答过程中，经辅助性诱导T细胞（CD4$^+$T）的作用可活化TS细胞，使之分化成为效应TS细胞。它可分泌抗原特异及非特异抑制因子，可抑制杀伤性T细胞（TC或CTL）、辅助性T细胞（Th）及B细胞的功能，发挥负反馈调节作用。如此，当外来抗原侵入机体后经APC活化Th细胞以后启动正免疫应答，产生效应分子和（或）效应细胞以清除外来抗原。与此同时在免疫应答后期可启动TS细胞使之活化及分化发育为效应TS细胞，以抑制免疫应答，维持机体的免疫稳定平衡。

　　TC细胞的调节作用：T细胞抑制免疫应答也可通过TC的作用，因为TC可针对T或B细胞表面TCR或BCR可变区的独特型决定基而起特异杀伤作用。由于TC细胞杀伤T或B细胞而引起免疫抑制作用。

　　调节性T细胞（regulatory T cells，Treg）免疫调节功能的可能临床应用方向：CD4$^+$CD25$^+$ Treg最早被用于治疗自身免疫性疾病，这种细胞可抑制同种异体抗原反应和防止移植排斥反应。目前，利用Treg进行免疫治疗的研究主要集中在以下方面。

　　对移植物抗宿主病（GVHD）的研究发现，给小鼠输注新鲜分离的移植物特异的Treg，可减轻GVHD并促进移植物的植入，这种免疫治疗可防治GVHD而保留机体的抗肿瘤功能。自身免疫病研究发现，Treg 可以抑制小鼠自身免疫病的发生。体外扩增的 Treg 可治疗 SLE、多发性硬化、炎症性肠病和 1 型糖尿病。器官移植小鼠实验表明，缺乏 Treg 可加速皮肤移植物的排斥，输注 Treg 进行免疫治疗，可诱导免疫耐受形成，而不影响机体对其他外来抗原的免疫防御功能，并且 CD4$^+$25$^+$ 和 CD4CD25-Treg 都可以发挥诱导免疫耐受的作用。Treg 参与母胎耐受过程。某些自发性流产可能由父系抗原致敏引起。小鼠实验表明，输注来源于父系的 Treg 可防止流产的发生。

　　器官移植是近半个世纪以来医学发展的前沿。对于心、肝、肺等脏器功能衰竭者，移植是目前唯一有效的治疗手段。移植医学的发展面临的主要障碍：一是随着器官移植近期效果的不断提高，对移植的需求不断增长，导致供器官的严重短缺；二是经历了 50 多年的发展，移植的长期效果并没有得到明显的提高。器官移植后，10 年存活率均低于 50%。各种原因致受者需要二次移植，也使器官供体需求增加。据文献报道，美国等待肾移植的受者名单中有 20% 属于再次或多次移植患者。免疫抑制剂的应用极大地提高了移植物的存活率，但是排斥反应一直是困扰器官移植的难题，移植受者长期服用免疫抑制剂所带来的毒副作用，也影响着移植物及受者的存活。

　　免疫抑制方案阻止了耐受的形成。机体对移植物的接受是由多种免疫调节因素介导的主动过程，但是目前常规应用的非特异性的免疫抑制方案实际上抑制了移植耐受的形成和维持。研究表明，CD27$^+$细胞亚群比 CD27$^-$细胞亚群具有更为明确的免疫抑制功能，而 cyclosporine 对 CD27$^+$细胞的功能具有一定的抑制作用。调节性 T 细胞的增殖和免疫调节功能的发挥依赖 IL-2 的存在，而目前的免疫抑制方案均非特异性地抑制 IL-2 的产生和功能发挥，在一定程度上阻止了免疫耐受的形成和维持。此外，目前临床应用的免疫抑制方案都是非特异地抑制或清除 T 淋巴细胞的增殖。因此单纯免疫抑制治疗并不能促进移植物的长期健康存活，探讨新的特异性免疫调节方案成为当前的研究热点。

第8章　免疫性疾病与分类免疫

57. 超敏反应有哪些？如何防治？

超敏反应，又叫变态反应，是一种异常的、过高的免疫应答。即机体与抗原性物质在一定条件下相互作用，产生致敏淋巴细胞或特异性抗体，如与再次进入的抗原结合，可导致机体生理功能紊乱和组织损害的病理性免疫应答。引起超敏反应的抗原性物质叫变应原。它可以是完全抗原（异种动物血清、寄生虫、植物花粉、兽类皮毛等），也可以是半抗原（如青霉素、磺胺、非那西汀等药物）；可以是外源性的，也可以是内源性的。超敏反应的临床表现多种多样，可因变应原的性质、进入机体的途径、参与因素、发生机制和个体反应性的差异而不同。

机体因自身稳定作用被破坏而出现针对自身组织成分的抗体（或细胞）介导免疫称自身免疫。这是一个复杂的、多因素效应的自然现象。除外界影响（如药物半抗原、微生物感染）外，还与机体自身的遗传因素密切相关，特别是可能与主要组织相容性系统中的免疫应答基因和免疫抑制基因的异常有关。

一、超敏反应类型

超敏反应一共分为四型。Ⅰ型超敏反应，又称过敏性反应或速发型超敏反应。这类反应的特点是反应迅速，消退也快，有明显的个体差异和遗传倾向，危害一般较轻，只造成生理功能紊乱而无严重的组织损伤。常见的引起Ⅰ型超敏反应的物质有花粉颗粒、动物皮毛、青霉素或者奶、蛋、鱼虾等。这些引起超敏反应的物质第一次进入人体的时候，刺激特异性B细胞产生IgE类抗体，这种抗体可以与肥大细胞或嗜碱性粒细胞结合，导致它们进入"致敏"状态。这两种细胞的一个典型特征就是其胞质中含有嗜碱颗粒，里面含有组胺、肝素等生物活性物质。当相同的过敏原再次进入机体时，就会与致敏细胞上的IgE抗体结合，引起肥大细胞和嗜碱性粒细胞"脱颗粒"，颗粒内的物质被释放出来,而这些生物活性物质可以引起平滑肌收缩、毛细血管扩张、通透性增加等超敏反应,会让人打喷嚏、起荨麻疹,甚至引起支气管哮喘等。

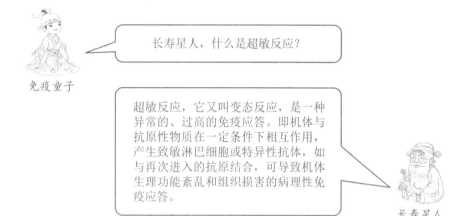

免疫童子

长寿星人,什么是超敏反应?

超敏反应,它又叫变态反应,是一种异常的、过高的免疫应答。即机体与抗原性物质在一定条件下相互作用,产生致敏淋巴细胞或特异性抗体,如与再次进入的抗原结合,可导致机体生理功能紊乱和组织损害的病理性免疫应答。

长寿星人

Ⅱ型超敏反应,又称细胞毒型超敏反应,IgG 或 IgM 类抗体与细胞表面相应抗原结合后,在补体、吞噬细胞和 NK 细胞作用下,导致细胞溶解或组织损伤,是一种病理性超敏反应。最常见的例子就是血型不符的输血反应,大家应该都知道 ABO 血型,这是根据红细胞表面的血型抗原来分类的。比如说,A 型血的人红细胞上带有 A 抗原,血清中有抗 B 抗体;而 B 型血的人红细胞上是 B 抗原,血清中有抗 A 抗体,所以 A 型血的人就不能输血给 B 型血的人,否则就会引起血液中的抗原抗体结合,位于细胞膜上的抗原抗体复合物会激活补体,一系列的补体激活后会形成一种"攻膜复合物",使得红细胞溶解,引起溶血反应。

Ⅲ型超敏反应,又称免疫复合物型超敏反应。抗原抗体结合后,形成中等可溶性的抗原抗体复合物,它们会沉积到局部或全身毛细血管基底膜,通过激活补体和在血小板、嗜碱性粒细胞、中性粒细胞作用下,会导致以充血水肿、局部坏死为主要特征的炎症反应和组织损伤。被毒蛇咬伤后,医生会立即注射抗蛇毒血清来中和毒素,但是这种抗蛇毒血清对人来说也是一种新抗原,会诱导人体产生抗体。如果注射的抗蛇毒血清太多,那么这种新产生的抗体就会与血清结合,形成免疫复合物沉积在毛细血管,引起人发热、皮疹、淋巴结肿大等症状。

Ⅳ型超敏反应,又称迟发性超敏反应,为 T 细胞介导的一种病理表现。最典型的例子就是某些化妆品引起的皮肤局部红肿、皮疹和水泡,称作接触性皮炎。化妆品里面的一些化学小分子物质与体内的蛋白质结合成为抗原,经皮肤中的朗格汉斯细胞摄取提呈给 T 细胞,使其活化、分化成效应和记忆 T 细胞。当机体再次接触这种抗原时,记忆 T 细胞就活化,产生细胞因子,使皮肤角化细胞释放促炎因子,诱导单核细胞分化为巨噬细胞,造成组织的炎症损伤。

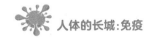

二、防治措施

超敏反应的抗过敏药物

抗组织胺药：这是最常用的抗过敏药物，最适用于Ⅰ型超敏反应。常用的有苯海拉明、异丙中嗪、扑尔敏、赛庚啶、息斯敏、特非拉丁等。对皮肤黏膜超敏反应的治疗效果较好。

过敏反应介质阻滞剂：也称为肥大细胞稳定剂。这类药物主要有色甘酸钠（咽泰）、色羟丙钠、酮替芬（甲哌噻庚酮）等。主要用于治疗过敏性鼻炎、支气管哮喘、溃疡性结肠炎以及超敏反应等。

钙剂：能增加毛细血管的致密度，降低通透性，从而减少渗出，减轻或缓解过敏症状。常用于治疗荨麻疹、湿疹、接触性皮炎、血清病及超敏反应。

免疫抑制剂：主要对机体免疫功能具有非特异性的抑制作用，对各型过敏反应均有效，但主要用于治疗顽固性外源性超敏反应、自身免疫病和器官移植等。这类药物主要有肾上腺皮质激素，如强的松、地塞米松以及环磷酰胺、硫唑嘌呤等。

超敏反应的脱敏疗法

减敏疗法需要用很长时间，舌下脱敏疗法一般2年，皮下注射脱敏疗法至少3年。皮下注射脱敏疗法前半年每周一次，而后2周一次，最后1个月一次。

舌下脱敏是每天用药，不耐受情况较为轻微。皮下注射脱敏是将过敏原注射进患者体内使产生耐受力，因此可能会有全身反应，患者注射后半小时应该留在医院观察，以便有紧急情况如呼吸急促、皮肤红肿发痒能尽快处理。

过敏个体差异比较大，临床有效率为80%。在脱敏治疗期间如果有过敏症状需要及时配合控制症状的药物治疗。如果减敏疗法情况稳定，只需要做注射治疗就好，如果天气骤变或感冒了，再加以药物以及局部治疗，起效比较慢。脱敏治疗至少需要坚持2年，一般起效时间是3~9个月。

58. 自身免疫性疾病有哪些？如何防治？

我们正常人体的免疫系统具有识别自己身体各种成分和"外来"的各种成分的能力，对于自己身体外的成分能够发生各种免疫反应，保护自己的身体不受外来生物的侵扰；同时免疫系统又可以对自己身体的成分不发生反应或者仅发生微弱的反应，以此来确保不会"误伤"自己身体的细胞和组织，我们称之为免疫耐受。免疫系统攻击自身的细胞和组织并且引起疾病,我们把这种疾病称为自身免疫性疾病。临床发现,全身各器官系统几乎都可以发生自身免疫性疾病。免疫系统首先需要具备的能力就是分清敌我,搞清楚哪些是自己的东西和健康的东西,哪些是有害的物质。而这种能力几乎是免疫系统与生俱来的,是不太容易出错的。如果免疫系统紊乱的主要问题不在免疫系统,那就得从身体各组织器官找原因了。

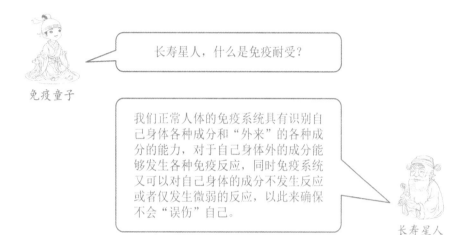

长寿星人,什么是免疫耐受?

免疫童子

我们正常人体的免疫系统具有识别自己身体各种成分和"外来"的各种成分的能力,对于自己身体外的成分能够发生各种免疫反应,同时免疫系统又可以对自己身体的成分不发生反应或者仅发生微弱的反应,以此来确保不会"误伤"自己。

长寿星人

引起自身免疫性疾病的因素有很多,比如压力、所处的环境、遗传、营养因素等。我们长时间处于压力过大的心理状态,会引起肾上腺分泌过多的皮质类固醇,抑制人体的免疫力;空气、食物和水的污染会破坏人体内环境,影响人体免疫力;自身免疫性疾病有一定的遗传倾向性,并好发于女性;营养不均衡、原料不足,影响受损免疫细胞的修复,影响免疫力。以上病因导致机体丧失了正常的免疫耐受性,免疫功能出现紊乱,免疫系统开始攻击自身的细胞,而不是只攻击外来的入侵者。体内出现"内战"。免疫系统攻击关节,导致风湿性关节炎或类风湿性关节炎。攻击肠道,导致克隆氏病、溃疡性结肠炎。攻击神经髓鞘,导致多发性硬化症。攻击结缔组织,导致红斑狼疮、牛皮癣、硬皮病。目前,人类已经发现了超过80种自身免疫性疾病,有全身性的,如系统性红斑狼疮,可影响皮肤、关节、肾脏和中枢神经系统等;也有器官特异性的,如1型糖尿病,主要影响胰腺,给患者造成巨大的痛苦。

自身免疫性疾病的诊断一般根据患者的症状、体征及免疫学指标的检查结果,依据国际诊断标准来确定。疾病的诊断必须由经验丰富的专科医生来做。自身免疫性疾病的治疗仍然是世界难题,因为没有有效的药物。常用的有激素、免疫抑制剂等,只是对症治疗,而且有较大的副作用。营养治疗是自身免疫性疾病的最佳治疗手段,通过增强营养,要包括均衡的大量营养,以及维生素、矿物质和植物营养素的优化组合,可以取得非常好的效果,甚至接近治愈,而且没有副作用。比如维生素C可能是增强机体免疫力的最重要营养素。慢性病用增加营养的方法来调理,相对来说效果最好。我国慢性病

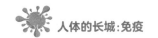

患者众多,调理慢性病的方案能够帮助众多的慢性病患者部分恢复或基本恢复健康。除此之外,规律锻炼、均衡饮食有助于缓解症状。部分自身免疫性疾病会影响机体产生某种必需物质的能力。例如,1型糖尿病需要长期注射胰岛素治疗,甲状腺疾病需要甲状腺激素替代治疗。对于某些自身免疫性疾病,避免触发因素可以缓解症状或缓解疾病进展,如避免摄入面筋可以预防乳糜泻。

总之,预防或延缓自身免疫性疾病应从认识它们开始。知己知彼,方能战胜或与之和谐共处,唯愿自身免疫性疾病给患者带来的痛苦少一些、再少一些。

59. 原发性免疫缺陷病有哪些？如何防治？

要想知道什么是原发性免疫缺陷病(PID),我们首先要知道什么是免疫缺陷病。免疫缺陷病,顾名思义,就是免疫系统出现缺陷,就像是防止敌人入侵的围栏出现一个缺口,敌人可以进来了。更为准确的说法是:各种原因造成免疫系统先天发育障碍或后天损伤所导致的综合征。原发性免疫缺陷病又被称为先天性免疫缺陷病,是免疫系统遗传缺陷或先天发育不全所导致的,多在幼年就开始发病。患者因免疫细胞异常,出现一系列临床症状,比如非常容易被细菌、病毒、真菌等病原体甚至是条件性病原微生物感染、容易感染自身免疫病及过敏性疾病、某些肿瘤特别是淋巴细胞恶性肿瘤的发生率增加。这类疾病常常严重威胁婴幼儿生命健康。有些疾病可能获得有效的治疗,故及时诊断仍很重要。

按免疫缺陷性质的不同,可分为体液免疫缺陷为主、细胞免疫缺陷为主以及两者兼有的联合性免疫缺陷三大类。我国各类原发性免疫缺陷病的确切发病率尚不清楚,其相对发病百分率大致为体液免疫缺陷占50%,细胞免疫缺陷占10%,联合免疫缺陷占30%。原发性免疫缺陷病常见类型:以抗体缺陷为主的原发性免疫缺陷病,常见的有X连锁无丙种球蛋白血症和婴儿暂时性低丙种球蛋白血症;联合免疫缺陷病中以X连锁联合免疫缺陷病最为常见。其他缺陷免疫缺陷和吞噬细胞缺陷病,如湿疹血小板减少伴免疫缺陷综合征、胸腺发育不全、共济失调毛细血管扩张综合征、高IgE综合征、慢性肉芽肿病较常见。对于这些疾病,有兴趣的可以查阅相关资料。

原发性免疫缺陷病作为免疫系统的单个基因遗传性疾病,有明确的病因和治疗方向,是精准医学的绝佳实践和应用模型。目前针对原发性免疫缺陷病的一般治疗为替代治疗。对丙种球蛋白缺陷患者可用丙种球蛋白输注的免疫替代疗法,可有效预防或减少感染。此法对其他类型免疫球蛋白缺陷患者疗效欠佳。同时,药物治疗如抗生素的使用也较为广泛。对于已发生的各种病原体感染,需及时使用相应抗生素治疗,防止感染的蔓延、扩散甚至引发更为严重的并发症。免疫功能低下且存在较大感染风险者，可预防性使用抗生素。此外，造血干细胞移植是目前全球根治原发性免疫缺陷病的主要方法，成功率为65％~85％，也是国内原发性免疫缺陷病唯一可行的治愈方法。遗传背景一致的同胞兄妹为最佳供者，成功率可达90％以上。

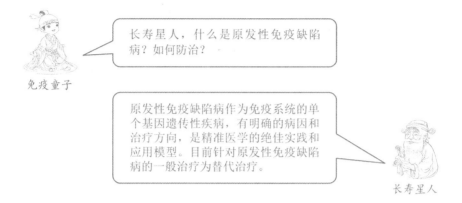

长寿星人，什么是原发性免疫缺陷病？如何防治？

免疫童子

原发性免疫缺陷病作为免疫系统的单个基因遗传性疾病，有明确的病因和治疗方向，是精准医学的绝佳实践和应用模型。目前针对原发性免疫缺陷病的一般治疗为替代治疗。

长寿星人

近些年热门的基因治疗，是通过将正常的目的基因片段整合到患者干细胞基因组内，这些被目的基因转化的细胞，使转化的基因片段能在患者体内复制而持续存在。基因治疗原发性免疫缺陷病尝试已经历多年，取得一定成效，可在儿科临床使用，成为原发性免疫缺陷病的重要治疗手段之一。对部分伴明显机体免疫功能紊乱者，可用免疫抑制剂。对感染风险较大者可用保护隔离措施等。

近年来随着免疫学诊断技术的创新，原发性免疫缺陷病的免疫治疗体系越来越完善，治疗手段也越来越成熟，诊断水平大大提高，不断发展的干细胞移植、基因治疗等技术帮助更多患儿恢复健康，给世界范围免疫缺陷病的家庭带来福音。

60. 什么是艾滋病？如何防治？

艾滋病大家都有所耳闻，其实，它的全名是获得性免疫缺陷综合征（AIDS），是由人类免疫缺陷病毒（HIV）引起的一种传播迅速、病死率较高的传染性疾病。HIV 主要侵犯免疫系统，主要是使 $CD4^+T$ 淋巴细胞和单核巨噬细胞遭受破坏，使得体液免疫功能出现异常，引起细胞免疫严重缺陷，导致容易被细菌、病毒、真菌感染以及更加容易患恶性肿瘤和神经系统病变疾病，导致"免疫缺陷"相关疾病。到目前为止，尚无有效疫苗预防HIV感染，也没有根治艾滋病的方法，但是好在已经开发出一些有效的抗病毒药物用于控制HIV的感染，以延长艾滋病患者的寿命。

艾滋病的传播途径包括：母婴传播（通过胎盘、分娩过程、哺乳等方式传播给宝宝）、血源传播（不合规的输血、注射、器官移植）、性传播等。目前尚未发现经空气、水、食物、

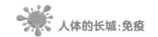

握手、公共泳池等传播的途径。母婴传播是儿童感染HIV的主要途径。由于HIV损害人体免疫系统而致病，所以导致全身各器官系统发病而死亡，死亡率占56%以上。几乎全部患者生存很少超过4年，多见于15~59岁青中年，近年来儿童及婴儿也有罹患，绝大多数为男性发病，仅约7%为女性。易感人群约66%为男性同性恋者、两性恋者及乱交者。HIV感染后侵犯免疫系统，会有淋巴结和胸腺等免疫器官病变，出现体液免疫功能异常的表现，比如高免疫球蛋白血症、对新抗原反应性降低、抗体反应缺陷等，患儿容易患各种机会性感染、感染症状较重，常是致死的原因。

免疫童子

长寿星人，什么是艾滋病？

艾滋病可能我们有所耳闻，其实，它的全名是获得性免疫缺陷综合征（AIDS），是由人类免疫缺陷病毒（HIV）引起的一种传播迅速、病死率较高的传染性疾病。HIV主要侵犯免疫系统，主要是使CD4$^+$T淋巴细胞和单核巨噬细胞遭受破坏，使得体液免疫功能出现异常，引起细胞免疫严重缺陷。

长寿星人

根据症状程度，HIV感染的临床表现可以分为以下几种类型：① 无临床表现：儿童无任何感染的症状和体征，或仅有轻微临床表现（淋巴结病、肝大、脾大、皮炎、腮腺炎、反复或持续性上呼吸道感染、鼻窦炎或中耳炎）中的一种情况。② 轻度临床表现：患儿出现轻微临床表现中至少2种情况，但未出现中度或更严重的临床表现。③ 中度临床表现：贫血、细菌性脑膜炎、口腔念珠菌病、心肌病、单纯疱疹病毒性口腔炎等。④ 严重临床表现：出现严重反复和多发性细菌感染；念珠菌感染累及食管、气管等，出现深部真菌感染；隐球菌感染伴持续腹泻1个月以上；结核病肺外散播；巨细胞病毒感染累及肝、脾和淋巴结以外区域等多种严重感染表现。

目前，病原学检测是HIV诊断的主要方法，包括病毒抗体检测、病毒分离、抗原检测和病毒核酸检测。免疫缺陷的实验室检测也可以帮助诊断，比如血淋巴细胞亚群分析等。HIV尚无特效药可用，目前的治疗主要有抗反转录病毒治疗、抗病毒治疗、免疫学治疗、对症支持治疗、抗感染、抗肿瘤治疗。应对HIV的最好方法是预防感染。比如普及艾滋病相关知识，减少育龄期女性感染；规范献血流程；HIV感染者避免妊娠或采取有效的阻断策略等。

61. 免疫缺陷病如何进行实验室诊断？治疗原则是什么？

免疫缺陷病是由于遗传或其他因素造成的免疫系统先天发育障碍或后天损伤,后来会因为免疫系统的缺陷,而导致患者免疫功能低下或缺陷,常表现为反复或持续感染,并易伴发过敏性疾病、恶性肿瘤、自身免疫病等。免疫缺陷病可以分为原发性免疫缺陷病和获得性免疫缺陷综合征。那么,对于这些免疫缺陷疾病我们有哪些常见的诊断方法呢？由于免疫缺陷病的临床表现和免疫学特征复杂,实验室诊断应采取多方面、综合性的检测方法。检测方法主要有:对外周血淋巴细胞计数、淋巴结或者直肠黏膜活检、骨髓检查各时期细胞(淋巴细胞、浆细胞)的发育和增生状况。同时基于抗原抗体的免疫学方法也是常用的检测诊断方法,如免疫球蛋白浓度测定、抗体功能测定、T/B细胞缺陷试验、吞噬细胞缺陷试验、补体缺陷试验等。除此之外,还可通过分子生物学的方法来检测染色体DNA测序,发现基因突变或缺失片段,为原发性免疫缺陷病的诊断提供准确的遗传学依据。

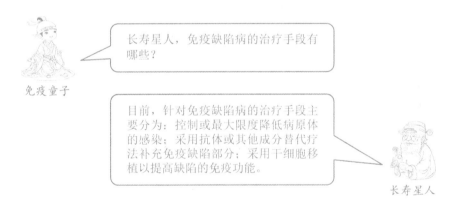

免疫童子

长寿星人,免疫缺陷病的治疗手段有哪些?

目前,针对免疫缺陷病的治疗手段主要分为:控制或最大限度降低病原体的感染;采用抗体或其他成分替代疗法补充免疫缺陷部分;采用干细胞移植以提高缺陷的免疫功能。

长寿星人

目前,针对免疫缺陷病的治疗手段主要分为:控制或最大限度降低病原体的感染;采用抗体或其他成分替代疗法补充免疫缺陷部分;采用干细胞移植以提高缺陷的免疫功能。首先我们要注意的就是有效的抗感染,这是因为感染是引起患者死亡的主要原因。用抗生素、抗真菌、抗原虫、抗支原体和抗病毒药物控制和长期预防感染是治疗免疫缺陷病的重要手段之一。同时,我们可以使用一些免疫制剂及酶替代疗法,因为抗体缺陷是最常见的原发性免疫缺陷病症状,患者通过长期输注IgG抗体进行替代治疗可预防细菌感染,美国FDA在2006年批准了皮下注射免疫球蛋白以治疗原发性免疫缺陷病症状。但是替代疗法也有一定的缺点,就是发挥作用的时间短,这是因为我们人体自己不能产生相应的抗体,建立正常的免疫防线,而重建免疫系统才能从根本上解决免疫缺陷疾病。医学的科研工作者根据原发性免疫缺陷病症状的不同类型和致病机制,进行

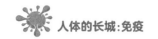

胸腺、骨髓或干细胞移植以实现免疫重建，对某些原发性免疫缺陷病症状可达到长期甚至永久性治疗效果。理论上，基因疗法是治疗由淋巴细胞前体细胞基因缺陷所致的原发性免疫缺陷综合征的理想方法。1990年，利用逆转录病毒将某种特殊的基因导入患者自身T细胞后，回输治疗了首例免疫缺陷患者，尽管治疗效果不佳且短暂，但随后基因治疗被成功用于各种疾病的治疗。

免疫缺陷患者最常见的临床表现之一就是感染，发病率高，临床表现多样、发病机制相对清楚。需要注意的是，一种PID也存在多种发病机制，因此临床治疗需结合器官系统受累情况和发病机制共同决定。若发病机制相对不明、自身免疫表现特别严重，则传统的激素、多靶点广泛免疫抑制可作为早期控制病情较好的选择；而对于发病机制相对明确的免疫缺陷疾病，针对发病机制的靶向精准治疗往往能减少免疫抑制剂副反应并带来意想不到的治疗效果，应积极尝试。另外，治疗免疫缺陷疾病的免疫抑制剂的使用往往还会带来更加严重的感染副反应和超说明书用药等难题，需在治疗的同时预防感染。我们相信在未来医学科研工作者将会探索更多有效的治疗方法和途径。

62. 什么是抗感染免疫？

相信大家在生活中一定对"感染"这一个名词耳熟能详，我们常常说的细菌入侵人体，导致我们感冒、发热、伤口溃烂等体征都是感染的范畴。其实感染指的是病原体和宿主间的相互作用，主要环节有：病原体侵入、侵袭、在宿主组织克隆定植、诱导免疫应答、病原体清除或组织损伤。另有一些病原体则不需要在宿主组织定植而是通过释放毒素致病。免疫系统通过多种不同的机制发挥抗感染作用，而病原微生物也通过不同的机制逃避免疫系统的清除。

针对这些入侵人体的病原微生物我们的免疫系统自然不会放任不管，虽然宿主针对不同病原体的免疫保护机制各不相同，但具有一些共同的特征。那么我们的免疫系统针对病原体所作出的应答都有哪些共同特征呢？首先，抗感染免疫是依靠固有免疫和适应性免疫的协同作用。我们的固有免疫系统可以提供早期防御，而适应性免疫提供后期更持久、更强的免疫保护。许多病原体通过进化而逃避机体的固有免疫，这使得针对这类病原体的适应性免疫防御成为关键。适应性免疫通过产生的效应分子和细胞清除病原体，并产生记忆细胞以保护机体免于再次感染。其次，清除不同类型病原体需要诱导不同类型的抗感染免疫应答。由于病原的入侵和克隆定植机制各不相同，清除这些病原体则需要不同的免疫机制。病原体特异的适应性免疫应答可使机体的应答最优化。除此之外,抗感染免疫效应决定了病原体在宿主的存活和致病性。感染建立后,病原体与宿主间发生"宿主抗病原体免疫应答"与"病原体抵抗免疫"的博弈,这通常决定感染的结局。针对机体强有力的抗病原体免疫反应,病原体则发展出不同的免疫逃逸机制。另外,值得注意的是,抗感染免疫应答效应可能导致免疫病理损伤,针对病原体的免疫防御机制是宿主存活所必需的,但也会造成机体的病理损伤,比如链球菌菌体多种抗原蛋白与人体肾小球基底膜和心肌内膜有共同抗原,人体的免疫系统在清除链球菌的同时也会损伤人体的肾脏和心脏,造成病理的损伤。因此,人体的免疫系统也不一定都对人体起着保护作用,免疫功能太过强大和衰弱都会伤害人体,就像平时我们吃药一样,吃得太少可能起不到治疗效果,吃得太多甚至可能会中毒,只有在合适的范围,才能发挥治疗作用。这就需要我们用辩证的眼光看待人体的免疫系统。

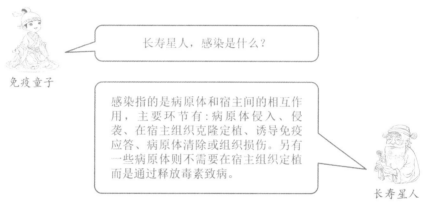

免疫童子

长寿星人,感染是什么?

感染指的是病原体和宿主间的相互作用,主要环节有:病原体侵入、侵袭、在宿主组织克隆定植、诱导免疫应答、病原体清除或组织损伤。另有一些病原体则不需要在宿主组织定植而是通过释放毒素致病。

长寿星人

　　对于一些常见的感染,我们的治疗首先应该对局部进行处理,保护感染部位,以免感染范围扩展。对于浅部的急性病变,化脓前可湿敷,化脓后切开、引流以排脓;对于深部的病变,参考全身情况选用非手术或手术治疗。在我们日常生活中最常见的就是应用抗菌药物,抗菌药物的应用涉及临床各科,合理应用抗菌药物是提高疗效、降低不良反应发生率以及减少或延缓细菌耐药发生的关键。对于临床诊断为细菌性感染的患者,在未获知细菌培养及药敏结果前,或无法获取培养标本时,可根据患者的感染部位、基础疾病、发病情况、发病场所、既往抗菌药物用药史及其治疗反应等推测可能的病原体,并结合当地细菌耐药性监测数据,先给予抗菌药物经验治疗。待获知病原学检测及药敏结果后,结合先前的治疗反应调整用药方案;对培养结果阴性的患者,应根据经验治疗的效果和患者情况采取进一步诊疗措施。除此之外,我们还应该改善全身状态,比如降温、纠正贫血、治疗感染前就有的病症等。

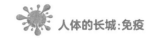
63. 抗胞外菌免疫机制是什么？

常见的细菌感染人体根据是否进入人体的细胞分为胞外菌和胞内菌，而免疫系统针对这两种细菌感染所做出的免疫防御则分为抗胞外菌免疫和抗胞内菌免疫。胞外菌是不进入宿主细胞内而在宿主细胞外如血液循环、结缔组织、消化道、呼吸道、泌尿生殖道等增殖的细菌。胞外菌主要通过两种机制致病：第一个机制就是引发炎症，导致感染部位组织损伤，这是化脓性球菌导致人体化脓性感染的主要原因。第二个机制就是释放一些毒素，比如某些细菌就可以释放一些被称作内毒素的物质，强烈活化巨噬细胞而导致炎症。这些毒素可破坏宿主细胞或刺激机体产生炎症反应。

机体对胞外菌具有先天性和适应性免疫防御机制。先天性免疫主要依靠宿主的吞噬细胞，但是吞噬细胞对胞外菌非特异吞噬效率较低，但宿主细胞多通过其细胞膜表面不同受体结合胞外菌，通过受体介导的特异性吞噬高效率吞噬细菌。这些受体一方面使得吞噬细胞以更高的效率吞噬细菌，另一方面激活吞噬细胞发挥杀菌活性。吞噬细菌后的吞噬细胞随即被活化而分泌细胞因子，后者招募白细胞浸润到感染局部，从而启动炎症反应，导致组织损伤，可以引起感染的全身表现如发热等。

抗胞外菌的适应性免疫是宿主对抗胞外菌感染的主要保护性免疫机制，通过适应性免疫可清除病原体或中和毒素。胞外菌感染所含有的蛋白质抗原可激活T细胞，活化的T细胞不但通过产生细胞因子辅助B细胞产生抗体，更重要的是通过分泌细胞因子增强巨噬细胞吞噬和杀菌。这是适应性免疫与固有免疫协同的典型案例。宿主产生主要针对胞壁成分或毒素的抗体，通过中和作用、调理吞噬作用、激活补体经典途径等清除胞外菌感染。其中，中和作用主要依赖高亲和力IgG和IgA；补体激活主要靠IgM和IgG；调理作用则主要是IgG的某些亚型。

成功的抗胞外菌感染使机体迅速清除胞外菌，恢复健康。但针对有些胞外菌的抗体可能与宿主组织发生交叉反应而致病，如溶血性链球菌感染后可导致风湿热和肾小球肾炎。风湿热发生于链球菌咽部感染后数周，我们身体产生的抗体与心肌的蛋白质发生反应，引发超敏反应而致病。同时链球菌抗原与其抗体形成的复合物沉积于患者肾小球基底膜同样可以引发超敏反应导致肾炎。葡萄球菌的肠毒素、链球菌的致热外毒素等超抗原，能激活带有相同片段的T细胞。少量超抗原可激活适量T细胞应答清除细菌；而大量超抗原量激活T细胞分泌过多细胞因子，可导致败血症性休克。细菌毒素和超抗原又称为多克隆淋巴细胞激活剂，可能激活自身反应性T细胞大量复制，导致自身免疫病的发生。

长寿星人，抗胞外菌免疫的机制是什么？

免疫童子

胞外菌感染所含有的蛋白质抗原可激活T细胞，活化T细胞不但通过产生细胞因子辅助B细胞产生抗体，更重要的是通过分泌细胞因子增强巨噬细胞吞噬和杀菌。这是适应性免疫与固有免疫协同的典型案例。宿主产生主要针对胞壁成分或毒素的抗体，通过中和作用、调理吞噬作用、激活补体经典途径等清除胞外菌感染。

长寿星人

64. 抗胞内菌免疫机制是什么？

前面我们讨论了寄生在细胞外的细菌，那么其实还有少数致病菌主要寄生于细胞内，称为胞内寄生菌（intracellular bacteria），简称胞内菌。胞内菌分为兼性胞内菌和专性胞内菌两类。兼性胞内菌进入机体后主要在胞内寄居、繁殖；在体外，其又能在无活细胞的培养基中生长。包括结核杆菌、麻风杆菌、伤寒沙门氏菌、布鲁氏菌、嗜肺军团菌、李斯特菌、志贺氏菌、耶尔森菌等。其中沙门氏菌、布鲁氏菌、鼠疫耶尔森菌和副溶血性弧菌可生存于细胞囊泡中，志贺氏菌生存于细胞质中，多引起慢性感染。专性胞内菌只能在活细胞内生长繁殖，包括立克次体、贝纳柯克斯体、衣原体等。

胞内病原体的胞内生存机制是适应胞内生存方式而进化选择的产物。病原微生物可以通过各种侵袭途径进入宿主细胞，并选择适应自身生存的胞内生境进行寄生，但胞内寄生病原体必须进化出特异的策略以保证能在胞内生存，如结核分枝杆菌富含脂类的细胞壁，这是获得胞内生活方式的首要因素。由于抗体不能进入细胞内，体液免疫对这类细菌感染的作用受到限制，因此寄主对胞内感染的防御功能主要靠细胞免疫，例如机体初次感染结核杆菌，由于细胞免疫尚未建立，吞噬细胞虽可将它们吞噬，却不能有效地将其消化杀灭，因此病原菌容易随吞噬细胞在体内扩散、蔓延，而造成全身感染。

在感染过程中，机体在病原菌的刺激下逐渐形成细胞免疫，通过致敏淋巴细胞释放的各种淋巴因子，激活吞噬细胞，可大大增强其吞噬消化能力，抑制病原菌在吞噬细胞内生存，获得防御同种病原菌再感染的免疫力。细胞内病原体大多能够与宿主共同生存,如世界上约有1/3(约20亿)的人接触过结核杆菌,其中只有10%的人具有活性的结核杆菌,其余为潜伏感染,即绝大多数携带病原体而并不发病。

免疫童子

长寿星人,胞内菌有哪些?

胞内菌分为兼性胞内菌和专性胞内菌。兼性胞内菌有沙门氏菌、布鲁氏菌、鼠疫耶尔森菌和副溶血性弧菌等,可生存于细胞囊泡中,志贺氏菌生存于细胞质中。多引起慢性感染。专性胞内菌包括立克次体、贝纳柯克斯体、衣原体等,其只能在活细胞内生长繁殖。

长寿星人

由此看来,多数情况下这些病原体可与宿主达到共生平衡,只有少数具有反应性。当免疫系统不足以有效控制细胞内病原体时,便会导致疾病。病原菌的细胞内寄生包括了病原种系谱的各种生命形态。从感染起始期,通过细胞内环境选择、避免或利用免疫反应、在转移瘤内聚集或者扩散感染,这些过程作为有机体发挥功能,并且一些关键点决定着微生物的命运。

胞内菌能通过不同方式逃避细胞内的杀菌作用。例如:结核杆菌能阻止溶酶体与吞噬体融合;李斯特菌能产生特殊的溶素,逃避吞噬体的"扣押";麻风杆菌等以无杀伤力的非专职吞噬细胞(如神经鞘细胞等)为寄居细胞。另外,寄生于胞内的病菌亦可免受补体等体液抗菌物质的杀伤作用,胞内寄生的细菌可免受抗体攻击。胞内菌逃避细胞免疫的途径亦有多种,例如:伤寒沙门氏菌能通过改变宿主免疫应答类型而逃避细胞免疫的作用,其机制是该菌内毒素能诱导Th2细胞形成,使宿主倾向于产生对该菌无害的体液免疫应答,类似情况还见于瘤型麻风病。

胞内菌通过呼吸道、消化道、皮肤黏膜等不同途径侵入机体后,利用毒力因子模拟宿主酶或分泌自身特有蛋白,介导黏附、入侵、免疫逃避、细胞自噬和细胞死亡等过程,在巨噬细胞内形成感染。其感染具有病程长、临床表现复杂、全身系统受累等特点,对健康危害较大。由于胞内寄生的特点,抗菌药物难以进入胞内发挥作用,导致胞内菌在宿主细胞内长期存在,进而形成慢性疾病。此外,胞内菌在宿主细胞中的生存机制尚未被充分认识,难以从根本上解决胞内菌引起的感染。因此,急需找到合适并有效的方法抑制胞内菌感染。

65. 抗病毒免疫机制是什么？

我们正常人体受到病毒的感染时，机体会做出一系列的免疫反应，来阻止病毒继续感染导致生病，这种免疫反应分为先天性免疫和适应性免疫两种类型。先天性免疫是指我们的祖先在长期与病毒"搏斗"的进化过程中形成的，是我们从出生就具有的一种天然的防御功能。像皮肤黏膜和血液中的部分细胞等，都具有阻止或抑制初期感染，或消灭病毒感染的细胞的能力。适应性免疫则是我们自身免疫系统在和感染的病毒努力"斗争"的结果，只针对一种病毒。它是人体经后天感染或人工预防接种而使机体获得的抵抗感染能力，与人生早期阶段的"免疫战役"有关。

先天性免疫系统利用物理屏障，如我们的皮肤、黏膜、毛发和其他上皮表面来充当第一道防线，打喷嚏也是清除潜在有害病毒的有效反应，这其实是由鼻毛或气管纤毛的刺激引起的。但是，如果它被攻破，先天免疫系统的其他组成部分则会发现并攻击病毒。血液中部分细胞也是先天性免疫系统的一部分，它们大多都是在血液和组织中巡查潜在威胁入侵者的吞噬细胞。一旦发现病毒，便将其标记为外来物，从而引起快速免疫应答，将其消灭。

而对于先天免疫防御抵抗不了的病毒，就需要适应性免疫来发挥作用。适应性免疫包括有以B细胞为主的体液免疫和以T细胞为主的细胞免疫。体液免疫主要以浆细胞，也就是受到病毒刺激后成熟的B细胞来产生抗体以达到保护目的的免疫机制，病毒第一次感染人体时，会被先天性免疫的细胞吞噬，其中的一部分则将分解后的碎片呈献给B细胞，让其成熟后大量产生并分泌针对该种病毒专一性结合的抗体，阻止它感染正常细胞，并与巨噬细胞结合，使巨噬细胞吞噬抗原，达到消菌的目的。细胞免疫则是以成熟的效应T细胞为主，T细胞在受到吞噬病毒的先天免疫细胞产生的物质的刺激，这种物质能让变为成熟的效应T细胞，与被病毒感染的细胞特异性直接接触，使细胞死亡，也就抑制了病毒的进一步感染扩散，成熟的效应T细胞也可以促进B细胞的成熟，对于体液免疫的激活起着一定的作用。

66. 抗寄生虫免疫机制是什么？

我们知道寄生在细胞内外的细菌、病毒都可以感染人体而使得人体患病，其实除了这些生物之外，寄生虫也可以引起人体患病，比如我们常常听到的蛔虫病。人体的免疫

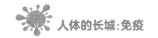

系统对寄生虫所作出的免疫应答称为抗寄生虫免疫应答。

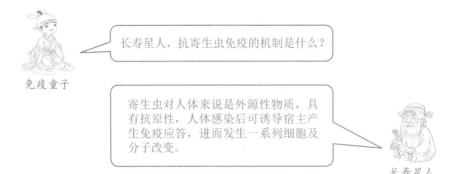

免疫童子：长寿星人，抗寄生虫免疫的机制是什么？

长寿星人：寄生虫对人体来说是外源性物质，具有抗原性，人体感染后可诱导宿主产生免疫应答，进而发生一系列细胞及分子改变。

免疫应答(immune response)是指宿主对特异的寄生虫抗原产生的免疫反应过程。健康的机体可通过生理屏障抵御某些寄生虫的侵入，如皮肤、黏膜、胎盘等，或通过血液及组织中的吞噬细胞、嗜酸性粒细胞、自然杀伤淋巴细胞以及补体等对入侵的虫体发挥杀灭作用，这些成分介导的防御机制称为天然免疫；而另一种防御机制则是针对某种特定的寄生虫的，当再次接触或不断接触这些特定的寄生虫时，宿主的应答强度则有所增强并产生对寄生虫的清除或杀伤的免疫效应，这种机制被称为获得性免疫或特异性免疫。

特异性免疫反应的防御功能是通过许多不同类型的细胞和分子相互协调发挥作用。特异性免疫保留了天然免疫清除入侵寄生虫的防御能力，而且还具有"记忆"功能。对再次感染将产生更为强烈的免疫应答，称为免疫记忆。免疫记忆是研究抗寄生虫疫苗的重要基础。但当有些寄生虫不能有效地被清除时，则可导致免疫应答产生病理性结果。

宿主对寄生虫感染产生的特异性免疫应答又可分为消除性免疫和非消除性免疫。前者指宿主能清除体内寄生虫，并对再感染产生完全的抵抗力，例如热带利什曼原虫引起的皮肤利什曼病，这是寄生虫感染中很少见的一种免疫状态。常见的大多是非消除性免疫。寄生虫感染后虽可诱导宿主对再感染产生一定的免疫力，但对体内已有的寄生虫不能完全清除，维持在低虫荷水平，如疟疾的"带虫免疫"和血吸虫诱导的"伴随免疫"均属于非消除性免疫。

由于寄生虫组织结构的复杂性和生活史的多样性，加之虫种发生过程表现的遗传差别等多种原因，寄生虫抗原十分复杂。由于寄生虫抗原在寄生虫感染的免疫学诊断、致病机理以及疫苗研究中的重要作用，因此对寄生虫抗原的鉴定、纯化以及用生物技术制备抗原具有重要意义，如基因工程重组抗原、抗独特型抗体的研制等一直是寄生虫感染免疫学研究的重要课题。

寄生虫抗原按虫体结构分类可分为体抗原、表膜抗原、卵抗原和排泄-分泌抗原等。

上述抗原可与宿主直接接触,诱发宿主产生保护性免疫应答及引起免疫病理反应,同时又可作为免疫诊断的检测对象,因此这类抗原在寄生虫感染免疫中备受重视。

寄生虫侵入免疫功能正常的宿主体后,有些能逃避宿主的免疫攻击而继续生存,这种现象称为免疫逃避。寄生虫一般都具有较固定的寄生部位,有些寄生在细胞、组织和腔道中,特有的生理屏障可使之与免疫系统隔离,如寄生在眼部或脑部的囊尾蚴,寄生在红细胞内的疟原虫等。寄生虫的不同发育阶段,一般都具有相应的期特异性抗原。即使在同一发育阶段,有些虫种抗原亦可产生变化,如布氏锥虫虫体表面的糖蛋白抗原可不断更新,从而逃避宿主的免疫攻击。有些结合在虫体表面的抗体不仅不具有杀虫作用,反而可阻断具有杀虫作用的抗体与之结合,这类抗体称为封闭抗体。已证实在感染曼氏血吸虫、丝虫和旋毛虫的宿主中存在封闭抗体。封闭抗体学说可用于解释在血吸虫病流行区低龄儿童虽有高滴度抗体水平,但对再感染却无保护力的现象。

为了减少和避免肠道寄生虫病的传染源,大家应该要对这类疾病保持高度的警惕,做好相应的预防措施,在日常生活,注意个人和公共卫生,勤洗手,勤剪指甲,不要吃一些未经消毒的瓜果和蔬菜,这样可以大大降低肠道寄生虫病的感染率。由于大多数肠道寄生虫病是由于不良的饮食习惯所引起的,因此,建议家长应避免让孩子吃一些未经消毒的瓜果和蔬菜,避免喝一些生水、冷水,食物要彻底煮熟以后再食用,饭前、便后洗手等。虫卵通过食物、水源、食具等而进入肠道,虫卵或蚴虫进入人体以后,就会逐渐发育为成虫,然后进行繁殖,成为传染源,所以应该教育孩子改掉吃手指、咬指甲的习惯。

67. 抗肿瘤免疫机制是什么?

肿瘤是严重危害人类健康的重大疾病。免疫系统与肿瘤的发生具有十分密切的关系:一方面,免疫系统能通过多种免疫效应机制杀伤和清除肿瘤细胞;另一方面,肿瘤细胞也能通过多种机制抵抗或逃避免疫系统对肿瘤细胞的杀伤和清除。因此,肿瘤细胞如何通过表达的肿瘤抗原诱导抗肿瘤免疫应答以及如何实现免疫逃逸是肿瘤免疫研究的关键。基于对肿瘤免疫效应和免疫逃逸机制的认识,可对肿瘤进行免疫诊断和免疫防治。

与抗细菌、病毒和寄生虫免疫一样,异常的肿瘤细胞存在着与正常组织细胞不同的抗原成分,明确肿瘤抗原成分有助于诊断和治疗肿瘤并制备肿瘤防治性疫苗。肿瘤免疫学理论能否阐明和应用取决于能否明确肿瘤细胞特有的肿瘤抗原。所谓肿瘤抗原是指细胞癌变过程中出现的新抗原或肿瘤细胞异常或过度表达的抗原物质。直到20世纪50年代才确证肿瘤抗原的存在,一些肿瘤抗原已经应用于肿瘤的诊断和防治。根据肿

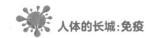

瘤的抗原特异性可以将肿瘤抗原分为肿瘤特异性抗原和肿瘤相关性抗原。肿瘤特异性抗原（tumor specific antigen，TSA）指肿瘤细胞特有的或只存在于某种肿瘤细胞而不存在于正常细胞的一类抗原。这类抗原是20世纪50年代通过化学致癌剂诱发的肉瘤在同系小鼠移植与排斥的经典实验中发现的，故又称为肿瘤特异性移植抗原。肿瘤相关性抗原指肿瘤细胞和正常细胞组织均可表达的抗原，只是在细胞癌变时其含量明显增高。此类抗原只表现出量的变化而无严格的肿瘤特异性。胚胎抗原、过量表达的组织特异性分化抗原等均属此类抗原。

免疫童子

> 长寿星人，抗肿瘤免疫的机制是什么？

> 与抗细菌、病毒和寄生虫免疫一样，异常的肿瘤细胞存在着与正常组织细胞不同的抗原成分，明确肿瘤抗原成分有助于诊断和治疗肿瘤并制备肿瘤防治性疫苗。肿瘤免疫学理论能否阐明和应用取决于能否明确肿瘤细胞特有的肿瘤抗原。

长寿星人

　　机体的免疫功能与肿瘤的发生发展密切相关。当宿主免疫功能低下或受抑制时，肿瘤发病率增高，而在肿瘤进行性生长时，肿瘤患者的免疫功能也会受到肿瘤的抑制，两者互为因果，双方各因素的消长直接影响肿瘤的发生和发展。新生的肿瘤具有较强的抗原性，较易被免疫系统识别并将其清除。非特异的天然免疫机制（如吞噬细胞、天然杀伤细胞等）和特异的获得性免疫机制（如CD4$^+$T细胞、CD8$^+$T细胞）都参与这个肿瘤细胞的清除过程。如果清除过程彻底，肿瘤细胞被完全排除，免疫编辑过程就此结束。如果一些变异的肿瘤细胞逃过了免疫编辑的"清除"作用而存活下来，它们与免疫系统的关系就进入了第二种状态，即"平衡"状态。在这种状态下，肿瘤细胞的抗原性减弱，因而不会轻易地被免疫系统识别和清除，但又时时处在免疫系统的清除压力下，因而不能过度生长，表现为检查不到可见的肿瘤。特异的获得性免疫是维持这种平衡状态的主要机制，一般认为天然免疫机制不参与这个过程。免疫编辑的平衡状态实际上就是一种带瘤生存状态。但这种平衡状态是动态的，肿瘤细胞在免疫系统的压力下，其基因有可能会发生变化，这种基因突变产生的"积累效应"达到一定程度时，就可能打破平稳，使免疫系统与肿瘤的关系进入"逃逸"阶段。肿瘤免疫逃逸机制可归纳为肿瘤细胞自身修饰和代谢及肿瘤微环境的改变。这个阶段的肿瘤细胞可以产生一系列恶性表型。肿瘤细胞的这种变化使T细胞失去了对它的识别能力,从而逃脱免疫杀伤。此外,肿瘤细胞会使自己的细胞凋亡信号通路发生变化,使免疫细胞诱导的肿瘤细胞凋亡机制失效。同时,肿瘤会产生一个抑制免疫细胞的微环境,在这个微环境中,肿瘤细胞会释放一些具有免疫抑制功能的分子,并能诱导产生调节T淋巴细胞,对其他免疫细胞产生抑制作用,导致免疫系统产生对肿瘤的免疫耐受。到这个阶段,免疫系统的抗肿瘤机制已全面崩溃,肿瘤生长完全失控并广泛转移。

肿瘤免疫治疗是继手术、放疗、化疗等传统治疗方法后快速发展的新一代肿瘤治疗方法,具有巨大的临床应用前景,包括免疫检查点抑制剂、过继性细胞治疗、肿瘤疫苗等已应用至临床的常见肿瘤免疫治疗方法。免疫检查点抑制剂法使用PD-1或者其配体PD-L1、PD-L2单克隆抗体选择性阻断肿瘤细胞与T细胞之间PD-1与配体结合,可以恢复机体抗肿瘤免疫力,同时增强细胞毒性T细胞参与的溶瘤作用,达到消除肿瘤的效果。过继性细胞免疫治疗方法属于被动性肿瘤免疫治疗,将来源于患者瘤体内的免疫细胞体外改造、激活、扩增后,再重新输回患者体内,以达到清除肿瘤的目的。肿瘤疫苗是利用TAAs、肿瘤多肽或肿瘤细胞裂解产物等诱导机体产生肿瘤特异性免疫应答,保护机体免受肿瘤细胞侵袭,实现对肿瘤的预防和治疗。肿瘤疫苗包括预防性肿瘤疫苗和治疗性肿瘤疫苗两大类。

68. 肿瘤免疫诊断和免疫防治是怎样的?

肿瘤的免疫诊断有三种方式:① 由于肿瘤细胞与人体正常细胞有很多不同,通过生化和分子生物学等方法检测肿瘤特有的标记,就可以对肿瘤进行诊断与鉴别诊断,例如,血清中AFP的显著升高对诊断原发性肝癌具有重要的价值;CEA是检测结直肠癌复发或转移的一项重要判断指标。② 由于肿瘤会激活人体的适应性免疫应答,从而产生抗体,通过在外周血或组织内淋巴细胞检测肿瘤抗体,可以用于患者是否患有肿瘤以及肿瘤类型的诊断,也能够评估肿瘤患者的免疫状态,判断局部免疫微环境对抗肿瘤免疫应答的利弊,以及推测预后。例如在黑色素瘤患者血清中可查到抗自身黑色素瘤抗体,在鼻咽癌和Burkitt淋巴瘤患者的血清中可检测出EB病毒的抗体,且抗体水平的变化与病情的发展和恢复有关。③ 肿瘤的放射免疫显像诊断,将放射性核素如碘131与抗肿瘤单抗结合后,从静脉注入体内或腔内注射均可将放射性核素导向肿瘤的所在部位,用γ照相机可以显示清晰的肿瘤影像,已用于临床诊断,是一种有较好前景的肿瘤诊断新技术。

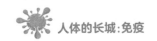

　　肿瘤免疫治疗是指应用免疫学原理和方法,通过激活体内的免疫细胞和增强机体抗肿瘤免疫应答,特异性地清除肿瘤微小残留病灶、抑制肿瘤生长,打破免疫耐受的治疗方法。肿瘤免疫治疗就是要克服肿瘤免疫逃逸的机制,从而重新唤醒免疫细胞来清除癌细胞。由于其副作用小、治疗效果明显,正逐渐成为未来肿瘤治疗的发展方向,被称为继手术、放疗和化疗之后的第四大肿瘤治疗技术。目前的肿瘤免疫治疗分为主动免疫和被动免疫两类。主动免疫疗法是通过激发和增强宿主抗肿瘤免疫应答的治疗方法,包括特异性和非特异性两类,前者是利用肿瘤特异性抗原,来研发各种肿瘤疫苗企图达到治疗的作用;后者利用非特异性刺激免疫系统的物质以及免疫检查点阻断,从而持续激活免疫细胞来杀伤肿瘤细胞。主动免疫疗法适用于具有免疫应答能力的宿主和/或具有免疫原性的肿瘤。被动免疫疗法则是通过给宿主输注能直接杀伤肿瘤的效应细胞和抗体的复合物以治疗肿瘤的疗法。被动免疫疗法不依赖宿主的免疫功能状态。当治疗因子为细胞时,称为过继性免疫疗法。

长寿星人,肿瘤免疫治疗有哪些?

免疫童子

肿瘤免疫治疗分为主动免疫和被动免疫两类。主动免疫疗法适用于具有免疫应答能力的宿主和/或具有免疫原性的肿瘤。被动免疫疗法则是通过给宿主输注能直接杀伤肿瘤的效应细胞和抗体的复合物以治疗肿瘤的疗法。当治疗因子为细胞时, 称为过继性免疫疗法。被动免疫疗法不依赖宿主的免疫功能状态。

长寿星人

　　对于像肿瘤这类目前没有良好的根治方法的疾病来说,最好的治疗方式就是预防,从改变自己的生活习惯开始,改善自己的健康状态,比如戒烟限酒可以很好地减少肺癌和肝癌的发生风险、多吃水果蔬菜可以有效降低肠癌的患病风险、保持良好的睡眠和心理状态可以增强自身免疫力,抵抗肿瘤的入侵,当然也要注意定期体检,做到早发现,早治疗。

69. 移植免疫是怎样的？如何防治？

目前,临床移植多属同种异体移植,移植排斥是移植成功的最大障碍,其本质是一种接受者对提供者器官等的特异性免疫反应,具有获得性免疫反应的特征。引起免疫应答的提供者的移植物抗原称为移植抗原,而这些移植抗原存在于提供者器官的各个地方,于是,提供者的器官相对于接受者来说就是一个"异物",其免疫系统就会接受到指令通过识别移植抗原对其进行清除,有直接免疫和间接免疫两种途径。直接识别是指来自于提供者的移植抗原被接受者的免疫细胞识别从而产生免疫应答;间接识别则是指来自提供者的移植的器官脱落的细胞或者是经过加工的移植抗原被识别,从而损伤移植器官。同时,器官移植后,免疫应答攻击方向也有所不同,由接受者的免疫系统产生免疫反应攻击提供者的器官,即临床常提到的排斥反应即为宿主抗移植物反应。另一种是移植物抗宿主反应,与上一种恰恰相反,这一类型的移植免疫是由于提供者的器官内的免疫细胞产生的免疫反应攻击接受者自身,其引起的移植物抗宿主病可引发多器官功能衰竭甚至接受者死亡。

移植免疫会带给接受移植者这么大的伤害,临床上在移植前后都会采取一定的措施降低移植免疫的发生程度,防止移植患者因免疫应答而死亡,提高移植后患者存活的成功率。因此,在进行移植前,会进行血型和人类白细胞抗原的配型,群体反应性抗体的检测以及淋巴细胞交叉配合试验以检查参与人体免疫功能的细胞的相似度,这些细胞相似度越高,接受移植的患者在未来发生移植免疫的概率越小,因为他自身的细胞都不知道移植过来的器官本身是属于接受者还是外来"异物"。在移植发生后,机体若出现移植免疫反应,目前也是有药物可以进行治疗的。最早也最为常见的当属免疫抑制剂,以此来预防排斥反应的发生,由于移植器官通血后即开始免疫应答过程,因此在术后

免疫童子

长寿星人,移植免疫对接受移植有何影响?

移植免疫会带给接受移植者较大的伤害,临床上在移植前后都会采取一定的措施降低移植免疫的发生程度,防止移植患者因免疫应答而死亡,提高移植后患者存活的成功率。

长寿星人

早期免疫抑制剂用量较大,称为诱导阶段。随后可逐渐减量,达到维持量以预防急性排斥反应发生,称为维持阶段。一般情况下,免疫抑制剂需终身服用。当发生急性排斥反应时,需加大免疫抑制剂用量或调整免疫抑制剂方案以逆转排斥反应,即挽救治疗。临床常用的免疫抑制药物主要分为免疫诱导用药和免疫维持用药两大类。免疫诱导药物主要用于免疫诱导阶段以及逆转耐激素的难治性排斥反应,预防排斥反应的发生,比如抗淋巴细胞抑制剂、单克隆抗体等。免疫维持用药包括糖皮质激素、抗增殖类药物、T细胞介导的免疫抑制剂以及淋巴细胞隔离药物,可根据具体情况增减为四联或二联用药。一般情况下,移植受体均需要终身维持免疫抑制治疗,但少数病人在使用较长时期后,可维持极少剂量或完全停用免疫抑制剂,达到所谓的"临床耐受"或"几乎耐受"状态。

第9章 免疫检测与免疫治疗

70. 体外抗原抗体结合反应的特点及影响因素有哪些？

一、抗原抗体结合反应的特点

抗原抗体结合反应的特点主要有三个：特异性、比例性、可逆性。

（1）特异性是抗原抗体反应的最主要特征，这种特异性是由抗原决定簇和抗体分子的超变区之间空间结构的互补性确定的，并在传染病的诊断与防治方面得到有效的应用。随着免疫学技术的发展进步，还将在医学和生物学领域得到更加深入和广泛的应用，比如肿瘤的诊断和特异性治疗等。

（2）比例性是指抗原与抗体发生可见反应需遵循一定的量比关系，只有当两者浓度比例适当时才出现可见反应，在抗原抗体比例相当或抗原稍过剩的情况下，反应最彻底，形成的免疫复合物沉淀最多、最大。而当抗原抗体比例超过此范围时，反应速度和沉淀物量都会迅速降低甚至不出现抗原抗体反应。

（3）可逆性是指抗原抗体结合形成复合物后，在一定条件下又可解离恢复为抗原与抗体的特性。由于抗原抗体反应是分子表面的非共价键结合，所形成的复合物并不牢固，随时可以解离，解离后的抗原抗体仍保持原来的理化特征和生物学活性。

抗原抗体结合反应可分为两个阶段。第一阶段是抗原抗体的特异结合阶段，此阶段仅需几秒到几分钟、尚无可见反应；第二阶段为可见反应阶段，需数分钟、数小时乃至数日，受各种因素影响。

抗原抗体结合反应的特异性又称为专一性，这是由于抗原表位与抗体超变区中抗原结合点之间在化学结构和空间结构型上是互补关系。如果表位结构有很小的差异就会阻止两者的特异性结合。如果两种不同的抗原分子上有相同的抗原表位，则对于一种抗原的抗血清可与另一种抗原发生反应，即交叉反应（cross reaction）。这是由于天然

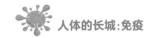

抗原表面常常带有多种抗原表位,每种表位均能刺激机体产生一种特异性抗体,即一个抗原分子会刺激机体产生多种特异性抗体。一般来说,多克隆抗体比单克隆抗体更容易发生交叉反应。

抗原抗体结合反应时,只有在两者分子比例合适的时候才会出现强的反应,此时称为抗原抗体结合反应的等价带(zone of equivalence),如果一方过剩,由于过剩一方的结合价不能被完全占据,多呈游离的小分子复合物形成,或形成的复合物易解离,不能被肉眼察见。在等价带前后分别为抗体过剩带和抗原过剩带,此时两者比例不适合,沉淀量少,上清液中可测游离的抗原或抗体,其中抗体过剩时为前带(prezone)现象,抗原过剩时为后带(postzone)现象。如果两者比例合适,抗体分子的两个Fab片段分别与两个抗原表位结合后相互交联形成具有立体结构的巨大网格状复合体,在反应体系中基本不存在游离的抗原或抗体,此时形成肉眼可以分辨的沉淀物或凝集物。当两者比例不合适时,只能形成较小的沉淀物或可溶性的复合物。

二、抗原抗体结合的影响因素

抗原抗体的结合取于两个因素:一是抗体对相应抗原的亲和力;二是环境因素对复合物的影响。

高亲和性的抗体上抗原结合点与抗原表位在空间构型上非常适合,两者结合牢固,不易解离;低亲和性抗体与抗原形成的复合物较易解离、在一定的外界环境下,如低pH、高浓度盐、反复冻融下,抗原抗体复合物也可被解离,解离后的抗原抗体仍保持原有的结构、活性及特异性。其中改变pH和离子强度是常用的促进解离的方法,借此可利用亲和色谱的方法来纯化抗原或抗体。

长寿星人,抗原抗体结合的影响因素有哪些?

免疫童子

抗原抗体的结合取于两个因素:一是抗体对相应抗原的亲和力;二是环境因素对复合物的影响。高亲各性的抗体上抗原结合点与抗原表位在空间构型上非常适合,两者结合牢固,不易解离;低亲和性抗体与抗原形成的复合物较易解离、在一定的外界环境下,如低pH、高浓度盐、反复冻融下,抗原抗体复合物也可被解离。

长寿星人

环境因素包括以下三个方面：

电解质：抗原抗体发生特异性结合后，由亲水性胶体变为疏水性胶体，电解质的存在会使抗原-抗体复合物失去电荷而沉淀或凝集，出现可见反应。常用 0.85% 的氯化钠或各种缓冲溶液作为抗原、抗体的稀释液，用来中和胶体粒子上的电荷，促使抗原-抗体复合物从溶液中析出，形成可见的沉淀物或凝聚物。

酸碱性：蛋白质具有两性电离的性质，抗原抗体的反应必须在合适的 pH 环境中进行。一般 pH 为 6.0~8.0，超出此范围会影响抗原抗体的理化性质，出现假阴性反应。

温度：在一定的范围内适当的温度会增加抗原抗体分子的运动，增加分子碰撞的机会，使反应速度加快。一般抗原抗体的温度为 37 ℃，温度高于 50 ℃ 时，会使结合的抗原抗体解离、变性；温度太低时，反应速度变慢。但某些抗原-抗体反应有其独特的适合温度，如冷凝集素易在 4 ℃ 左右与红细胞结合，20 ℃ 以上反而解离。此外，适当振荡或搅拌也可促使抗原抗体分子的接触，加速反应的进行。

71. 检测抗原和抗体的体外试验有哪些?

抗原抗体的检测技术有凝集反应、沉淀反应、荧光技术、酶联免疫、化学发光、固相免疫、免疫组化等。抗原和抗体的体外试验是通过抗原与相应抗体在体外发生的特异性结合反应（凝集、沉淀等）来观察、分析、鉴定。抗体主要存在于血清中，这种体外的抗原抗体反应又称血清学反应。

免疫童子

长寿星人，抗原和抗体结合反应的检测技术有哪些？

抗原抗体检测技术有凝集反应、沉淀反应、荧光技术、酶联免疫、化学发光、固相免疫、免疫组化等。抗原和抗体的体外试验是通过抗原与相应抗体在体外发生的特异性结合反应(凝集、沉淀等)来观察、分析、鉴定。

长寿星人

抗原抗体的检测技术主要应用于如下方面：① 用已知抗原检测未知抗体，如临床上检测患者血清中抗病原微生物抗体；用于诊断相关疾病，检测正常人群中注射某种疫苗后的抗体产生水平，来制定合理的免疫程序。② 用已知抗体检测未知抗原，如检测各种病原微生物及其大分子产物,还可用于病原微生物的鉴定、分型、HLA分型等;血液学及免疫细胞检测:用单克隆抗体检测血液细胞,包括正常的和病理性的。进行免疫细胞的分类鉴别,如抗血小板抗体及各种凝血因子的免疫学测定。③ 定性或定量检测体内各种大分子物质(如各种血清蛋白、可溶性血型物质、多肽类激素、细胞因子及肿瘤标志物等),并用于相关疾病的诊断或辅助诊断及内分泌检测(如HCG、LH、FSH、T3、T4等免疫因子、淋巴因子)等。④ 用已知抗体检测某些药物、激素和炎性介质等各种半抗原物质,用于监测患者血清中药物浓度或运动员体内违禁药品水平等。

如变形杆菌与立克次氏体之间有共同的抗原决定簇,故斑疹伤寒病人血清可凝集0X19变形杆菌。为避免交叉反应干扰免疫学诊断,常采用吸收反应制备单价特异性抗血清,其原理是将某多价特异性抗血清与共同抗原反应,然后去除所形成的抗原抗体复合物。用颗粒性抗原进行的吸收反应,称为凝集吸收反应。若抗原抗体的数量比例合适,抗体分子的两个Fab段分别与两个抗原决定该结合,相互交叉形成体积大、数量多、肉眼可见的网格状复合体,基本不存在游离的抗原或抗体,即抗原抗体反应的等价带。

常用检测方法介绍如下:

双抗体夹心法:属于非竞争结合,检测抗原最常用的方法,检测含有至少两个抗原决定簇的多价抗原。原理是先将特异性抗体与固相载体连接;加入待测标本,形成固相抗原抗体复合物;再加入酶标抗体形成双抗体夹心,洗涤;加底物显色,根据颜色反应的程度进行该抗原的定性或定量检测。如血清标本中有类风湿因子(RF)存在,则可出现假阳性反应,因为RF是一种抗变性IgG的自身抗体,它能与多种动物的变性IgG的Fc部分结合,因此RF就可作为固相抗体和酶标抗体之间的桥接抗原。双抗体夹心法只适用于二价或以上的较大分子抗原的测定,不能用于小分子半抗原的检测。

双位点一步法:针对抗原分子上两个不同且空间距离较远的决定簇,包被使用一种单抗,酶标记使用另一种单抗。测定时将待测抗原和酶标抗体同时加入,温育、洗涤,加入底物显色。若待测抗原浓度过高,过量的抗原可分别同固相抗体和酶标抗体结合而抑制夹心复合物的形成,出现钩状效应,显色降低,甚至假阴性。必要时可将标本经过适当稀释后重复测定。

72. 免疫细胞功能的检测是怎样的?

免疫细胞检测,即检测参与免疫应答的各种细胞(即免疫细胞)的数量和功能的方法。由于免疫系统或其他系统的疾病,或免疫接种或某些临床治疗措施及某些外界环境因素的影响,免疫细胞的数量或功能均可发生变化。因此,进行细胞免疫检测,对于某些疾病的诊断和发病机理研究,免疫治疗或预防接种的效果评估及环境因素对机体免疫功能的影响评估,都具有重要的意义。免疫细胞检测的方法很多,可根据要达到的目的和条件适当选用。

免疫童子

长寿星人,免疫细胞功能的检测是什么?

就是检测参与免疫应答的各种细胞(即免疫细胞)的数量和功能的方法。由于免疫系统或其他系统的疾病,或由于免疫接种,或某些临床治疗措施及某些外界环境因素的影响,免疫细胞的数量或功能均可发生变化。

长寿星人

（1）免疫细胞的数量检测。正常情况下,身体各部分各类免疫细胞的含量与分布保持相对稳定。任何疾病或异常原因打乱免疫细胞的新生与破损死亡两过程的平衡,即可造成这些细胞数量与分布的变化。各种原因引起的免疫细胞数量变化多数都在血液中有所反映。血液是细胞免疫检测法最常选用的样品,只有在必要时,才从骨髓或其他免疫器官取材检查。常检查的项目有血液白细胞计数、血液中白细胞的分类计数、血中T细胞与B细胞的分类计数。

（2）免疫细胞的功能检测。在自然条件下,免疫细胞的功能都是在体内完成的。但在进行免疫细胞功能检查时,主要采用体外试验的方法。根据所用刺激物的性质不同,可将试验分为特异性反应功能和非特异性反应功能检测两类。淋巴细胞转化试验是淋巴细胞功能检测最基本的方法。此外还有淋巴因子产生试验,细胞介导的细胞毒试验,抗体分泌细胞的检测,嗜中性粒细胞吞噬功能的检测,嗜中性粒细胞NBT还原试验,巨噬细胞吞噬功能的测定。

（3）细胞免疫功能体内测定技术。如迟发型皮肤变态反应,又称迟发型超过敏反应,包括结核菌素试验、二硝基氯苯或二硝基氟苯皮肤试验。

对各种免疫细胞的检测介绍如下:

T细胞功能检测　T细胞具有多种免疫生物学功能,如直接杀伤靶细胞、辅助或抑制B细胞产生抗体,对特异性抗原或丝裂原刺激产生增殖反应及产生各种细胞因子。据此,建立了一系列检测T细胞功能的体内和体外试验。

T细胞增殖试验　T细胞在体外受到有丝分裂原或抗原的刺激后,细胞增殖,并转化为淋巴母细胞。因此,淋巴细胞增殖反应又称淋巴母细胞转化。刺激物有植物血凝

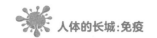
素（PHA）、刀豆素A（ConA）和美洲商陆（PWM）、白喉类毒素、破伤风类毒素、纯化蛋白衍生物（PPD）和白色念珠菌等。检测T细胞增殖反应的方法：① 形态学检查法。运用普通光学显微镜，简便易行。缺点是依靠肉眼观察形态学变化，判断结果易受主观因素影响，且重复性和准确性较差。② ^{3}H-TdR掺入法。敏感性高，客观性强，重复性好，但需一定设备条件，且存在放射性核素污染问题。③ MTT比色法。本方法的敏感性虽不及^{3}H-TdR掺入法，但操作简便，无放射性污染。较常采用。

T细胞分泌功能测定　体外培养的T细胞经各种丝裂原或抗原刺激后，分泌各种细胞因子，可借助免疫学、细胞生物学及分子生物学技术通过对于T细胞分泌细胞因子的含量、生物学活性和基因表达水平的测定，反映T细胞功能。

T细胞介导的细胞毒试验　常选用可传代的已建株的人肿瘤细胞，与待检淋巴细胞混合，观察肿瘤细胞杀伤的情况。该试验结果是评价机体细胞免疫水平的常用指标，特别是测定肿瘤患者CTL杀伤肿瘤细胞的能力，常作为判断预后和观察疗效的指标之一。

B细胞功能检测　B细胞主要产生Ig参与机体体液免疫应答，B细胞功能低下或缺乏者对外源性抗原刺激的应答能力减弱或缺陷，特异性抗体产生减少或缺如。因此，B细胞功能试验方法有受试者血清Ig含量检测和体外B细胞增殖、产生抗体能力检测等。

B细胞增殖试验　原理与T细胞增殖试验相同，但刺激物不同，小鼠B细胞可用细菌脂多糖（LPS）作为刺激物，人则用含SPA的金黄色葡萄球菌菌体及抗IgM抗体等刺激。

溶血空斑试验　将SRBC免疫的小鼠脾脏（或家兔淋巴结）制成单个细胞悬液，与SRBC在琼脂糖凝胶内混合后倾注于小平皿或玻片上。脾细胞中的抗体生成细胞释放抗SRBC抗体，使其周围的SRBC致敏，在补体参与下可将SRBC溶解，形成肉眼可见的溶血空斑。每一个空斑中央含一个抗体形成细胞，空斑数目即为抗体形成细胞数，空斑大小表示抗体形成细胞产生抗体的多少。

73. 体液免疫功能检查有哪些？

血清免疫球蛋白（Ig）的测定

Ig的测定是检查体液免疫功能最常用的方法。由于还没有发现由IgD和IgE缺陷所致疾病,所以通常检测 IgG、IgM、IgA 这三类 Ig 就可以代表血清 Ig 的水平。如果检测发现三类 Ig 水平均明显低下,就可考虑体液免疫缺陷。但在分析儿童 Ig 水平时,应注意 Ig 的水平随年龄而变化。体液免疫功能缺陷首先考虑患者血清 Ig 水平,如果所有类别 Ig 水平均降低,即称为一般性联低丙种球蛋白血症。如果免疫球蛋白水平极度低下,或 IgG、IgM、IgA 三类 Ig 总量低于 2 mg/mL 则称为严重低丙种球蛋白血症或无丙种球蛋白血症(agammaglobul inemia)。如果只一种或两种 Ig 水平降低,则称为异常丙种球蛋白血症(dysgammaglobul inemia)。一般性低丙种球蛋白血症多见于继发性免疫缺陷病。无丙种球蛋白血症常见于原发免疫缺陷病。但是常有约 50% IgA 缺陷病人无临床症状,伴有反复感染的 IgA 缺陷病人常同时有 IgG 的缺陷。常规的定量检测血中 Ig 的方法是单向免疫扩散和免疫比浊法。

分泌型 IgA(SIgA)的测定

SIgA 是黏膜抗感染的重要因素,但是黏膜抗感染还包括少量渗出的 IgM 和 IgG,还有细胞免疫的作用。在 SIgA 缺陷病人常可检测出针对牛奶或其他食物蛋白的沉淀抗体和自身抗体,说明机体对抗原蛋白质吸收异常,同时也存在免疫调节系统的功能紊乱。一般来说血清 IgA 缺陷病人常伴有 SIgA 缺陷,反之亦然。说明在机体中血清 IgA 和 SIgA 之间有某种生物相关性。最近也有报道少数 SIgA 缺陷病人的血清 IgA 水平正常,因而分别检查血清中和分泌液中 IgA 水平还是有必要的。用免疫比浊法可较精确地测定分泌液中 IgA、IgM 和 IgC 水平。在用单向免疫扩散和免疫比浊法定量 IgA 时,因抗血清是针对这两型共有的 α 链的,故不能区分 SIgA 和血清来源的 IgA。而应用抗分泌小体的抗体用酶免疫分析法,可区分血清 IgA 和 SIgA,并可对 SIgA 进行定量检测。

免疫童子

长寿星人,体液免疫功能检查有哪些?

体液免疫功能检查包括定性测定、定量测定,以确定正常人体内的几种常见的抗体水平。常见的抗体通常是指嗜异性凝集素、抗溶血素 O 抗体以及麻疹病毒、脊髓灰质炎病毒的抗体。严重免疫缺陷病人缺乏上述抗体,常见抗体的缺损可验证或支持免疫蛋白测定的结果。

长寿星人

检测体液免疫功能的另一种方法是定量测定正常人体内的几种常见的抗体水平。常见的抗体通常是指嗜异性凝集素、抗溶血素 O 抗体以及麻疹病毒、脊髓灰质炎病毒的抗体。严重免疫缺陷病人缺乏上述抗体,常见抗体的缺损可验证或支持免疫蛋白测定

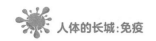

的结果。然而对比较复杂的免疫缺陷,由于这类抗体主要反映过去的免疫应答能力,而且这种初次应答能力持续期短、易于消退,所以对新近发生的继发性免疫缺陷的诊断帮助不大。

B细胞数目及功能的检测

原发性免疫缺陷和继发性免疫缺陷均可导致体液免疫功能下降。原发性体液免疫功能缺陷可能是由于B细胞分化障碍,细胞内合成Ig功能紊乱或抑制性细胞功能过强。继发性体液免疫功能降低可能是由于蛋白质大量丢失、蛋白质吸收障碍、营养不良、免疫抑制治疗的副作用或病毒感染(艾滋病)等。在诊断原发性体液免疫功能缺损中可检查B细胞的数目和功能以确定造成缺损的原因。

(1)外周血B细胞数目的检测:首先进行常规的外周血白细胞总数和分类计数检查,这些结果是评价病人免疫系统功能状态的基本资料。由于在全血中淋巴细胞所占比例很少,而T细胞和B细胞不能借形态学特征分类,所以外周血B细胞数检测需先从全血分离出富含淋巴细胞的单个核细胞(peripheral blood mononuclear cell,PBMC)。再依靠B细胞表面有免疫球蛋白分子或其他特征来检查B细胞。常用的方法是将待检者的PBMC用FITC标记的免疫抗人Ig作直接免疫荧光染色,在荧光显微镜下显荧光的细胞为带有表面免疫球蛋白的B细胞。正常人B细胞的约占PBMC的10%。

(2)外周血B细胞功能的检测:分离受检者血液PBMC,体外培养时加入B细胞刺激物如RWM(美洲商陆刺激素)或SAC(金黄色葡萄球菌来源的刺激物)后由B细胞变成Ig分泌细胞的数量。体液免疫功能缺损患者,其PBMC对PWM和SACA刺激的反应降低,产生Ig分泌细胞数较正常人显著减少。再进一步检查这种免疫缺损的原因,则应检查是由B细胞或TH细胞缺损所致,还是由TS细胞数量或活性增强引起的。

74. 细胞免疫检查是什么？

细胞免疫检查是指参与免疫应答或与免疫应答相关的细胞检查。它是当前国际最先进检测技术。它包括淋巴细胞、巨噬细胞、单核细胞、粒细胞、肥大细胞检查等,主要有淋巴细胞转化试验、T淋巴细胞亚群试验、FBC玫瑰花试验、淋巴细胞毒实验和NK细胞活性检测。一般血液标本检查前,都要求空腹。查尿和查血不一样,相对来说要求比较少。细胞免疫应答是由多种细胞相互作用的结果。免疫细胞间相互作用导致多种细胞因子的释放。因此细胞功能测定不仅涉及T细胞的数量和功能,还包括各类因子活性的测定,所以评价机体的细胞免疫功能不仅程序复杂,且很难标准化。

免疫童子

长寿星人，细胞免疫检查是什么？

细胞免疫检查是指参与免疫应答或与免疫应答相关的细胞检查。它是当前国际最先进检测技术。它包括淋巴细胞，巨噬细胞，单核细胞，粒细胞，肥大细胞检查等，主要有淋巴细胞转化试验、T淋巴细胞亚群试验、FBC玫瑰花试验、淋巴细胞毒实验和NK细胞活性检测。

长寿星人

一、迟发型过敏反应的体外检测方法

皮肤试验和接触性过敏的诱发是检测迟发型过敏反应（DTH）的两种常用方法。皮肤试验中诱发对曾经使病人致敏的抗原的再次应答，而接触性过敏是测试受者对从未接触过的物质发生致敏的能力。

最常见的是皮肤试验，用皮肤试验诊断DTH，常用的抗原有结核菌纯蛋白衍生物（PPD）、腮腺炎病毒、念珠菌素等，在人类试验时在前臂皮内注射少量可溶性抗原，24～48小时后，测量红肿硬结的大小，硬结直径大于10 mm即被看作为阳性。表明受试者对该病原菌有了一定的细胞免疫能力，若皮试无反应，可用更高浓度的抗原重复试验，若仍无反应即为阴性，需排除皮试技术误差，也可能受试者从未接触过此抗原，还可能由于细胞免疫功能缺损，或细胞免疫功能缺损，或严重感染（麻疹、慢性播散性结核）造成的无反应性。

二、细胞免疫的体外检测方法

体外检测淋巴细胞的数量和功能，最易采集的是血标本，首先需分离或纯化淋巴细胞，一般使用葡聚糖-泛影葡胺配成相对密度为1.077的淋巴细胞分层液，当将血液重叠于淋巴细胞分层液之上离心时，由于红细胞（1.092）、多形核白细胞（1.090）、淋巴细胞（1.070）的相对密度不同而相互分开。淋巴细胞和单核细胞在血浆和分层液交界处形成一薄层。仔细分出这一薄层的细胞，其中淋巴细胞占80%，单核细胞占20%，淋巴细胞中T细胞占80%，B细胞占4%～10%，其作为非DT、非B细胞。

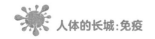
（一）T细胞计数

（1）E花环法：人类T细胞表面有SRBC受体（CD2）能与SRBC结合形成玫瑰花环样结构，将经分层液分离现的RBM悬液与SRBC在含有血清的平衡盐水中混合，经37 ℃下培养5～10分钟后于4 ℃下过夜，取细胞悬计数，外周血淋巴细胞中70%～80%淋巴细胞结成花环即为T细胞。目前此方法已来分离T细胞，而不用于T细胞计数。

（2）用单克隆抗体计数T细胞：将人的PBMC分成三等份，分别用小鼠抗人CD3、CD4和CD8的单克隆抗体作第一抗体与细胞结合，再用FITC标记的兔抗小鼠IgG抗体作第二抗体进行间接免疫荧光染色，在荧光显微镜下或流式细胞仪检测结果，在PBMC中被CD3抗体染上荧光的细胞称为CD3细胞即总T细胞。正常人在PBMC中T细胞占70%～80%。正常人的CD4细胞和CD8细胞之和应与CD3细胞数一致。CD4细胞与CD8细胞的比值正常人约为2，而艾滋病患者小于1.7。

（二）T细胞活化试验

T细胞能被非特异的物质（称为有丝分裂原）所激活而向淋巴母细胞转化。T细胞转化过程可伴随有DNA、RNA、蛋白质的合成增加，最终导致细胞分裂。在光学显微镜下可计数转化后的淋巴细胞数，也可用氚标记的胸腺嘧啶核苷（^{3}H-TdR）掺入正在分裂的淋巴细胞，用液闪测定仪检查掺入正在分裂的淋巴细胞，用液测量仪检查掺入的^{3}H-TdR的多少确定淋巴细胞转化率。最近有一种不用同位素，又可用仪器测量的淋巴细胞增殖反应的检查法，称为MTT检测法。MTT是一种甲氮唑盐，它是细胞线粒体脱氢酶的底物，细胞内的酶可将MTT分解产生蓝黑色甲（fromazan）产物。该产物的多少与活性细胞数正相关。结果可用酶标检测仪（595 mm）测量光密度，作为MTT法的检查指标。此法的结果与^{3}H-TdR掺入法平行，并能反映试验中的活细胞数。

长寿星人，细胞免疫的体外检测方法是什么？

免疫童子

体外检测淋巴细胞的数量和功能，最易采集的是血标本，首先需分离或纯化淋巴细胞，一般使用葡聚糖-泛影葡胺配成密度为1.077的淋巴细胞分层液，当将血液重叠于淋巴细胞分层液之上离心时，由于红细胞、多形核白细胞、淋巴细胞的比重不同而相互分开。

长寿星人

（三）细胞毒试验

TC 细胞、NK 细胞、LAK 细胞、TIL 细胞对其靶细胞有直接的细胞毒（杀伤）作用。常用的检测细胞毒效应的方法是将 ^{51}Cr-Na_2CrO_4 盐水溶液与靶细胞混合，于 37 ℃培养 1 小时左右，^{51}Cr 即可进入靶细胞，与胞质蛋白结合，洗去游离的 ^{51}Cr 后，即可得到 ^{51}Cr 标记的靶细胞，将待检细胞毒性的细胞与 ^{51}Cr 标记的靶细胞混合（比例约为 50∶1 或 100∶1）靶细胞被杀伤越多，释放到上清液中的液游离的 ^{51}Cr 越多，且不能被其他细胞吸收。用 γ 射线测量仪检测上清液中的 cpm 值，即可计算出待检细胞杀伤活性的高低。细胞毒试验对于检测 Tc 细胞效应功能是否健全，及经 IgG 介导的 ADCC 效应，或研究 NK 细胞在抗肿瘤免疫中的作用是有意义的。

（四）混合淋巴细胞的反应（MIR）

MIR 是体外研究 T 细胞的较好的方法，双向 MLR 常被用来筛选骨髓移植的供体。来自不同供体的淋巴细胞分别与病人的淋巴细胞混合培养 4～5 天，在最后 8 小时掺入 ^{51}TdR 掺入法测 T 细胞的反应性。或用细胞毒法观察受刺激的 T 细胞与活的靶细胞混合（靶细胞来自与刺激细胞相同的个体）。如果 T 细胞受刺激后产生了细胞毒 T 细胞，可杀死活的细胞，根据靶细胞释放 ^{51}Cr 的多少算出 T 细胞移动抑制因子（MIF）和白细胞移动抑制因子（LIF）来评估细胞免疫功能。近年来应用测定 IL-2 的免疫酶技术，操作简单，并能定量，已取代了 MIF 和 LIF 的测定。单个核细胞与分裂原一起培养 24 小时，然后测定清液中的 IL-2 活性。在细胞免疫功能缺损时，特别是 AIDS 病人，IL-2 分泌明显降低。而有些疾病，如多发性硬化、类风湿关节炎、移植排斥反应等病人体内血清中 IL-2 水平升高，表明病人 T 细胞活性增高。发生移植排斥反应的病人尿中 IL-2 也可升高。也可用酶联免疫吸附试验测定各种体液中活化的 T 细胞脱落的 IL-2 受体（CD25），一般来说 IL-2 的水平和 IL-2 受体的水平是平行的，IL-2 和 IL-2 受体的检测可用于对某些疾病的监测，如移植排斥、自身免疫病以及接受免疫抑制治疗的病人。

对体外培养的细胞进行细胞因子产生能力检测是检查细胞培养上清液中细胞因子的生物活性或抗原性。现已可用核酸杂交技术，即从组织中或细胞中提取 RNA，与同位素或酶标记的该种细胞因子的 cDNA 探针做分子杂交试验，即印迹（dot blotting）或 Northern 印迹，若查出有某种因子的 mRNA 存在，即说明该细胞在所处培养条件下有产生某种细胞因子的能力。

75. 分子生物学技术在免疫学诊断中的应用有哪些？

免疫诊断（immunodiagnosis）是应用免疫学的理论、技术和方法诊断各种疾病和测定免疫状态。在医学上，它是确定疾病的病因和病变部位，或是确定机体免疫状态是否正常的重要方法。此外,它还应用于法医学的血迹鉴定、生物化学的血清成分鉴定和物种进化关系的研究等。免疫诊断可在体内和体外进行。

一、BCR和TCR基因重排检测

对血细胞恶性病变如白血病、淋巴瘤等的诊断,长期以来多应用于细胞形态学检查和免疫细胞表型分析。由于这些方法在特异性和敏感性上的限制,对于丢失了细胞表面标志或分化较好的细胞难以和正常细胞区别;也可能由于恶性细胞数量少,混在大量正常细胞中难以查出。近年来,由于分子生物学技术的广泛应用,且获得了Ig片段的特异基因克隆及TCR各链的基因克隆,在此基础上发展了应用Ig基因重排作为B细胞的特异标记,诊断B细胞来源的白血病,以及应用TCR基因重排为T细胞特异标志,诊断T细胞恶性变引起的白血病,从而将白血病的细胞学分类法提高到基因水平分析,建立了免疫基因型诊断的新方法,大大提高了诊断的敏感性和特异性。该方法不但可以确定细胞来源、分化程度,且由于DNA分析的高度敏感性而能查出显微镜不能看到的微小变化,从而能监测治疗效果,发现微量残留病变细胞。该方法首先要从待检的细胞中分离出总DNA。非T、非B细胞的Ig和TCR基因不发生重排(称为胚基因(germ line)),而T和B细胞在分化早期即有TCR和Ig基因重排,将重排后的Ig和TCR片段,转移至硝酸纤维膜或尼龙膜上,然后用同位素或酶标记的Ig血病细胞进行分类鉴定,若有Ig基因重排说明恶性细胞来源于B细胞,若有TCR基因发生重排,则为T细胞来源的。如果既无Ig基因重排,又无TCR基因重排的淋巴细胞,则属非T、非B细胞来源的瘤细胞。

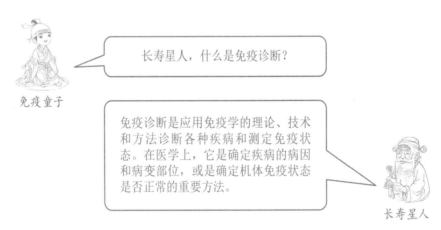

免疫童子

长寿星人,什么是免疫诊断?

免疫诊断是应用免疫学的理论、技术和方法诊断各种疾病和测定免疫状态。在医学上,它是确定疾病的病因和病变部位,或是确定机体免疫状态是否正常的重要方法。

长寿星人

二、限制酶切片段长度多态性组织配型法

血清学和细胞学方法一直是进行HLA抗原结构分析的常用方法,最近已开始应用

分子生物学基因克隆技术进行HLA定型。由于人们已掌握了HLA共同和特异的抗原的核苷酸序列,才有可能用此新方法进行组织配型检验。限制酶切片段长度多态性(restriction fragment length polymorphism,RFLP)组织配型技术的原理是目前已掌握了编码HLA抗原的核苷酸序列,包括各等位基因共有的和专有的序列。HLA-A、HLA-B、HLA-C位点的Ⅰ类重链基因的核苷酸序列有高度同源性,由这些基因片段克隆可得HLA Ⅰ类专用的探针,作为检测HLA Ⅰ类抗原序列的标志,目前也已得到Ⅱ类抗原特异的探针。由于HLA等位基因的多态性是表现在其核苷酸序列的差异上,根据这些基因中克隆出的特异DNA片段,就可检测这些基因的差别。由于核苷酸序列不同,被限制性内切酶作用部位(切点)也不同,这种酶切点只有4～6个核苷酸长度,因此来源于不同HLA单倍型的DNA可被一种内切酶切成不同长度的片段。在实际工作中,从细胞中提取基因组DNA(genomic DNA)的多态性比实际HLA-Ⅱ类抗原的多态性还要复杂,因为基因的内含子(不转录基因)序列不同,和外显子(转录并翻译成蛋白质)序列的差别均在酶切后的细胞总DNA中。

RFLP组织配型检测主要包括4个步骤(印迹):① 提取细胞总DNA,用限制性内切酶消化;② 凝胶电泳;③ 将凝胶中分离好的DNA片段转移至尼龙膜上;④ 经变性处理后用同位素标记的探针进行分子杂交。经放射自显影,得到显影带(bands),即可得知分子量大小不同的DNA片段。

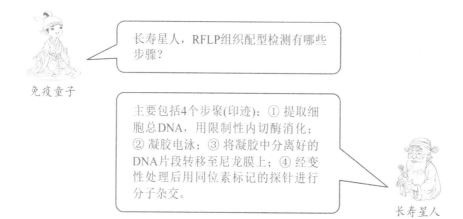

免疫童子

长寿星人,RFLP组织配型检测有哪些步骤?

主要包括4个步骤(印迹):① 提取细胞总DNA,用限制性内切酶消化;② 凝胶电泳;③ 将凝胶中分离好的DNA片段转移至尼龙膜上;④ 经变性处理后用同位素标记的探针进行分子杂交。

长寿星人

RFLP组织配型实验用于血清学或细胞学检测失败的样品,如HLA抗原不表达(裸细胞)细胞脆性大而破碎,淋巴细胞减少没有足够的样品时。这是因为分子生物学方法采样少、特异、敏感的优点可弥补常规方法的不足。此外,RFLP组织配型法还可查出DNA变异及基因重组的情况,而血清学方法则不能。RFLP组织配型可为器官移植、骨髓移植选择适宜的供体,主要通过比较供体、受体限制酶切片段的长度的差异。两者的RFLP越接近,差别越小,移植效果越好。近年来PCR-RFLP以其简单、敏感、可靠、价廉且无需同位素等优点,已取代了RFLP法。

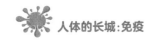

76. 免疫增强药物及免疫增强疗法有哪些?

免疫增强一般指增强免疫力,即通过一定手段来使自身免疫力加强。免疫力是人体自身的防御机制,是人体识别和消灭外来侵入的任何异物(病毒、细菌等)、处理衰老、损伤、死亡、变性的自身细胞以及识别和处理体内突变细胞和病毒感染细胞的能力。现代免疫学认为,提高免疫力是人体识别和排除"异己"的生理反应。人体内执行这一功能的是免疫系统,有多种方法可以增强免疫力,如多食用有益食品。特别是小孩,需多注意免疫力的增强。

免疫增强剂种类很多,按其作用的先决条件可分为三类:

(1)免疫替代剂。用来代替某些具有免疫增强作用的生物因子的药物。按其作用机制可分为提高巨噬细胞吞噬功能的药物、提高细胞免疫功能的药物、提高体液免疫功能的药物等;按其作用性质又可分为特异性免疫增强剂和非特异性免疫增强剂;按其来源则可分为细菌性免疫增强剂及非细菌性免疫增强剂。

(2)免疫恢复剂。能增强被抑制的免疫功能,但对正常免疫功能作用不大。

(3)免疫佐剂。又称非特异性刺激剂。

常用的免疫增强剂如卡介苗、短小棒状杆菌、内毒素、免疫核糖核酸、胸腺素、转移因子、双链聚核苷酸、佐剂等。提高免疫力可使用免疫增强药,免疫增强药能激活一种或多种免疫活性细胞,提高机体的免疫功能,使低下的免疫功能恢复正常。

白细胞介素 白细胞介素2又名T细胞生长因子(T cell growth factor,TCGF),由TH细胞产生,为TS和TC(杀伤)细胞分化增殖所需的调控因子,它可促进B细胞、自然杀伤(NK)细胞、抗体依赖性杀伤细胞和淋巴因子激活的杀伤(LAK)细胞等分化增殖。它在抗恶性肿瘤、免疫缺陷病和自身免疫性疾病的治疗和诊断方面有潜在的重要意义。白细胞介素3(interleukin-3,IL-3)由激活的T细胞产生,可刺激某些细胞分化为成熟的T细胞,还能刺激骨髓多能造血干细胞和各系统细胞分化、增殖,可促进自然细胞毒细胞(natural cytoxicity cell)的杀瘤活性。近年来也从激活的T细胞的产物中分离出白细胞介素4、5、6,对于它们的作用和应用前景正在研究中。

干扰素(interferon,IFN) IFN是一类糖蛋白,它具有高度的种属特异性,故动物的IFN对人无效。IFN有抗病毒、抑制细胞增殖、调节免疫及抗肿瘤作用。在抗病毒方面,它是一种广谱抗病毒药,其机制可能是作用于蛋白质合成阶段,临床可用于病毒感染性疾病,如疱疹性角膜炎、病毒性眼病、带状疱疹等皮肤疾患、慢性乙型肝炎等。其免疫调节作用在小剂量时对细胞免疫和体液免疫都有增强作用,大剂量则产生抑制作用。IFN的抗肿瘤作用在于它既可直接抑制肿瘤细胞的生长,又可通过免疫调节发挥作用。临床试验表明,它对肾细胞癌、卡波济肉瘤、多毛细胞白血病、某些类型的淋巴瘤、黑色素瘤、乳癌等有效;而对肺癌、胃肠道癌及某些淋巴瘤无效。在临床应用时常见的不良反应有发热和白细胞减少等,少数病人快速静注时可出现血压下降。约5%的病人用过IFN后可产生IGN抗体。

免疫童子

长寿星人,常用的免疫增强剂有哪些?

常用的免疫增强剂如卡介苗、短小棒状杆菌、内毒素、免疫核糖核酸、胸腺素、转移因子、双链聚核苷酸、佐剂等。提高免疫力可使用免疫增强药,免疫增强药能激活一种或多种免疫活性细胞,提高机体的免疫功能,使低下的免疫功能恢复正常。

长寿星人

胸腺肽　胸腺肽为从胸腺中分离出的小分子多肽,可促进T淋巴细胞的分化、成熟,还可促进成熟的T淋巴细胞对抗原及其他刺激的反应,同时提高白细胞、红细胞的免疫功能。

左旋咪唑　左旋咪唑为四咪唑的左旋体。它有免疫增强作用,能使受抑制的巨噬细胞和T细胞功能恢复正常。这可能与激活环核苷酸磷酸二酯酶,从而降低淋巴细胞和巨噬细胞内cAMP含量有关。其不良反应不严重,可有胃肠道症状、头痛、出汗、全身不适等。少数病人有白细胞及血小板减少,停药后可恢复。主要用于免疫功能低下者,恢复免疫功能后,可增强机体的抗病能力。肺癌手术合用左旋咪唑可延长无瘤期,减低复发率及肿瘤死亡率。对鳞癌较好,可减少远处转移。多种自身免疫性疾病,如类风湿性关节炎、红斑性狼疮等用药后均可得到改善,可能与提高T细胞功能,恢复其调节B细胞的功能有关。

人免疫球蛋白　含有广谱抗病毒、细菌或其他病原体的IgG抗体,具有免疫替代和免疫调节的双重治疗作用。经静脉输注后,能迅速提高受者血液中的IgG水平,增强机体的抗感染能力和免疫调节功能。

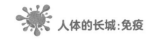

77. 免疫抑制剂及免疫抑制疗法有哪些?

免疫抑制剂是对机体的免疫反应具有抑制作用的药物,能抑制与免疫反应有关细胞(T细胞和B细胞等巨噬细胞)的增殖和功能,能降低抗体免疫反应。免疫抑制剂主要用于器官移植抗排斥反应和自身免疫病如类风湿性关节炎、红斑狼疮、皮肤真菌病、膜肾球肾炎、炎性肠病和自身免疫性溶血贫血等。

常用的免疫抑制剂主要有五类:① 糖皮质激素类,如可的松和强的松;② 微生物代谢产物,如环孢菌素和藤霉素等;③ 抗代谢物,如硫唑嘌呤和6-巯基嘌呤等;④ 多克隆和单克隆抗淋巴细胞抗体,如抗淋巴细胞球蛋白和OKT3等;⑤ 烷化剂类,如环磷酰胺等。

长寿星人,免疫抑制剂有哪些?

免疫童子

常用的免疫抑制剂主要有五类:① 糖皮质激素类,如可的松和强的松;② 微生物代谢产物,如环孢菌素和藤霉素等;③ 抗代谢物,如硫唑嘌呤和6-巯基嘌呤等;④ 多克隆和单克隆抗淋巴细胞抗体,如抗淋巴细胞球蛋白和OKT3等;⑤ 烷化剂类,如环磷酰胺等。

长寿星人

临床主要免疫抑制剂

环孢素(CsA)是20世纪70年代后期瑞士的Borel发现的,是一种从霉菌酵解产物里提取的一种只含11个氨基酸的环形多肽,可以有效地特异性抑制淋巴细胞反应和增生。对T细胞,尤其是TH细胞有较好的选择性抑制作用,而对其他的免疫细胞的抑制作用则相对较弱,因此在抗器官移植排斥中取得了很好的疗效;也用于自身免疫病的治疗,因此是一种具有很高临床使用价值的免疫抑制剂。经10年的临床试验应用研究证实其抗排斥反应作用较其他药物强而且副作用小得多。故于20世纪80年代末被批准正式注册投入市场应用。CsA近20年的临床应用显示了神奇的效果,使得除小肠移植外,肝、肾、心及心/肺、胰移植的病人/移植物一年存活率达70%~85%,而在此之前仅为30%~50%。CsA相关性神经毒性症状的发生率为10%~28%,是影响患者预后的一种较为重要的因素。轻度以头痛、肢体震颤、感觉障碍等多见,中度以视力障碍为主。CsA相关神经毒性的重症表现发生率极低。

他克莫司(tacrolimus,FK506)是从土壤真菌中提取的一种大环内酯类抗生素,具有较强的免疫抑制特性,其药物强度是环孢素A的10～100倍,预防各种器官移植所出现的排斥反应的效果优于环孢素。FK506其应用于临床只有十余年的历史,时间较短。因此,有些方面(药理和毒理)的研究不够全面。FK506的主要副作用为肾毒性、神经毒性以及对循环系统、消化系统、呼吸系统和心血管系统功能的影响。他克莫司可诱发糖尿病(概率为10%～30%),严重时可引起酮症酸中毒。FK506相关高血压的发病率较CsA显著降低。与FK506和CsA相比,雷帕霉素是一种与钙调素没有相互作用的新型免疫抑制剂,被认为对血压没有影响。

雷帕霉素(RAPA)是1975年加拿大Ayerst试验室Vezina等从太平洋Easler岛土壤样品中分离的吸水链霉菌(*Streptomyces hygroscopicus*)所产生的一种亲脂性三烯含氮大环内酯抗生素类免疫抑制药,是一种用于固体状器官移植排斥反应的免疫抑制剂。雷帕霉素结构与他克莫司相似,但作用机制不同。雷帕霉素与他克莫司之间的相互作用尚未经深入研究。

1989年Morris等首次将其用于抗移植物排斥反应,发现对外周血单核细胞的有效抗增殖作用比环孢素强50～500倍,肾毒性比环孢素和他克罗司都低。1999年应用于临床。从目前临床应用来看,RAPA有很好的抗排斥作用,且与环孢素A和FK506等免疫抑制剂有良好的协同作用,是一种疗效好、低毒、无肾毒性的新型免疫抑制剂。

CsA和FK506与药物源性的肾功能障碍有关,特别是在移植肾功能延迟恢复的过程中,治疗上应尽量避免有肾毒性的药物。至今为止,尚未发现RAPA有明显的肾毒性。

RAPA与CsA、FK506、MMF等联合应用均有良好的协同作用,其益处包括:① 减少了治疗方案中各种免疫抑制剂的用量;② 减少了免疫抑制剂的副作用;③ 增强了免疫抑制的效果。

RAPA有与FK506相似的副作用。在大量的临床试验中发现其副作用有剂量依赖性,并且为可逆的,治疗剂量的RAPA尚未发现有明显的肾毒性,无齿龈增生。其主要毒副作用有头痛、恶心、头晕、鼻出血、关节疼痛。

霉酚酸酯是由青霉素属真菌产生的具有抗代谢的霉酚酸半合成物,是由美国Syntex公司的Nelson合成的,商品名为骁悉(Cellcept)。此药中的活性成分为霉酚酸(MPA),霉酚酸酯是霉酚酸的2-乙基酯类衍生物,具有较强的免疫抑制作用。

78. 生物应答调节剂有哪些?

研究人员早已发现,机体对抗原的特异免疫功能可以通过抗体或免疫细胞转移给其他个体，称为被动免疫疗法，或过继免疫疗法（adoptive immunotherapy）。近30年来，免疫学研究的一个重要进展，是确认免疫系统本身，包括免疫器官、免疫细胞、免疫分子，甚至免疫分子的基因，都是具有重要治疗价值的生物制剂，从而大大地扩展了过继免疫疗法的概念和使用范围。20世纪70年代中期单克隆抗体技术的建立，以及80年代开始应用基因工程技术生产的各种细胞因子，把免疫治疗推向了一个新的阶段，并提出了生物应答调节剂（biological response modifier，BRM）的概念。目前BRM的概念已被广泛接受，但它本身尚无一个固定的限定范围。从目前这一概念的应用情况看，BRM主要是指免疫系统的成分和免疫应答的产物，它们从器官到基因种类很多，组成了一个大的新型药物系统，在多种疾病的免疫治疗上起重要作用。

生物应答调节剂的种类及生物学功能如下：

（一）造血干细胞与胸腺

一切免疫细胞都来自造血干细胞，造血干细胞的移植是免疫器官的移植。用于移植的造血干细胞主要来自骨髓和胚肝细胞。造血干细胞移植可重建受者的造血与免疫功能，在临床具有重要的治疗价值。目前，骨髓和胎肝移植已是治疗各种血液系统疾病、遗传病、放射病以及某些免疫缺陷病的重要手段。胸腺是T细胞分化、成熟的重要免疫器官。胸腺移植已被用于治疗由于先天胸腺发育不良的免疫缺陷患者。

（二）单克隆抗体与导向药物

单克隆抗体（monoclonal antibody，McAb）抗体作为免疫治疗的生物制剂，在临床应用已有一个世纪。长期以来，抗体主要来自于经抗原免疫的异种动物（如马）的血清。由于一种抗原（如细菌）有多个不同的抗原决定基，每一个抗原决定基都可以被一个B细胞克隆识别，并产生出针对它的抗体，因此这种异种免疫血清中含有多克隆抗体（polyclonal antibody）。多克隆抗体的一个明显缺点是特异性较差。针对一个抗原的多克隆抗体与其他抗原发生叉反应的现象是很普遍的。用淋巴细胞杂交瘤技术，已可以大量制备针对任何抗原决定基的单克隆抗体，其中一些具有治疗价值。如抗T细胞及其亚类的抗CD3、抗CD4、抗CD8单克隆抗体，它们在移植排斥及某些自身免疫病的应用中，已取得了明显的疗效。抗各种细胞表面分子的单克隆抗体，如抗IL-2受体的单克隆抗体，抗黏附分子的单克隆抗体都有明显的免疫调节作用，在自身免疫病的治疗，防止肿瘤转移等方面都有重要的使用潜力。单克隆抗体的另一重要应用是肿瘤治疗。在过去10多年来，抗各种人肿瘤相关抗原的单克隆抗体得到了广泛的研究。目前，针对各种人肿瘤细胞的单克隆抗体已经大量制备出来，它们都能较特异地识别肿瘤细胞，并基本上不与正常组织起反应。抗肿瘤单克隆抗体在肿瘤的诊断及分型方面是一种有用的工具;但在肿瘤的治疗上,由于大多抗肿瘤单克隆抗体不能直接杀伤肿瘤细胞,所以单独应用没有明显效果。

免疫童子

长寿星人,生物应答调节有哪些?

近30年来,免疫学研究的一个重要进展,是确认为免疫系统本身,包括免疫器官、免疫细胞、免疫分子,甚至免疫分子的基因都是具有重要治疗价值的生物制剂,从而大大地扩展了过继免疫疗法的概念和使用范围。早已发现,机体对抗原的特异免疫功能可以通过抗体或免疫细胞转移给其他个体,称为被动免疫疗法,或过继免疫疗法。

长寿星人

肿瘤基因治疗:在疾病的基因治疗中,肿瘤的基因治疗是后起然而进展极为迅速的领域。与其他体细胞基因治疗相比,肿瘤细胞作为基因治疗的靶细胞,具有两个优越性:其一,恶性肿瘤细胞有易识别的、较特异的表面标志(肿瘤相关抗原),因此易于体内目的基因的导向转染;其二,肿瘤细胞是基因治疗要消灭的靶子(这与其他体细胞基因治疗的目的不同),目标较单纯,所以较少出现难以预测的后果,较为安全。目前公认最有希望的是细胞因子基因治疗。因为细胞因子基因转染的肿瘤,可通过激活免疫系统来杀死肿瘤细胞,不必考虑肿瘤细胞本身恶性变的机制,易于达到治疗目的。困难之处在于如何将细胞因子基因在体内导向转染肿瘤细胞,目前还没有很理想的方法解决此问题。目前采取的办法是在体外用细胞因子转染 TIL 细胞,使之本身能分泌细胞因子,如 IL-2 等,然后将此工程化的 TIL 细胞回输体内,希望它能识别肿瘤细胞,并通过活化免疫系统来杀伤转移的或残存的肿瘤细胞。用 TNF 和 IL-2 基因转染的 TIL 细胞治疗晚期人黑色素瘤的临床试验已经开始,并有报告取得明显疗效。这种"体外-体内"(ev-vivo)法基因治疗的关键是基因运载细胞(ITIL 细胞)能否特异识别肿瘤细胞,对此还有争论。

免疫治疗作为一种疾病治疗手段,至今已有一个多世纪,只是在近20年才取得突破性的进展,这主要表现在两个方面:① 选择性较好的强力免疫抑制剂 CsA 等的发现,它们的临床应用使器官移植的面貌发生了革命性的变化;② 生物应答调节剂的出现,大批量生产已导致一代新型药物的产生,形成一个庞大的生物技术产业。上述研究进展,使免疫治疗已作为一种独立的治疗手段被医学所接受,它们的临床应用将从根本上改变疾病治疗的面貌。免疫治疗学的进一步发展,必将对整个医学的发展产生深远的影响。

第10章　免疫预防与疫苗

79. 免疫预防有哪些方式?

传染病在人群中肆意横行,传染源、传播途径和易感人群这三大环节缺一不可。隔离传染源是许多疾病的重要预防环节;新冠疫情期间,消毒空气、戴口罩、勤洗手、通风、不聚集等措施,是在切断传播途径;而在保护易感人群的环节,可通过免疫预防,人工刺激机体产生或直接输入免疫活性物质,从而特异性清除致病因子,达到预防疾病的目的。研究发现,不仅限于传染病,免疫预防几乎可以覆盖所有的疾病,包括肿瘤、内分泌、血管等多个范畴。如此说来,在疾病预防研究的领域,免疫预防简直就是"万金油"般的存在。

听说过喝酸奶也能预防癌症吗?近年有研究发现,乳酸菌除了促进肠道消化吸收,还为提高我们的免疫力而辛勤"打工"。人体拥有特异性和非特异性两大免疫体系,相对应地,乳酸菌也通过影响特异性和非特异性免疫应答,来完成这份重要的兼职工作,免疫预防亦如是。

免疫童子

长寿星人,免疫预防有哪些方式?

面对一种病原体或异物,要想让免疫系统排除异己,要么被动防守,要么主动出击——被动免疫或是主动免疫。脐带血带着母血中的免疫球蛋白,穿越胎盘屏障,给胎儿送去天然的被动免疫;母乳喂养输入各类免疫球蛋白、免疫活性细胞,提高新生儿抗感染能力,也是自然的被动免疫途径。

长寿星人

顾名思义,特异性免疫功能具有一定的针对性。面对一种病原体或异物,要想让免疫系统排除异己,要么被动防守,要么主动出击——被动免疫或是主动免疫。脐带血带着母血中的免疫球蛋白,穿越胎盘屏障,给胎儿送去天然的被动免疫;母乳喂养输入各类免疫球蛋白、免疫活性细胞,提高新生儿抗感染能力,也是自然的被动免疫途径。若不幸踩到铁钉,除了痛苦地清理伤口之外,还要打破伤风针,也就是破伤风抗毒素或免疫球蛋白。这种含抗毒素、抗毒血清或免疫球蛋白的免疫生物制品,就是人工被动免疫的主角。

"授之以鱼,不如授之以渔。"被动防守,多半是紧急情况下的处理方式,若论免疫力的"可持续发展",还得看主动出击的手段。与被动免疫直接输入抗体不同,主动免疫是用抗原刺激机体的免疫系统作出反应。虽然抗体的出现还需要一段时间,但是却能够长久维持,又易于通过再次接触抗原加强。这不难理解,毕竟想要一直击退敌人,总要给足将领运筹千里和厉兵秣马的备战时间吧?为大众熟知的疫苗接种,就是一种人工主动免疫的预防途径。我国对适龄儿童实行百白破、肺结核、乙肝、脊髓灰质炎等多种疾病的计划免疫接种,多年来效果良好。翻一翻家里的档案袋,或许能找到你的"小绿本"或者"小黄本"——免疫接种证。不过,有些疾病通过疫苗接种获得的免疫,维持时间可能不及感染一次疾病自然获得的自然主动免疫,但谁会愿意去患一次病来获得抗体呢?

至于非特异性免疫预防疾病,是我们通过遗传就拥有的基本能力。想要后天再提升加强,那就不得不提合理膳食、多锻炼、劳逸结合、保持心理健康等诸如此类老生常谈的事了。

80. 制备疫苗有哪些基本要求?

从注射一支疫苗的那一刻起,你体内的免疫系统便开始了一场你感受不到的暗流涌动。同样地,你可能不知道,让它来到你面前已经历了一番周折。作为疫苗的使用对象,你是否曾突发奇想:如果让我制备疫苗,需要做些什么?想了解一支安全又有效的疫苗的诞生,我们总要从它的成分谈起。

所有疫苗都需要拥有一个让机体产生免疫反应的"灵魂"——抗原,或者是能够合成抗原的前身。这类抗原是来源于致病生物的弱化版本,就类似于那些被驯化的野兽。它们要在保证不让人体患病的情况下,教会免疫系统使用相应的武器。

作为一种人工生物制剂,其他保证其有效性的添加剂也是必不可少的。疫苗制剂不仅添加了对人体几乎没有毒性的防腐剂、无菌稀释剂,还有防止疫苗内部发生化学反

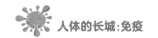

应的稳定剂——听起来似乎是复杂的化合物,其实就是一些常见的糖、氨基酸、蛋白质等,还有一种防止其中液体成分沉淀结块的表面活性剂——其实这也用于冰淇淋等食品。此外,有些疫苗还需要同样对人体无害的佐剂的辅助,以提升作用效果。

免疫童子

长寿星人,疫苗制备有哪些基本要求?

所有疫苗都需要拥有一个让机体产生免疫反应的"灵魂"——抗原,或者是能够合成抗原的前身。这类抗原是来源于致病生物的弱化版本,就类似于那些被驯化的野兽。它们要在保证不让人体患病的情况下,教会免疫系统使用相应的武器。

长寿星人

通过这样盘点疫苗的成分,或许会给人以不那么复杂的错觉,而事实上,疫苗的研发过程实在是一场攻坚克难的持久战。常常要经历一场专业研究人员披星戴月,前仆后继地对小鼠、大鼠、豚鼠的"临床前研究",才能换来向国家药物监管部门提交"临床试验"申请的机会。

这个阶段的临床试验分为Ⅰ/Ⅱ/Ⅲ期,出于安全考虑,受试人数要逐步增加。各期临床试验从人员到现场以及监查,都有严格的标准操作程序要求,要求符合国家对人体临床试验的一切管理规定。一般来说,临床试验严格又漫长,每期临床试验都设有安全监测与终止标准,每种疫苗都有可能因为达不到预期目的或要求,在临床期间被叫停甚至直接终止。

如果顺利通过了临床试验,研究资料将被按规定提交,用以申报疫苗生产。企业要准备好符合标准的生产车间,拿到批件方可在车间进行生产,上市后还要再进行扩大人群的Ⅳ期临床试验。"疫苗生产的配制、过滤、转运、灌装等过程,生产环境洁净级别需在B级背景下的A级操作"——通俗来说,就是不能检出细菌,每立方米空气中≥0.5 μm的尘埃粒子(PM 0.5)不能超过20个。要知道我们日常的生活环境中,细菌是无处不在、不计其数的,设置这样的标准非常严苛且必要。

无菌、毒性、效力等安全性和有效性指标,固然是疫苗质量控制的重中之重。但疫苗的质量标准是一个广义的标准,这可不单单是一份参数,因为对每个生产环节的检测和严格控制都会被包含在内。疫苗制备的每一个环节,都需要遵守规定、符合标准,心存侥幸就难免"千里之堤,溃于蚁穴"。

81. 疫苗有哪些种类？

人类历史上有一种病毒，曾肆虐三千年，又终在四十多年前以灭绝落幕——它就是天花病毒，带着烈性传染病席卷而来，把人类当作其唯一的猎物，但最终免疫接种帮助人类打败了天花。我们在各学习阶段的自然科学教科书里了解到的"牛痘接种法"，其实就是一种"减毒活疫苗"的接种。

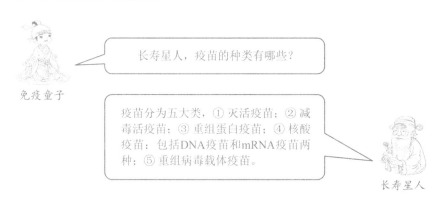

长寿星人，疫苗的种类有哪些？

疫苗分为五大类，① 灭活疫苗；② 减毒活疫苗；③ 重组蛋白疫苗；④ 核酸疫苗：包括DNA疫苗和mRNA疫苗两种；⑤ 重组病毒载体疫苗。

免疫童子

长寿星人

相较于多细胞生物，发生于病毒的变异似乎更加频繁。因此，在自然界中找到或是在实验室中选择培育出毒力显著下降甚至不致病的病毒株，总比找到两片相同的叶子要简单得多。虽然已经"减毒"，但它们仍然是"活"的；进入人体虽然不致病，但仍可以直接引起免疫系统的持续反应，多数不需要其他佐剂，就能长时间有效作用。我国长期使用的脊髓灰质炎糖丸疫苗也是一种减毒活疫苗。如此看来，减毒活疫苗工艺简单、效果良好，但它难道就是一种完美疫苗了吗？

人类自然为减毒活疫苗带来的免疫接种良好开端感到欣喜，但随即各种问题的出现，还是慢慢暴露了缺点。"减毒"相对于功能正常的人体免疫系统来说，固然是降低了致病风险，但对于由于各种原因导致的免疫缺陷的机体，这种残余毒力仍然可能诱发严重的疾病；基因突变能使毒株减毒，同样也可能"逆行"，从而发生"毒力返祖"，具有潜在危险；除此之外，为保持其活性，冷链运输和高要求保存也带来些许不便。由此，灭活疫苗随之诞生。

灭活疫苗利用了"死去的"病毒，虽然它活性不在，但其中的蛋白质等成分仍能让免疫系统如临大敌，进而排除异己。灭活疫苗制作简单，也解决了保存、运输的难题，但制作时可能发生抗原损害，导致其免疫活性降低；灭活的病毒不能复制，免疫细胞对其"记忆"也容易淡忘，可维持的免疫时间随之缩短，常常需要多次注射或注射加强针。类似的对免疫缺陷者友好的疫苗，还有亚单位疫苗和基因重组疫苗。与灭活疫苗不同的是，

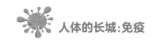

亚单位疫苗只筛选具有免疫原性的主要片段,例如一些抗原性蛋白质水解后形成的多肽。利用基因重组技术,可以大量快速生产这样的亚单位,也就是基因重组疫苗。由于利用蛋白质及水解产物诱导免疫反应的原理不变,这类疫苗仍然需要多次注射、强化。

那么有没有一种疫苗,可以综合以上几种疫苗取长补短呢?答案是肯定的。2017年,我国自主研发的以腺病毒为载体的"重组埃博拉病疫苗"获批上市。这是一种重组病毒载体疫苗——筛选病毒中合成编辑能够诱导免疫反应亚单位的基因片段,再利用没有致病性或致病性极低的病毒,将这些基因片段带进人体,在人体内合成目标亚单位,从而调动免疫应答。

随着近年来基因工程不断进步,核酸疫苗则略去了重组病毒载体疫苗的"载体",将上述基因片段直接导入动物体细胞,通过宿主细胞的蛋白质表达系统表达抗原蛋白,诱导免疫反应,又称为基因疫苗。相较于前,疫苗的免疫保护力、安全性、持久性和稳定性都有所提升,并且很有希望用于防治肿瘤。

82. 疫苗有哪些应用?

接种疫苗,一般是为了预防某种疾病的发生。由于疫苗并不是什么"私人定制"的药品,要有广泛接种的需求才会批量生产,所以它们针对的大部分疾病,往往具有一定的流行性,例如最开始的传染病,或近年来发病率升高的肿瘤等。

我国公民预防接种的疫苗分为两类:第一类疫苗是政府免费提供并且公民须按规定接种的疫苗,第二类疫苗则是公民自费并且自愿受种的疫苗。按照国家免疫规划,一位小朋友在上小学之前要打多少针"预防针"?我们不妨来看看下表。

0~6岁儿童疫苗接种表

种类	年龄	针数	预防疾病
卡介苗	出生24小时内	1	结核病
乙肝疫苗	出生24小时内	3	乙型病毒性肝炎
	1月龄		
	6月龄		
脊髓灰质炎疫苗	2月龄	3	脊髓灰质炎 (小儿麻痹)
	3月龄		
	4月龄		

续表

种类	年龄	针数	预防疾病
百白破疫苗	3 月龄	5	百日咳、白喉、破伤风
	4 月龄		
	5 月龄		
	1 岁半		
	6 岁（加强针）		
流脑疫苗	6 月龄	3	流行性脑脊髓膜炎
	9 月龄		
	3 岁（加强针）		
麻疹疫苗	8 月龄	1	麻疹、风疹
乙脑疫苗	1 岁	3	流行性乙型脑炎
	2 岁		
	6 岁		
甲肝疫苗	1 岁半	2	甲型病毒性肝炎
	2 岁		
麻风腮疫苗	1 岁半	3	麻疹、风疹、腮腺炎
	6 岁		

《疫苗学》主编普洛特金曾说："除了安全饮用水之外，只有疫苗能在死亡率的降低和人口增长方面有如此重大的影响，抗生素也无法匹敌。"根据流行病学调查研究发现，自 2012 年以来，我国 6～22 岁学生中，甲、乙、丙类传染病发病率整体呈下降趋势，发病率从 2012 年的 248.24/10 万降至 2016 年的 158.57/10 万，死亡率从 2011 年的 0.12/10 万降至 2016 年的 0.07/10 万。这点足以体现，疫苗的确为人们带来了显著的疾病预防和控制效果。

除了针对这些常见传染病的预防，疫苗还可以用于恶性肿瘤的预防。宫颈癌是女性恶性肿瘤种发病排第二的恶性肿瘤，并且大多数可由感染一种"人乳头状瘤病毒"（human papilloma virus，HPV）诱发。不只是宫颈癌，还有各种生殖器官及肛门部位的癌症，都可能由感染 HPV 所致。针对这种病毒，科学家从 20 世纪 90 年代就开始研发预防性 HPV 疫苗，直至 2006 年 8 月 28 日的下午，在澳大利亚昆士兰州的亚历山大医院，一对昆士兰姐妹接种了由中澳科学家共同研发的、世界上第一支宫颈癌疫苗。如今，我国按照自费自愿的原则，可以根据适用年龄等条件选择接种二价、四价或九价 HPV 疫苗，并且已在重点推动条件成熟的地区率先出台免费 HPV 疫苗接种政策，以不断提高适龄女孩HPV疫苗接种率。

长寿星人，肿瘤疫苗的应用有哪些？

免疫童子

肿瘤疫苗不仅能预防恶性肿瘤，目前治疗性肿瘤疫苗的研发和应用也已经提上日程。治疗性的疫苗，原理本质上是一种主动免疫反应，可能诱导肿瘤消退或是建立持久的抗肿瘤记忆。种种研究表明，这类全新的免疫学疗法具有无限的潜力。

长寿星人

不仅是预防恶性肿瘤，目前治疗性肿瘤疫苗的研发和应用也已经提上日程。治疗性的疫苗，原理本质上是一种主动免疫反应，可能诱导肿瘤消退或是建立持久的抗肿瘤记忆。种种研究表明，这类全新的免疫学疗法具有无限的潜力，而疫苗的应用范围或许远超出我们现在的认识。

83. 新型冠状病毒感染的疫苗有哪些？

"苗"如其名，新型冠状病毒疫苗就是针对新型冠状病毒的疫苗。2020年1月24日，我国疾控中心成功分离中国首株新型冠状病毒毒种；2020年3月16日，重组新冠疫苗获批启动临床试验；截至2021年2月25日，我国已经附条件上市的新冠疫苗已经达到4个；截至2022年8月19日，31个省（自治区、直辖市）和新疆生产建设兵团累计报告接种新冠病毒疫苗342957.9万剂次……拥有如此大的需求量、接种量的新冠疫苗，也分为几种不同的类型。

我国如今正在使用的新冠肺炎疫苗，主要有"一针""两针""三针"这三种类型。其中，只需要接种一针的新冠疫苗，是一种"腺病毒载体疫苗"。这种疫苗，以一种对人体没有致病性或致病性极低的腺病毒作为载体，再筛选出新冠病毒中合成编辑能够诱导免疫反应亚单位的基因片段，并插入腺病毒的基因片段中，就能随腺病毒一起被运送进入人体。在人体内，原本属于新冠病毒的基因片段合成抗原，即可诱导免疫保护反应。由于载体具有活性，这种疫苗较为高效，注射一针就可以完成接种，起到免疫保护作用，适合需要紧急接种的人群。

接种两针的新冠疫苗，则是一种我们最为熟悉的"老朋友"——灭活疫苗。和我们小时候接种过的"百白破"一样，在这类新冠疫苗中，发挥作用的"主角"是已经被灭活的新冠病毒。显然,作为死去的病毒,它致病的能力已经被扼杀了,但包含的蛋白质等成分仍然可以作为抗原,诱发免疫系统的一系列反应。灭活新冠疫苗是免疫缺陷者友好疫苗,副反应通常较少。虽然灭活的新冠病毒和"原身"结构最接近,但是没有活性的病毒容易被免疫系统淡忘,因此需要打两针来完成接种并进行强化。

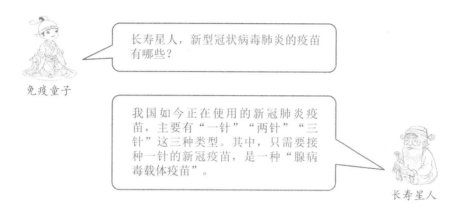

免疫童子

长寿星人,新型冠状病毒肺炎的疫苗有哪些?

我国如今正在使用的新冠肺炎疫苗,主要有"一针""两针""三针"这三种类型。其中,只需要接种一针的新冠疫苗,是一种"腺病毒载体疫苗"。

长寿星人

接种三针的新冠疫苗,则属于一种较为"年轻"的疫苗——利用基因重组的技术,生产出的"重组蛋白疫苗"。重组蛋白疫苗只筛选出新冠病毒中具有免疫原性的主要片段,例如冠状病毒的结构蛋白之一——"刺突蛋白"。这类疫苗利用基因工程技术快速大量生产出需要的蛋白质,在体内的作用原理本质上也是利用病毒内的蛋白质等成分来诱导免疫反应。因此,重组蛋白疫苗需要多次注射和强化,与灭活疫苗一样,也是体质偏弱、基础疾病较多的接种者的较佳选择。

此外,我们在完成疫苗本身的全程接种后,随着疫苗接种时间渐远,接种者体内的中和抗体水平逐渐下降,免疫保护效果也会随之减弱,因此一般还需进行"加强针"的免疫。

虽然分别属于三种不同的类型,但无论选择接种哪一种新冠疫苗,都是安全、有效的。专家提醒,大家可以根据能够获取疫苗类型的方便程度以及自身的具体情况来进行选择。

84. 疫苗有什么样的发展历史?

疫苗,是当今人类用来控制传染疾病的主要手段。它的出现,无疑是人类医学发展史上的里程碑。要回顾疫苗发展的历史,我们甚至可以从一千多年前古代的中国说起。

我国百姓自古与天花这种烈性传染病长期抗争,从唐代开始就有用"人痘接种"来预防天花的记载。到了明末清初,已经有四种较为完善的人痘种法:用正在患天花的儿

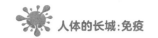

童的衣物或用痘浆染衣，给被接种的人穿上，称为"痘衣法"；用棉花蘸染出痘的浆，塞入被接种者的鼻孔里，则是"痘浆法"；把痘痂阴干，研碎研细，直接吹入被接种者鼻孔或用水调和后用棉花蘸取塞入被接种人的鼻孔中，分别是"旱苗法"和"水苗法"。

健康人接种后可能会感染一次较轻的天花，从而终生拥有免疫能力。虽然这种方法在今天看来仍有很大的患病和传染风险，但在当时的确在一定程度上降低了天花的患病率和死亡率，并且逐渐传至国外。

18世纪的欧洲也同样天花盛行，普遍使用着人痘接种法。英国的乡村医生琴纳听说挤奶女工从患牛痘的奶牛传染上轻度的牛痘之后就不会再得天花。因此他提出猜测，发明了"牛痘接种法"，并以一系列试验证明了牛痘接种预防天花的可行性与安全性，疫苗从此成为医学界重要的免疫手段。

19世纪末至20世纪，能消灭活性、且保留诱导免疫保护反应能力的技术，被相继用于处理细菌和病毒，多种灭活疫苗由此诞生；同时，法国著名的微生物学家、化学家巴斯德通过处理病原微生物使其失去或减低毒性，发明了减毒活疫苗技术，成功研制出鸡霍乱疫苗、狂犬病疫苗等多种疫苗。此外，针对19世纪和20世纪上半叶的"白色瘟疫"——结核病，法国科学家卡迈特和介兰发明的"卡介苗"，亦是这一时期的标志性疫苗之一。

从20世纪中叶开始，科学家开始从病原体内分离提取出能让人体产生免疫反应的物质，也就是具有免疫原性的蛋白组分，用来制作成疫苗，发明了白喉类毒素疫苗和破伤风类毒素疫苗等。许多病原体都被多糖荚膜包裹着，机体可以通过产生针对这种荚膜的抗体，来更好地抵御外敌。以化学的方法提取、纯化细菌表面夹膜多糖而制成多糖-蛋白结合疫苗，是20世纪中叶疫苗发展史中重要的成就之一，诸如A群脑膜炎球菌疫苗、肺炎23价多糖疫苗、b型流感嗜血杆菌（Hib）疫苗等，均采用多糖-蛋白结合法制成。

20世纪末的"基因工程革命"也推动着疫苗开发的进展。分子生物学的迅速发展，使人类可以在分子水平上对微生物的基因进行操作，从而发明了基因重组疫苗技术，第一个代表性的成果是乙肝疫苗。

随着基因组学的发展，21世纪以来，人类开始开发以基因序列所示信息为基础的疫苗，并称之为反向疫苗学。或许就在不远的将来，我们能看到一些传统疫苗技术几乎不可能战胜的疾病，在新型疫苗的设计中取得突破性进展。

85. 免疫治疗有哪些?

众所周知,患狂犬病的死亡率几乎是100%。中国古代从春秋时期,就有有关疯狗咬人而患病现象的文字记载。东晋时期,医学家葛洪在《肘后备急方》记载了当时一种处理狗咬伤的方法:"杀所咬之犬,取脑敷之,后不复发。"意思是将咬人的疯狗的脑髓取出敷在伤口上来防止病发。诚然,以现代医学的视角来看,这种操作的确不够科学,是否真的就能"后不复发",也有待考证。但这些方法和"以毒攻毒"的经验,无疑也代表了一种"免疫治疗"思路的萌芽。

所谓的免疫治疗,就是指在机体免疫状态低下或亢进时,针对免疫系统,人为地增强或抑制其功能,以治疗目标疾病的治疗方法。免疫治疗的方法多种多样,可以用于多种疾病的治疗,尤其是发病率越来越高的肿瘤。

肿瘤的免疫治疗,主要靠调动人体自身的免疫系统,利用自身免疫功能发挥作用,进而杀死癌细胞,打败肿瘤组织。免疫治疗与传统的手术治疗、化学疗法、放射疗法和靶向治疗相比不同的地方是,免疫治疗的战术并不是直接迎战肿瘤细胞和组织,而是动员人体自身的免疫系统,借刀杀"瘤"。

免疫治疗根据其对机体免疫功能的两种影响,可以分为免疫增强疗法和免疫抑制疗法。免疫增强疗法,顾名思义,就是使自身免疫系统功能增强,打败相应的疾病。例如,使用免疫增强剂,能让免疫系统功能提升,进而对肿瘤细胞等"敌军"的入侵做出更为迅速、高效的御敌反应;也可以治疗免疫缺陷疾病,改善免疫系统的不足,保护机体健康。

那么,免疫系统的功能如果太强了呢?俗话说,凡事过犹不及。自身免疫力过强,"敌我不分",把机体正常组织当作攻击对象,就会导致很多自身免疫病的发生。免疫抑制治疗,就是要降低过剩的免疫功能,防止免疫系统与机体正常组织"内讧"造成的严重后果;或是器官移植后,抑制正常的免疫功能,防止机体如临大敌地排斥移植的器官,让器官安全地被机体接纳。

免疫治疗不一定都具有特异性,它可分为特异性免疫治疗和非特异性免疫治疗。日常生活中可能藏着很多潜在的过敏原,让部分人接触后发生过敏性疾病,例如过敏性鼻炎、哮喘等。针对这类疾病,通常可以使用针对过敏原的"脱敏疗法",缓解过敏症状或预防过敏发生,这本质上就是一种特异性免疫治疗。在癌症治疗方面,除了"癌症疫苗""T细胞疗法""免疫检查点抑制剂"等,还有很多属于针对免疫系统的非特异性免疫治疗:使用一些常见的"通用"物质,督促免疫系统整体功能的提升。

长寿星人，肿瘤免疫治疗是怎样的机制？

免疫童子

肿瘤的免疫治疗，主要靠调动人体自身的免疫系统，利用自身免疫功能发挥作用，进而杀死癌细胞，打败肿瘤组织。免疫治疗的战术并不是直接迎战肿瘤细胞和组织，而是动员人体自身的免疫系统，借刀杀"瘤"。

长寿星人

此外，免疫治疗的方法还可以根据治疗所用制剂种类进行分类，主要包括分子治疗、细胞治疗和免疫调节剂治疗等。

86. 分子治疗有哪些？

在免疫治疗中，使用分子制剂进行治疗的方法被称为"分子治疗"。或许你会有这样的疑问，"分子"，不就是一些小单位的物质吗，怎么就能用在免疫治疗上了？这里的分子，自然得另有独特之处。可以用于分子治疗的分子主要包括：分子疫苗、抗体以及多种细胞因子。

我们已经了解到，疫苗不只会预防疾病的发生，还能影响疾病的进程。例如分子疫苗，主要包含之前提到过的重组载体疫苗、亚单位疫苗和DNA疫苗等，它们可以用作部分肿瘤和一些感染性疾病的治疗性疫苗，也是分子治疗的内容之一。

四条多肽链组成的"Y"形抗体，是机体的适应性免疫应答调遣的良将。凭借其特异性，总是张开两只手臂的它们，能在体液中迅速辨认出对应的敌人，实施抓捕并将其牢牢困住。不过，这些所谓的"敌人"——抗原，一般都很"狡猾"。它们通常由多种"抗原决定簇"组成，简单点说，就是一种能使机体相应地产生好几种对应抗体的结构。我们已经知道，每种抗体都有一种自己对应的抗原，就好像"一把钥匙开一把锁"。由多种抗原决定簇而产生的是一个包含多种抗体的"团队"，被称为"多克隆抗体"。

其中，只针对一种抗原决定簇的对应抗体则被称为"单克隆抗体"，简称"单抗"。现代的科学技术可以通过免疫动物或杂交瘤技术生产出治疗某种特定疾病所需要的单抗。相比于多克隆抗体，单克隆抗体用于诊断、靶向治疗肿瘤时，具有纯度高、灵敏度高、特异性强等优势。

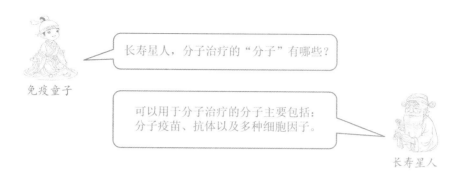

长寿星人，分子治疗的"分子"有哪些？

可以用于分子治疗的分子主要包括：分子疫苗、抗体以及多种细胞因子。

　　免疫系统在与各种内源性、外源性的病原体、癌细胞进行激烈战斗时，总少不了沟通各"军营"的"信使"——细胞因子，发挥免疫调节作用。细胞因子不仅有由机体自身细胞产生的，还有一些外源性的细胞因子，能在肿瘤、感染性疾病、造血功能障碍等多种疾病的治疗上起到重要作用。

　　其中，干扰素是一种最初因为抗病毒感染作用被人类发现的细胞因子，近年来，人们开始更多地研究与开发它们在促进细胞凋亡和抗肿瘤方面的效用。基于它们提高免疫系统抗肿瘤功能的理论基础，α-干扰素（IFN-α）已经被批准运用于完全切除的高危黑色素瘤患者和几种难治性恶性肿瘤的辅助治疗。此外，白细胞介素也是具有免疫调节作用的细胞因子，对免疫系统的 T 细胞具有激活作用。白细胞介素 2（IL-2）已被批准用于治疗转移性肾细胞癌和黑色素瘤等恶性肿瘤。

　　既然有利用细胞因子增强相关免疫功能的疗法，同样地，也有对细胞因子进行阻断和拮抗的疗法。溃疡性结肠炎是一种病因尚未明确的疾病，有研究认为它是一种自身免疫性疾病，而肿瘤坏死因子则是一种可能介导炎症、自身免疫病及休克的细胞因子。发生炎症性肠病时，使用抗肿瘤坏死因子的抗体，通过拮抗和阻断作用，可以阻止肿瘤坏死因子发挥原本的效应，从而达到治疗目的。如今，这类药物已在溃疡性结肠炎等疾病治疗中有重大进展。

87. 细胞治疗有哪些？

　　在免疫治疗中，使用细胞制剂进行治疗的方法被称为"细胞治疗"。同分子治疗一样，并不是所有的细胞都具有这种利用价值。能用于细胞治疗的细胞，通常在免疫系统工作过程中的某一个环节，执行着一定的任务。例如参与启动免疫反应的"树突状细胞"，调节免疫反应的"间充质干细胞"，具有杀伤作用的淋巴细胞以及人工靶向肿瘤的"嵌合抗原受体 T 细胞（Car-T）"等。

取出机体内经过肿瘤免疫的淋巴细胞，再经体外一系列操作激活、增殖后，给肿瘤病人回输，让这些淋巴细胞直接杀伤肿瘤细胞，或者激发、增强机体抗肿瘤的免疫反应，被称为"过继免疫细胞治疗"。有实验证明，一个肿瘤细胞通常需要机体调动上百个淋巴细胞才可与之匹敌，但从肿瘤患者体内取出如此大量的淋巴细胞存在困难。因此，科学家将取出的淋巴细胞进行特殊的体外培养，在体外激活、增殖后，淋巴细胞的数量和杀瘤作用都提高了，也就更有希望达到期望的治疗效果。

新生儿在出生24小时内就要完成接种的卡介苗，不仅仅是一种预防结核病的减毒活菌疫苗，它还已经获得批准，用于膀胱癌的免疫治疗和预防复发。它可以在膀胱引发炎症，进而刺激免疫应答，诱导免疫细胞作用于膀胱，例如增强巨噬细胞活性、杀灭肿瘤细胞或者活化淋巴细胞、增强细胞免疫。

除了卡介苗这种特殊的疫苗，细胞治疗还会使用其他的"细胞疫苗"，例如肿瘤细胞疫苗、树突状细胞疫苗和基因修饰的瘤苗等。肿瘤细胞疫苗的原理与普通的针对病原体的疫苗大体上相近，普通灭活或减毒疫苗是将病原体分离培养，经过一系列处理，去除它的致病性而保留免疫原性，从而激活机体的免疫保护；而肿瘤细胞疫苗是先取自体或异体的同种肿瘤细胞，同样要经过各种物理因素、化学因素或是生物因素的处理，改变或消除它们的致瘤性，但保留其免疫原性，从而调动患者自身的免疫系统，诱导机体的免疫应答，同时具有较好的靶向性，可以达到控制生长或杀灭肿瘤组织的目的。当然，这类疫苗并不局限于肿瘤细胞本身，肿瘤细胞相关的蛋白、多肽或者表达肿瘤抗原的基因等，都可以运用在治疗中。

成熟的树突状细胞总是朝四面八方伸展着众多星状的突起，事实上，作为机体内最强的抗原提呈细胞，它们也的确是我们免疫系统的"卫星"。看到这里想必你已经能举一反三，想到了将它们分离出来在体外激活，再回输引发对肿瘤的免疫反应的方法。同样地，还有Car-T疗法，取T细胞后为其加上能识别肿瘤的嵌合抗原受体，将改造后的T细胞回输，能更有效地识别并杀伤肿瘤细胞。

其实广义上说，细胞治疗不只用于免疫治疗，它也是利用自体或异体的成体或干细胞对组织器官进行修复的一种治疗手段。间充质干细胞是一种多能干细胞，分化的组织类型十分广泛，并且具有很强的免疫调节以及迁移到炎症和肿瘤部位的能力。因此，它们可以辅助治疗造血功能障碍，可以参与骨、脊髓等组织的损伤修复，还可以担任体内精确运送抗癌药物的"快递员"。总之，研究和利用好细胞的特点，就能找到对应的细胞治疗新方法。

长寿星人，细胞治疗是什么？

免疫童子

在免疫治疗中，使用细胞制剂进行治疗的方法被称为"细胞治疗"。同分子治疗一样，并不是所有的细胞都具有这种利用价值。能用于细胞治疗的细胞，通常在免疫系统工作过程中的某一个环节，执行着一定的任务。

长寿星人

88. Car-T技术的研究进展如何？

"Car-T"就是"嵌合抗原受体T细胞（chimeric antigen receptor T-cell immunotherapy）"的英文缩写。Car-T疗法主要通过从体液循环中分离T细胞，再运用基因工程技术，体外改造T细胞，要让其能够表达可以识别肿瘤细胞的嵌合抗原受体，体外增殖后将融合后的Car-T细胞输回患者体内以攻击肿瘤，如此一来，就能更有效地对肿瘤细胞进行识别并杀伤。它的功能与其英文缩写"Car"十分巧合，因为从Car-T的实际工作看来，它的确是一辆人工加装了"导航"、直奔肿瘤的"免疫小车"。

近年在基因工程和免疫学新进展的支持下，细胞免疫疗法发展迅速，并且已经有越来越多临床试验正在进行。Car-T技术已经是恶性肿瘤的众多细胞免疫疗法中发展最快、应用最广泛的一个分支，尤其是在治疗急性B系淋巴细胞白血病、恶性淋巴瘤等血液恶性肿瘤方面的研究与应用。截至2020年3月，全球在研或上市的抗癌细胞疗法共有1483种，较2019年的1011种增长了46.7%。而其中2020年Car-T细胞疗法有858种，与2019年同期相比增长超过50%。

科学家为T细胞装上的第一代Car，只是驱动T细胞的短暂性增殖以及有限的细胞因子分泌。后来，有一些免疫过程中负责传递信号、活化淋巴细胞的共刺激分子，也被添加到原有的Car结构中，用来提高Car-T细胞在体内的存活能力和工作能力，从而更新出了第二代Car。而后随着研究推进，再不断补充、更新，也就有了第三代、第四代Car的出现。其中，第二代Car-T是应用最广泛的。多种产品已被美国食品药品监督管理局（FDA）批准用于复发或难治性急性B系淋巴细胞白血病、B淋巴恶性肿瘤和多发性骨髓瘤的临床治疗。在我国，"奕凯达"（Yescarta）于2021年6月上市，是第一个获批上市的Car-T疗法产品。

长寿星人，什么是Car-T疗法？

免疫童子

"Car-T"是"嵌合抗原受体T细胞的英文缩写。Car-T疗法主要通过从体液循环中分离T细胞，再运用基因工程技术，体外改造T细胞，要让其能够表达可以识别肿瘤细胞的嵌合抗原受体，体外增殖后将融合后的Car-T细胞回输患者体内以攻击肿瘤。

长寿星人

目前免疫小车行进的道路尚不算宽广,Car-T疗法仍具有一定的局限性:尽管已经在血液系统恶性肿瘤方面取得了成功,但Car-T细胞治疗除了血液系统肿瘤以外的实体瘤的治疗前景仍然有限。然而,科学家正在锲而不舍地为免疫小车开辟新道路——2019年7月,麻省理工学院达雷尔·欧文教授团队发表的研究结果显示,注射分子佐剂可以增强Car-T对实体瘤的活性,为研究者拓宽了治疗实体瘤的新思路;2022年5月,北京大学肿瘤医院副院长沈琳教授团队发表了最新成果:研究的Ⅰ期临床试验显示,使用靶向蛋白"Claudin18.2"的特异性Car-T细胞在消化系统癌症患者中具有良好的疗效……

此外,关于Car-T疗法还存在很多亟待解决的问题。比如,Car-T细胞的生产成本高,应用价格更高,对于很多家庭来说无疑是一种"天价"抗癌药;许多癌症患者在经历过化疗后免疫功能下降,体内的T细胞质量或数量不足以制造Car-T;Car-T技术尚存一些可能导致治疗失败的内外因素等待进一步解决……当然,目前的研究进展正鼓舞着我们:完善免疫小车技术的那一天不会遥远了。

第11章 疾病免疫治疗的注意事项

89. 注射新型冠状病毒疫苗有哪些注意事项？

中国正在使用的新冠疫苗包含一针、两针、三针三种不同的类型。三种疫苗各有特点：只打一针的是腺病毒载体疫苗。通俗地说，腺病毒像货车一样，可以搭载新冠病毒核酸片段，将其高效地送到细胞内表达抗原，单针接种就可诱导免疫保护反应。需要打两针的是灭活疫苗，这是大家熟悉的传统疫苗，它将活病毒灭活后作为抗原接种到人体，疫苗的成分和天然的病毒结构最接近。需要打三针的是重组蛋白疫苗，是将最有效的抗原成分通过基因工程的方法来制作成疫苗。尽管这三种疫苗类型不同，但都是安全和有效的。

新冠肺炎疫苗接种注意事项如下：

（1）避免空腹接种。接种前应避免空腹接种，可以摄入适量的食物，避免因饥饿造成接种后出现恶心、干呕等不适症状。

（2）提供个人情况。虽然接种新冠疫苗的风险很小，但受种者有义务向医护人员提供基本情况，包括年龄、体温、血压和既往病史等。主要是为了让医务人员更好地了解受种者的身体状况，从而判断是否适合接种。

（3）注意接种间隔。若患者已经注射过免疫球蛋白，则需要间隔1个月再接种新冠肺炎疫苗。而其他疫苗与新冠疫苗的接种间隔应大于14天，以免影响疫苗的免疫效果。若受种者在接种新冠疫苗后，需要接种狂犬病疫苗、破伤风疫苗等应急疫苗，可以不考虑接种间隔。

（4）保护接种部位皮肤。接种时应选择皮肤完整性好的一侧，避免在伤口处接种。接种后当天也尽量不要让接种部位沾水，避免引发感染。

（5）留观30分钟。接种疫苗后，为避免出现急性反应，受种者需要在现场留观30分钟。一旦出现昏厥、呼吸困难等严重不良反应，可以在现场由专业的医生及时实施救治。

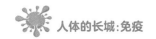

（6）注意不良反应。接种后约7天内，需要注意是否出现皮疹、低热等不适症状，如果出现严重的不良反应，需要及时就诊。

（7）注意饮食和休息。接种后建议不要吃辛辣刺激性食物，避免饮酒、吸烟，以及剧烈运动，这些因素可能不利于接种部位恢复以及疫苗发挥更好的效果。

（8）做好个人防护。即使接种了新冠疫苗，也不代表完全不会被传染，所以日常生活中仍应佩戴好口罩，勤开窗通风、勤洗手，避免去人多的公共场所，注意与他人保持一定的社交距离。

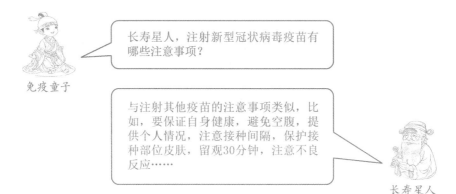

另外，还需注意的是接种新冠疫苗时需要保证自身的健康。如果出现发热或者感冒症状，尽量在疾病治愈一周后再接种。需要注意接种部位的清洁和卫生。新冠疫苗后可能会导致局部出现发红和肿胀的现象，有些患者还会伴有疼痛现象。因此尽量不要用脏手去抓挠，可以选择用热毛巾轻轻热敷改善。在接种当天不要洗澡，防止洗澡受凉引起身体不适或是接种部位发生感染，饮食上要避免吃些辛辣或者是油腻的食物，多以流质和温热的食物为主。注射新冠疫苗当日应注意休息，保证睡眠，避免进行剧烈运动，但一般的日常活动不受影响。注射新冠疫苗后如果出现低热，一般会自行缓解，可注意休息，多喝水。如果出现高热或局部反应，如体温超过38.5 ℃、接种部位红肿大小超过2.5 cm²，应及时去医院就诊，以防延误病情。

90. 破伤风免疫治疗应注意什么？

破伤风（tetanus）是破伤风梭菌经由皮肤或黏膜伤口侵入人体，在缺氧环境下生长繁殖，产生毒素而引起肌痉挛的一种特异性感染。破伤风毒素主要侵袭神经系统中的运动神经元，因此本病以牙关紧闭、阵发性痉挛、强直性痉挛的为临床特征，主要波及的肌群包括咬肌、背棘肌、腹肌、四肢肌等。破伤风潜伏期通常为7～8天，短则24小时或长达数月、数年。潜伏期越短者，预后越差，约90%的患者在受伤后2周内发病，人群普遍易感,且各种类型和大小的创伤都可能被含有破伤风梭菌的土壤或污泥污染,但只有少数患者会发病。在户外活动多的温暖季节,受伤患病者更为常见。患病后无持久免疫力,故可再次感染。

免疫童子

长寿星人,破伤风是什么?

破伤风是破伤风梭菌经由皮肤或黏膜伤口侵入人体,在缺氧环境下生长繁殖,产生毒素而引起肌痉挛的一种特异性感染。破伤风毒素主要侵袭神经系统中的运动神经元,主要波及的肌群包括咬肌、背棘肌、腹肌、四肢肌等。破伤风潜伏期通常为7~8天,短则24小时或长达数月、数年。

长寿星人

一、治疗措施

破伤风是一种极为严重的疾病,死亡率高,尤其是新生儿和吸毒者,为此要采取积极的综合治疗措施,包括清除毒素来源,中和游离毒素,控制和解除痉挛,保持呼吸道通畅和防治并发症等。治疗措施主要有:

(1)伤口处理。伤口内的一切坏死组织、异物等均需清除,应在抗毒素治疗后,在良好麻醉、控制痉挛下进行伤口处理,彻底清创、充分引流,局部可用3%过氧化氢溶液冲洗,清创后伤口不必缝合包扎。有的伤口看上去已愈合,应仔细检查痂下有无窦道或无效腔。

(2)抗毒素的应用。目的是中和游离的毒素,所以只在早期有效,毒素已与神经组织结合,则难收效。但由于抗毒素有高达5%~30%的过敏率,故用药前需做皮内过敏试验。破伤风人体免疫球蛋白在早期应用有效,一般只用一次。

(3)控制痉挛。患者入院后,应住隔离病室,避免光、声等刺激;避免骚扰患者,减少痉挛发作。根据病情可交替使用镇静、解痉药物,以减少患者的痉挛和痛苦。可供选用的药物有:地西泮(可阻断神经元间传导,松弛肌肉),肌注或静脉滴注,类似药物还有劳拉西泮和咪达唑仑;氯丙嗪(可抑制中枢神经系统,减轻肌痉挛),肌注或静脉滴注,与地西泮交替使用,但低血容量时忌用;苯巴比妥(镇静作用),每8~12小时肌注一次;10%水化氯醛(适合于痉挛严重者),口服或保留灌肠。痉挛发作频繁不易控制者,可用硫喷妥钠缓慢静注,但要警惕发生喉头痉挛和呼吸抑制,用于已作气管切开者比较安全。

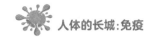

（4）注意防治并发症。主要并发症在呼吸道，如窒息、肺不张、肺部感染，因此对抽搐频繁、药物又不易控制的严重患者，应尽早进行气管切开，以便改善通气；应及时清除呼吸道分泌物，勤翻身、拍背，预防坠积性肺炎；气管切开患者应注意做好呼吸道管理，包括气道雾化、湿化、冲洗等。必要时专人护理，防止意外；严格无菌技术，防止交叉感染。已并发肺部感染者，根据菌种选用抗生素。采用留置导尿管改善尿潴留，安置肛管改善腹胀。

（5）营养支持。由于患者不断阵发痉挛，出汗等，故每日消耗热量和水分丢失较多。因此要十分注意营养（高热量、高蛋白、高维生素）补充和水与电解质平衡的调整。必要时可采用中心静脉肠外营养。

（6）抗生素治疗。抗生素可选用青霉素肌内注射，或大剂量静脉滴注，可抑制破伤风梭菌。也可用甲硝唑，分次口服或静脉滴注，持续7～10天。如伤口有混合感染，则相应选用抗菌药物。

二、护理措施

破伤风免疫球蛋白注射完以后，要注意保持相对清洁、饮食、创面护理等，具体护理措施如下：

（1）保持相对清洁：因为这种药物通常不会引起严重的过敏，或者局部导致感染等等，一般只需要观察注射的局部有没有疼痛、红肿等等，酌情可以考虑1～2天以后才碰水打湿，保持相对清洁。

（2）饮食：有些人还担心饮食上也有影响，其实破伤风针以后对饮食也没有什么严格要求，只不过建议不要饮酒，有些人饮酒之后反倒引起全身不舒服，或本身还可以破坏免疫球蛋白的作用；在注射后一周内尽量不要吃辣椒、洋葱、胡椒、芥末等辛辣刺激性食物，要忌烟、酒、浓茶、咖啡，不要吃海鲜、羊肉、狗肉、鹅肉等发物，尽量避免过于油腻以及腌制的食品，多吃蔬菜和水果，多喝水。

（3）创面护理：主要关注皮肤破损创面的情况，如有没有破溃、出血、渗出和流脓。注射后半小时内不要离开医院，观察是否会发生过敏反应，如果出现不适症状，要及时反馈给医生并正确处理。打破伤风针后24小时之内不要洗澡，以免伤口沾水而发生感染。

91. 风湿免疫应注意什么？

风湿病是一组侵犯关节、骨骼、肌肉、血管及有关软组织或结缔组织为主的疾病,其中多数为自身免疫性疾病。广义上认为凡是引起骨关节、肌肉疼痛的疾病皆可归属为风湿病。至今广义上的风湿病已包括100多种疾病,包括感染性、免疫性、代谢性、内分泌性、遗传性、退行性、肿瘤性、地方性、中毒性等多种原因引起的疾病。狭义上仅限于内科与免疫相关范畴的几十种疾病。其中有些病还是跨学科的,如痛风、骨性关节病、感染性关节炎等。发病多较隐蔽而缓慢,病程较长,且大多具有遗传倾向。诊断及治疗均有一定难度;血液中多可检查出不同的自身抗体,可能与不同HLA亚型有关;对非甾类消炎药(NSAID)、糖皮质激素和免疫抑制剂有较好的短期或长期的缓解性反应。

程度不同的免疫性炎症反应,可致各种组织和器官损伤,严重影响其正常功能,甚至造成致命性损害。此外,大多数风湿性疾病都有关节症状,每个病人、同一种疾病、不同病程都有其特殊性。应该仔细评价,以制订出个人的治疗计划。治疗目标包括缓解症状,改善病情,恢复功能,提高生活质量,尽可能延续患者的生命。由于大部分风湿性疾病目前还不能根治,因此要争取病人的合作,长期坚持治疗。治疗的方法包括药物、理疗、休息与锻炼、矫形及手术。要教育病人了解自己的病情,配合治疗。

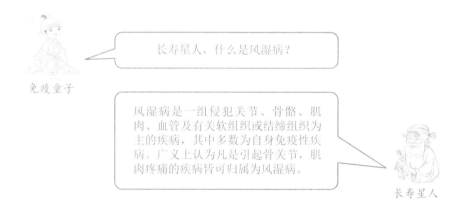

免疫童子

长寿星人,什么是风湿病？

风湿病是一组侵犯关节、骨骼、肌肉、血管及有关软组织或结缔组织为主的疾病,其中多数为自身免疫性疾病。广义上认为凡是引起骨关节,肌肉疼痛的疾病皆可归属为风湿病。

长寿星人

一、药物治疗

治疗风湿性疾病的药物可分为如下几类:

(1) 非甾类消炎药(NSAIDs):此类药物的作用,主要为解热、消炎和镇痛,以达到减轻炎症反应和目的。最早使用的阿司匹林(乙酰水杨酸)至今仍为治疗急性风湿热及风

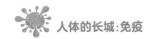

湿性关节炎的有效药物。后来生产出各种水杨酸类药物,常用的有布洛芬、双氯芬酸、吲哚美辛、吡罗昔康、萘普生等,但各种药物的药代动力学及不良反应各不相同,主要影响胃肠、肾、肝和血液系统,使用时一定要注意剂量、用法、副作用等。

(2)肾上腺皮质激素:主要是指糖皮质激素,因为这类药物有抗炎和免疫抑制作用,能较强和快速地消除炎症及炎症反应带来的各种症状,如发热、关节肿胀和疼痛,所以常被用作治疗各种风湿性疾病的第一线药物。临床上应用的有短效、中效和长效等制剂。用法有口服、肌肉或关节腔内注射、静脉注射,可根据病种、病情做不同的选择。但由于其并非根治药物,长期大量使用可诱发感染、骨质疏松、股骨头坏死、糖尿病、消化性溃疡、高血压、精神异常等;且如停药过快易产生病情反跳现象,故应注意根据病种和病情,调节使用药物的种类和剂量。除重症患者外,原则上以小剂量,短疗程为宜。

(3)改善病情的抗风湿药物(DMARDs):又称为慢作用抗风湿药物。此类药物包括许多种类结构不同、作用各异的药物。它们的共性是起效比较慢,有一定蓄积作用,故停药后,作用消失也较慢,仍可维持一段时间。它们并无直接消炎止痛作用,但通过不同的机制可以起到抗炎及免疫或免疫抑制作用。因而,也可以改善关节肿胀、疼痛、僵直和减轻系统性症状,降低急性期反应蛋白、血沉。如使用时间较长,也可改善其他免疫指标,如 RF、ANA 等。有的尚可使放射影像得到改善。DMARDs 类的药物包括氯喹、羟氯喹、柳氮磺胺吡啶、甲氨蝶呤、硫唑嘌呤、环磷酰胺、青霉胺、金制剂、环孢素及来氟米特。

以上各种药物对人体重要的脏器(肝、肾、膀胱、肺、胃肠、生殖腺)和组织(骨髓)各有不同的毒性作用,应注意适应证的选择。

二、手术治疗

类风湿关节炎患者,早期可做滑膜切除术,晚期可做关节置换术或肌腱修复或转移术。

三、其他措施

风湿病患者,除药物治疗外,对血中有很多循环免疫复合物、有高免疫球蛋白者,可选用免疫吸附及血浆清除疗法,去除血浆中的免疫复合物和过高的免疫球蛋白、RF 等。如免疫活性淋巴细胞过多,还可采用单个核细胞清除疗法,从而改善 T 细胞、B 细胞及巨噬细胞和自然杀伤细胞功能,降低血液黏滞度,疏通微循环,可以达到改善症状的目的。

92. 肺癌免疫有哪些注意事项?

　　肺癌是起源于肺部支气管黏膜或腺体的恶性肿瘤,发病率和死亡率增长最快,是对人群健康和生命威胁极大的恶性肿瘤之一。近50年来许多国家都报道肺癌的发病率和死亡率均明显增高,男性肺癌发病率和死亡率均占所有恶性肿瘤的第一位,女性发病率占第二位,死亡率占第二位。肺癌的病因至今尚不完全明确,大量资料表明,长期大量吸烟与肺癌的发生有非常密切的关系。已有的研究证明:长期大量吸烟者患肺癌的概率是不吸烟者的10～20倍,开始吸烟的年龄越小,患肺癌的概率越高。此外,吸烟不仅直接影响本人的身体健康,还对周围人群的健康产生不良影响,导致被动吸烟者肺癌患病率明显增加。城市居民肺癌的发病率比农村高,这可能与城市大气污染和烟尘中含有致癌物质有关。因此应该提倡不吸烟,并加强城市环境卫生工作。

免疫童子

　　长寿星人,肺癌免疫要注意哪些事项?

　　首先要严格把握适应证;其次是了解禁忌证;还有免疫治疗也可以个体化治疗;最后,PD-1抑制剂这类免疫治疗,应该在患者一般情况比较好、肿瘤负荷比较小的时候,尽早应用,使用期间密切观察不良反应。

长寿星人

　　免疫治疗不同于传统治疗手段,它不直接杀死肿瘤细胞,而是帮助人体自身的免疫细胞从肿瘤细胞的“蒙蔽”中恢复清醒,进而让免疫细胞准确识别并清除肿瘤细胞。那么肺癌免疫治疗需注意哪些问题?第一,严格把握适应证。需要有明确的病理诊断,明确基因靶点情况。有资料显示基因突变的患者一线治疗应用免疫治疗并不能增加疗效,而且毒副反应增加。抗肿瘤药物应用需遵循药品说明书,不得随意超适应证使用。第二,了解禁忌证。部分病人不适合、不建议尝试PD-1抑制剂:病情进入终末期、卧床不起的病人;有急性细菌感染尚未控制的病人;做过肝移植、肾移植的病人;有系统性红斑狼疮、白塞病、干燥综合征、血管炎等自身免疫病尚未控制的病人。第三,免疫治疗也可以个体化治疗。患者在治疗前要检测肿瘤组织当中PD-L1的表达水平,高表达的病人选择免疫单药,而低表达或不表达的病人则选择免疫加化疗方案。最后,也是最重要的一点:越来越多的证据支持,PD-1抑制剂这类免疫治疗,一般应该在患者情况比较好,肿

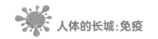

瘤负荷比较小的时候,尽早应用,使用期间密切观察不良反应。

(一) 化学治疗

化疗是肺癌的主要治疗方法,90%以上的肺癌需要接受化疗治疗。化疗对小细胞肺癌的疗效无论早期或晚期均较肯定,甚至有约1%的早期小细胞肺癌通过化疗治愈。化疗也是治疗非小细胞肺癌的主要手段,化疗治疗非小细胞肺癌的肿瘤缓解率为40%～50%。化疗一般不能治愈非小细胞肺癌,只能延长患者生存和改善生活质量。化疗分为治疗性化疗和辅助性化疗。化疗需根据肺癌组织学类型不同选用不同的化疗药物和不同的化疗方案。化疗除能杀死肿瘤细胞外,对人体正常细胞也有损害,因此化疗需要在肿瘤专科医生指导下进行。近年化疗在肺癌治疗中已不再限于不能手术的晚期肺癌患者,而常作为全身治疗列入肺癌的综合治疗方案。化疗会抑制骨髓造血系统,导致白细胞和血小板下降,可以应用粒细胞集落刺激因子和血小板刺激因子治疗。

(二) 放射治疗

放射治疗简称放疗,对小细胞肺癌疗效最佳,鳞状细胞癌次之,腺癌最差。肺癌放疗照射野应包括原发灶、淋巴结转移的纵隔区。同时要辅以药物治疗。鳞状细胞癌对射线有中等度的敏感性,病变以局部侵犯为主,转移相对较慢,故多用根治治疗。腺癌对射线敏感性差,且容易血道转移,故较少采用单纯放射治疗。放疗是一种局部治疗,常常需要联合化疗。放疗与化疗的联合可以视病人的情况不同,采取同步放化疗或交替化放疗的方法。根据治疗的目的不同分为根治治疗、姑息治疗、术前新辅助放疗、术后辅助放疗及腔内放疗等。肺癌放疗的并发症包括:放射性肺炎、放射性食管炎、放射性肺纤维化和放射性脊髓炎。上述放射治疗相关并发症与放疗剂量存在正相关关系,同时也存在个体差异性。

(三) 肺癌的外科治疗

外科治疗是肺癌首选和最主要的治疗方法,也是唯一能使肺癌治愈的治疗方法。外科手术治疗肺癌的目的是:完全切除肺癌原发病灶及转移淋巴结,达到临床治愈;切除肿瘤的绝大部分,为其他治疗创造有利条件,即减瘤手术;减状手术适合少数病人,如难治性胸膜腔和心包积液,通过切除胸膜和心包种植结节,切除部分心包和胸膜,治愈或缓解心包和胸膜腔积液导致的临床症状,延长生命或改善生活质量。减状手术需同时做局部和全身化疗。外科手术治疗常常需在术前或术后做辅助化疗、放疗治疗,以提高外科手术的治愈率和患者的生存率。肺癌外科治疗的五年生存率为30%～44%;外科手术治疗的死亡率为1%～2%。

（四）复发性肺癌的外科治疗

复发性肺癌包括外科手术后局部残留癌的复发和肺部新发生的第二个原发性肺癌。对于支气管残端残留癌复发,应争取再手术,施行支气管袖状成型切除残留癌。

对于肺癌完全切除术后发生的第二个原发性肺癌,只要肺癌适合外科治疗,病人内脏功能能耐受再手术治疗,同时也不存在外科技术上的问题,就应该考虑再施行开胸手术切除复发性肺癌。

93. 儿童如何提高免疫力?

小孩子如果想要提高免疫力,要合理均衡补充营养,不偏食,少吃零食;同时要多增加户外的活动,晒太阳,增强体质。另外,充足的睡眠,良好的心情,也使机体防御能力增加。对孩子精心的护理也很重要,避免呼吸道反复感染,也会使机体的免疫力保持稳定。如果孩子近期反复感染,机体的免疫力也会暂时下降,可以吃一些免疫调节剂。其他方法包括:

多喝水。多喝水可以保持黏膜湿润,成为抵挡细菌的重要防线。为了确保健康,应尽可能让孩子理解喝水的重要性。上学、外出时让孩子背着水壶,车上随时放一瓶水,规定吃晚饭时每个人都要喝水,让喝水成为一个好习惯。

不必过于干净。免疫系统能对传染病原形成免疫记忆,万一再次遇上,可以很快将其消灭,如果你家太干净,孩子没有机会透过感染产生抗体,抵抗力反而减弱,并可能导致过敏和自体免疫失调。世界卫生组织(WHO)曾警告,抗菌清洁用品会使微生物抗药性问题更严重,而美国医学会也呼吁大众避免使用含抗菌成分的清洁用品,因这些产品可能是抗药性微生物的来源,只要使用一般肥皂和水就可达清洁的效果。勤洗手,虽然太抗菌、干净无益健康,但仍要培养孩子基本的卫生习惯,尤其在上厕所后要把手洗干净,可以防止拉肚子或尿道感染等疾病。

要有足够的睡眠,睡眠不良会让体内负责对付病毒和肿瘤的T细胞数目减少,生病的机率随之增加。专家建议成长中的孩子每天需要8~10小时的睡眠,如果孩子晚上睡得不够,可以白天小睡片刻,特别是午休也有很大好处。孩子的免疫系统尚未强固,这也是为何幼儿园里一个小朋友伤风,其他人可能也跟着感冒。据估计,幼儿每年伤风感冒的次数是6~10次。随着年龄增长,孩子的免疫机能逐渐成熟,3岁以上孩子体内免疫血清的抗体浓度即接近成人。8岁后,整个免疫系统的抵抗力已和成人相当。

和孩子讨论身体自我治疗的能力,让孩子了解身体具备的自愈力,当孩子感冒或擦伤时,一起留意他复原的速度,如此孩子将学会相信自己的身体本能,不致过于依赖药

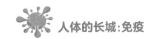

物。一项发表在2000年美国风湿病学年会的研究指出,患慢性病的儿童的父母如果经常和孩子讨论疾病,强调他们的虚弱,将会让他们更焦虑不安。

减糖。减少糖的摄入,有些专家认为摄取糖分过高的饮食,会干扰白血球的免疫功能。补充必需脂肪酸,因为它能提供细胞膜的重要成分,决定细胞膜的流动和弹性,对免疫细胞非常重要。人体无法自行合成脂肪酸,只能从天然食物包括海鲜、蔬果等摄取,如鲑鱼、鲱鱼、沙丁鱼等深海鱼,胡桃、杏仁等坚果,亚麻仁油、葵花油、红花籽油内也含有脂肪酸,但要注意,某些油如亚麻仁油需避免高温油炸,最好直接加在烹煮好的食物上。

减压。已有研究指出,承受压力愈大愈容易感冒。教导孩子放松的技巧,适当安排活动,别让压力压垮孩子的免疫力。

多吃蔬果,现在的小孩子容易偏食,营养不均衡会造成肺和消化道黏膜变薄,抗体减少,影响人体防御功能。柑橘类水果富含维生素C,能增加噬菌细胞的数量,强化天生杀手细胞活力,建立和维护黏膜、胶原组织,以帮助伤口痊愈。胡萝卜及其他深橘色蔬果如芒果、甘薯等富含β胡萝卜素,可以在人体内转换成维生素A。维生素A能维持上皮细胞及黏膜组织健全,减轻感染;提高抗体反应,促进白血球生成,并参与补捉破坏细胞的自由基。其他可以滋养免疫系统的蔬果还包括蕃茄、十字花科蔬菜、大蒜、香菇等。

不要过早使用抗生素。冬天气温骤降,孩子的鼻咽炎犯了,家长们拿出自己的杀手锏——抗生素,试图将感染扼杀在萌芽中,为整个冬天除去隐患。但是这种做法很有可能事与愿违。过早地治疗,没有给孩子的免疫系统产生抗体的时间。如果几个星期后免疫系统再次遇到同样的细菌,它将没有任何防御"部队"。注意个人卫生。许多造成呼吸道感染的病毒都是通过手传播的。因此,要保护孩子不受病毒的攻击,最好的办法是洗干净孩子的小手和家长的大手,不要忘记指甲下边,那些小细菌无处不在。

94. 成人如何提高免疫力?

免疫力指机体对疾病的自我防御能力,良好的免疫力有利于预防疾病,对身体有帮助。成人出现免疫力下降时,可通过增加运动、调整饮食、保证睡眠提高免疫力,必要时可遵医嘱对症使用药物提高免疫力。

(1)增加运动:运动也是提高免疫力最有效的一种方法,平时在日常生活中应该多进行一些体育锻炼,包括有氧运动,比如爬山、慢跑、游泳、蹬自行车、跳绳等。注意经常参加体育运动,增强抗病能力。保持良好的心态,避免精神压力过大。成年人提高免疫力的最好方法,就是规律生活、营养平衡、加强运动。要保证良好的睡眠,良好的睡眠非常重要,有质量的睡眠可以使人体的免疫力得到休整和提高。

（2）调整饮食：饮食上进行调理，多吃一些富含蛋白以及营养物质的食品，比如海参、海鱼、海虾等；对于蔬菜方面包括一些绿叶的蔬菜，比如芹菜、菠菜、大白菜、生菜等；对于水果方面，包括一些富含有维生素C和水分的水果，比如橙子、西瓜、草莓、樱桃、火龙果等。饮食上应当做到均衡营养，荤素搭配合理，避免偏食、厌食，及时补充身体所需要的维生素、蛋白质以及其他的矿物质、微量元素等。平时可多食用新鲜的萝卜、蘑菇、香菇、鸡汤、海产品、鸡蛋、肉类等，还应该注意避免烟酒，在饮食上要注意荤素的搭配，多吃优质蛋白，每顿饭吃七八分饱。

均衡摄取营养：每天均衡摄取6大类食物，包括全谷根茎类、豆蛋鱼肉类、油脂与坚果类、蔬菜类、水果类及奶类，增加食物多样化，以摄取多元化的营养。

加强蛋白质量：免疫系统中的免疫细胞主要是由蛋白质所构成，建议可以从饮食中摄取高生物价蛋白质，例如蛋类、乳制品，以及豆腐、豆干、豆包、豆浆等黄豆制品，食物永远比食品好，不要相信偏方，或只补充大量营养品。

多食用抗氧化蔬果：蔬果中富含不同抗氧化、调节免疫力的植化素，像番茄当中的茄红素，具有抗氧化的作用胡萝卜、南瓜、地瓜的类胡萝卜素可转化成维生素A，在黏膜细胞扮演重要角色。

增加多糖体吸收：各种菇类中的多糖体，可增加免疫细胞T细胞的数量，具有提高免疫力的功用。建议大家可选择多样化的五行蔬果，以摄取不同功效的植化素。

少高油脂摄取：过多油脂摄取除了会造成肥胖，更会引起体内的发炎反应，造成免疫力下降，建议减少饮食中高油炸、空热量食物，像是油炸品、洋芋片、巧克力、精致糕点等。

限制饮酒：每天饮低度白酒不要超过100 mL，黄酒不要超过250 mL，啤酒不要超过1瓶，因为酒精对人体的每一部分都会产生消极影响，即使喝葡萄酒可以降低胆固醇，也应该限制每天一杯，过量饮用会给血液与心脏等器官造成很大破坏。

（3）保证睡眠：睡眠与人体免疫力密切相关。著名免疫学家通过"自我睡眠"试验发现，良好的睡眠可使体内的T、B淋巴细胞数量明显上升。而医学专家的研究表明，睡眠时人体会产生一种称为胞壁酸的睡眠因子，此因子促使白血球增多，巨噬细胞活跃，肝脏解毒功能增强，从而将侵入的细菌和病毒消灭。

（4）保持乐观情绪乐观的态度可以维持人体于一个最佳的状态，尤其是在现今社会，人们面临的压力很大，巨大的心理压力会导致对人体免疫系统有抑制作用的荷尔蒙成分增多，所以容易受到感冒或其他疾病的侵袭。

（5）使用药物：必要时可遵医嘱使用转移因子口服液、人免疫球蛋白等药物，对于成人提高免疫力有帮助。但是不建议自行用药，应在医生的指导下严格用药。

（6）其他方法：由于某些疾病比如肿瘤等导致的免疫力低下，成人应遵医嘱积极治疗原发病，病情得到控制后，免疫力低下的症状会有所改善。

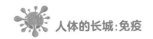

95. 计划免疫规划接种如何提高免疫力？

　　国家免疫规划是指按照国家或者省、自治区、直辖市确定的疫苗品种、免疫程序或者接种方案，在人群中有计划地进行预防接种，以预防和控制针对传染病的发生和流行。

　　免疫规划是计划免疫工作的发展。在预防接种工作规范化、科学化、法制化管理的基础上，进一步巩固计划免疫业已取得的成果，提高和维持接种率，扩大预防接种服务人群，积极推广应用新疫苗，有利于我国预防接种工作与国际接轨。因此，它是随着生物科学技术的发展、疫苗的不断开发和应用，为更加合理地使用疫苗和开展预防接种工作，以达到控制乃至最终消灭针对传染病的需要而发展起来的。计划免疫接种是国家实行的、有法律要求的、全国范围内对适龄儿童进行的针对性疾病预防接种，共11苗22剂次，全部免费。

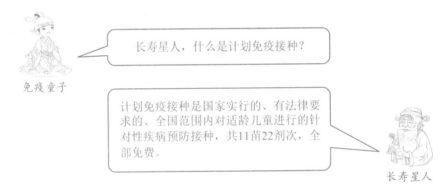

我国实施的免疫规划的5种疫苗——乙肝疫苗、卡介苗、百白破疫苗、脊髓灰质炎疫苗、麻疹疫苗，预防乙型肝炎、结核病、百日咳、白喉、破伤风、脊髓灰质炎、麻疹等7种传染病，儿童接种免疫规划疫苗接种全部免费。必要时，对重点地区的重点人群进行流行性疾病疫苗接种。

　　2007年政府工作报告里明确提出把预防15种传染病的疫苗纳入国家免疫规划，也就是扩大国家免疫规划范围。扩大的免疫规划疫苗接种也全部免费，为此，中央财政将增加25亿元用于购买14种疫苗，包括乙肝疫苗、卡介苗、无细胞百白破疫苗、脊髓灰质炎疫苗、麻疹疫苗、白破疫苗、麻风腮疫苗、流脑A群疫苗、流脑A+C群疫苗、乙脑减毒活疫苗、甲肝减毒活疫苗、钩端螺旋体疫苗、流行性出血热疫苗、炭疽疫苗。这些疫苗可用于预防乙型肝炎、结核病、百日咳、白喉、破伤风、脊髓灰质炎、麻疹、风疹、腮腺炎、流行性脑脊髓膜炎、流行性乙型脑炎、甲型肝炎、钩端螺旋体病、流行性出血热、炭疽等15种传染病。其中,有一部分是局部的,在流行区才接种,如钩端螺旋体疫苗、流行性出血热疫苗、炭疽疫苗等;其他疫苗在全国范围都接种。

一类疫苗和二类疫苗区别

免疫规划疫苗也就是一类疫苗,由政府支付疫苗费用,实行免疫接种。一类疫苗包括:乙肝疫苗、卡介苗、脊灰灭活疫苗、脊灰减毒活疫苗、百白破疫苗、白破疫苗、麻腮风疫苗、乙脑减毒活疫苗、乙脑灭活疫苗、A群流脑多糖疫苗、A群C群流脑多糖疫苗、甲肝减毒活疫苗、甲肝灭活疫苗等。一类疫苗是免费强制要接种的,是入托入学报名程序必须查验的,没有按照国家免疫规划完成接种是不能入托入学的。

非免疫规划疫苗也就是二类疫苗,属于自愿自费接种的。二类疫苗对传染病同样具有很好的预防效果,可以根据健康需求,自主决定是否接种。二类疫苗如水痘疫苗、流感疫苗、b型流感嗜血杆菌结合疫苗、肺炎球菌疫苗、轮状病毒疫苗等。二类疫苗是自愿自费选择打的,是用于弥补一类疫苗防疫空缺部分,可以根据个人的经济实力和需求自行规划接种。

常规接种注意事项

接种前,向医生如实反映孩子的近期健康状况,有无发烧发热过敏或其他疾病,既往接种不良反应史,孩子及家族过敏史和患病史。由医生综合考虑决定是否接种疫苗,以及接种何种疫苗。在接种疫苗时,如对使用的疫苗、注射器或接种操作有疑问,可暂缓接种,并向当地疾控中心咨询和反馈。接种后需留观30分钟,无不良反应后方可离开。接种后2天左右,可能出现局部红肿、发热、烦躁症状,采用物理降温和安抚方式稳定宝宝情绪。极个别发生过敏或38.5 ℃以上高烧及严重不适的接种者,请及时就医。

《国家免疫规划疫苗儿童免疗程度及说明(2021年版)》

国家卫生健康委员会组织对《国家免疫规划疫苗儿童免疫程序及说明(2016年版)》进行修订,在此基础上形成了《国家免疫规划疫苗儿童免疫程序及说明(2021年版)》,其中包括以下内容:

(1)重组乙型肝炎疫苗(乙肝疫苗,HepB):按"0—1—6个月"程序共接种3剂次,其中第1剂在新生儿出生后24小时内接种,第2剂在1月龄时接种,第3剂在6月龄时接种。

(2)皮内注射用卡介苗(卡介苗,BCG):出生时接种1剂。

(3)脊髓灰质炎(脊灰)灭活疫苗(IPV)、二价脊灰减毒活疫苗(脊灰减毒活疫苗,bOPV):共接种4剂,其中2月龄、3月龄各接种1剂IPV,4月龄、4周岁各接种1剂bOPV。

(4)吸附无细胞百白破联合疫苗(百白破疫苗,DTaP)、吸附白喉破伤风联合疫苗(白破疫苗,DT):共接种5剂次,其中3月龄、4月龄、5月龄、18月龄各接种1剂DTaP,6周岁接种1剂DT。

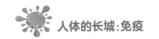

（5）麻疹腮腺炎风疹联合减毒活疫苗（麻腮风疫苗，MMR）：共接种2剂次。8月龄、2周岁各接种1剂。

（6）乙型脑炎减毒活疫苗（乙脑减毒活疫苗，JE-L）：共接种2剂次。8月龄、2周岁各接种1剂。

（7）乙型脑炎灭活疫苗（乙脑灭活疫苗，JE-I）：共接种4剂次。8月龄接种2剂，间隔7~10天；2周岁和6周岁各接种1剂。

（8）A群流脑疫苗：MPSV-A接种2剂次，6月龄、9月龄各接种1剂。

（9）A+C群流脑疫苗：MPSV-AC接种2剂次，3周岁、6周岁各接种1剂。

（10）甲肝减毒活疫苗（HepA-I）,：共接种2剂次，18月龄和24月龄各接种1剂。如果接种2剂次及以上含甲型肝炎灭活疫苗成分的疫苗，可视为完成甲肝疫苗免疫程序。

（11）甲肝灭活疫苗（HepA-I））：共接种2剂次，18月龄和24月龄各接种1剂。如果接种2剂次及以上含HepA-I成分的联合疫苗，可视为完成HepA-I免疫程序。

96. 孕妇如何提高免疫力？

孕妇的免疫力是很重要的，如果孕妇的免疫力低就很容易会受到疾病的侵犯，经常感冒发烧，患上各种传染病，也会对肚子里的宝宝产生不良影响，还会影响胎儿的发育，甚至还会导致胎儿畸形。

孕妇免疫系统出现问题，对胎儿可能会有不良影响，常见可导致免疫系统问题的疾病包括抗磷脂综合征、风湿免疫科疾病等，在怀孕10周以后尤为常见。多数孕妇在怀孕10周左右，胎盘已经开始逐渐形成或者胎儿发育相对稳定，但患上易栓症或者抗磷脂综合征的孕妇，反而会在胎盘或者脐带血中形成血栓，导致胎儿生长受限。若孕妇合并系统性红斑狼疮等风湿免疫科疾病，本身在妊娠期间激素变化，易导致疾病反复发作。这时对于孕妇较多脏器，比如肾脏、肝脏、脑等都会造成比较严重的器官性损害，进而导致胚胎或者胎儿的生长发育问题，发生胎儿生长受限，引起流产、早产，甚至导致胎死宫内等不良影响。孕妇免疫系统出现问题，需要及时进行肝功能、肾功能、免疫系统等检查明确，同时孕期也要定期进行产检，明确胎儿是否存在发育异常的情况。

增强免疫力的方法有很多，下面简要介绍。

加强孕妇营养。营养素具有免疫调节功能。孕妈妈可以通过饮食提高免疫力，充足的蛋白质、适量的维生素和一些微量元素皆具有免疫调节功能。蛋白质是孕妈妈免疫系统防御功能的物质基础，妊娠晚期母体及胎儿共贮备蛋白质约1000 g，其中500 g供给胎盘和胎儿生长的需要，另外500 g作为母体子宫、乳腺增生、肥大以及母体血容量扩充的需要。如果蛋白质营养匮乏,会影响免疫细胞和抗体的形成,导致肌体抗病能力减退,各种传染疾病会趁虚而入。对于胎儿,国内外资料均证明,孕妈妈如果每天进食蛋白少于 80 g,可造成流产、早产、胎儿生长受限等。维生素 A、维生素 C、维生素 E、泛酸、核黄素、叶酸和牛黄酸都是孕妈妈维持正常生理功能所必需的营养素,它们的缺乏也会导致母体免疫力功能的降低,甚至可能导致胎儿的发育异常或缺陷。微量元素铜、铁、锌等必需微量元素与免疫功能也是密不可分的,孕妈妈如果缺乏这些元素,会抑制免疫机能,机体感染的发生率也会随之升高。

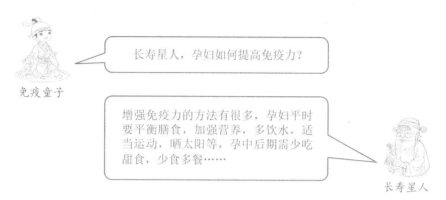

免疫童子

长寿星人,孕妇如何提高免疫力?

增强免疫力的方法有很多,孕妇平时要平衡膳食,加强营养,多饮水,适当运动,晒太阳等,孕中后期需少吃甜食,少食多餐……

长寿星人

遵守平衡膳食原则。每种营养素都各肩其责,缺一不可,因为免疫细胞的活力和功能是靠蛋白质、脂肪、碳水化合物、无机盐和维生素等营养素一起来经营的。因此孕妈妈要遵守以下平衡膳食原则,每天保证适量的摄入:① 妊娠中期后应少食甜食,尤其合并糖尿病的孕妈妈更应注意。② 少食多餐,增加进食频率。在进食频率上,由于孕妈妈受激素和子宫压迫的影响,常有饱胀感,因此孕妈妈可选择少食多餐,增加进食频率,每天可分六餐,三大三小,尽量定时定量,忌暴饮暴食,忌生冷辛辣食品。③ 宜食用含纤维素较多的食物,孕妈妈可以通过选择食用含纤维素较多的食物,来刺激肠蠕动,减少便秘和痔疮的发生。④ 加服铁剂和钙剂,由于妊娠后半期至足月孕妈妈铁和钙的需要量增加,需监测体内血清铁蛋白和钙的含量,如若食补有困难,则需加服铁剂和钙剂。

多饮水。平时孕妈妈应多饮水,使口腔和鼻腔内黏膜保持湿润,从而可有效发挥捕捉病菌的功能。营养过多或偏食也会使免疫力下降,有些孕妈妈摄入过多的营养或偏食、食品单一,也会导致母体和新生儿免疫力的下降,甚至会导致妊娠并发症的产生,如过度肥胖可导致妊娠期糖尿病、妊娠期高血压疾病等。

适当的室外活动。进行户外运动才能提高免疫力。有专家指出,人体的免疫力需要外界的不断刺激才会提高,尤其是冬季,要不断让身体去适应外界的气温变化,在户外保持身体的运动状态,才能使适应环境的能力加强,刺激机体的免疫力。有些孕妈妈为了躲避病毒而整天不出门,不与外界环境接触,受不到任何刺激,反而会使抵抗力下降,一出门就很容易受到病毒侵袭。虽然室内的有氧运动也是很好的运动,但其实提高

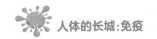

的是身体的其他机能，而非提升自身的免疫力。因此，孕妈妈必须要进行户外运动，才能有效提高免疫力。

多在户外晒太阳。经常在阳光底下照射可以增强孕妇的抵抗能力，因为阳光中的紫外线有消毒杀菌的作用。紫外线还可以促进机体对钙的吸收，而钙是血清调理素的刺激物，对人体抗体的合成、巨噬细胞对病原菌的吞噬有着促进作用，从而增强孕妇的抵抗力。

97. 变应性鼻炎可以免疫治疗吗？

变应性鼻炎又叫过敏性鼻炎，是指特应性个体接触变应原后，主要由IgE介导的介质（主要是组胺）释放，并由多种免疫活性细胞和细胞因子等参与的鼻黏膜非感染性炎性疾病。其发生的必要条件有3个：特异性抗原即引起机体免疫反应的物质；特应性个体即所谓个体差异、过敏体质；特异性抗原与特应性个体二者相遇。由于机体对某种物质过敏而引起的鼻炎，可引起一系列过敏性症状。鼻腔黏膜出现炎症，表现为充血或者水肿，患者经常会出现鼻塞、流清水涕、鼻痒、喉部不适、咳嗽等症状。当鼻内出现炎症时，鼻腔内可以分泌大量的鼻涕，并可以因感染而变成黄色，流经咽喉时可以引起咳嗽，鼻涕量多时还可以经前鼻孔流出。过敏性疾病的病因复杂，往往一"触"即发，迁延不愈，令人十分苦恼。变应性鼻炎是一个全球性健康问题，可导致许多疾病和劳动力丧失。面对这种严峻的现状，世界卫生组织建议，过敏性疾病的治疗应该采取对症治疗联合对因治疗的理性化综合方案。特异性免疫治疗是目前唯一针对过敏性疾病的对因治疗，与对症治疗相辅相成，最终达到治愈过敏性疾病的目的。

免疫童子

长寿星人，什么是变应性鼻炎？

变应性鼻炎又叫过敏性鼻炎，是指特应性个体接触变应原后，主要由IgE介导的介质（主要是组胺）释放，并由多种免疫活性细胞和细胞因子等参与的鼻黏膜非感染性炎性疾病。其发生的必要条件有3个：特异性抗原即引起机体免疫反应的物质；特应性个体即所谓个体差异、过敏体质；特异性抗原与特应性个体二者相遇。

长寿星人

舌下特异性免疫治疗安全性高，未见任何严重不良反应。该方法用药方便，不受时间、场地限制，家中或差旅途中均可安全使用。给药温和，无需打针，尤其适合儿童患者。经两个月治疗后所有症状消失，再维持一段时间，大多患者治疗效果可保持 5 年以上，部分患者可保持终身。一般无法根治的属于免疫性疾病，只能通过药物进行缓解，药物治疗控制症状解除患者痛苦，但是不能彻底根治，可以采用变应原免疫治疗方法，皮下注射和舌下含服。

变应性鼻炎是一种由基因与环境互相作用而诱发的多因素疾病。变应性鼻炎的危险因素可能存在于所有年龄段。遗传因素中，变应性鼻炎患者具有特应性体质，通常显示出家族聚集性，已有研究发现某些基因与变应性鼻炎相关联。变应原是诱导特异性 IgE 抗体并与之发生反应的抗原，它们多来源于动物、植物、昆虫、真菌或职业性物质，其成分主要是蛋白质或糖蛋白，极少数是多聚糖。变应原主要分为吸入性变应原和食物性变应原。吸入性变应原是变应性鼻炎的主要原因。

螨：在亚热带和热带地区最主要的螨为屋尘螨、粉尘螨等。屋尘螨以人类皮屑为食，并主要生活在床垫、床底、枕头、地毯、家具及绒毛玩具中。屋尘螨变应原包含在其排泄物颗粒中，当其沾染的织物被翻动后，这些颗粒便暴露于空气中并能够很快再次沉积下来。空气中的螨变应原浓度与变应性鼻炎的发病有关。

花粉：风媒花粉由于飘散量巨大且能远距离传输，因而可影响远离花粉源数百公里的人群。虫媒花粉只有直接接触才会致敏，如农艺师和花店店员可能接触到。花粉的致敏能力随季节、地理位置、温度和植物种类而变化，可引起特应性个体发生鼻炎。

另外，动物的皮屑及分泌物携带致敏原，真菌变应原如霉菌向室内、外环境中释放变应原性孢子，也可以引起鼻炎。

免疫童子

长寿星人，变应性鼻炎如何药物治疗？

药物治疗常用鼻内和口服给药，疗效在不同患者之间可能有差异。停药后无长期持续疗效，因此对持续性变应性鼻炎需维持治疗。延长治疗时间并不发生快速耐药性。鼻内给药具有许多优点，高浓度药物可直接作用于鼻部，减少或避免了全身副作用。

长寿星人

免疫治疗可以诱导临床和免疫耐受，具有长期效果，可预防变应性疾病的发展。变应原特异性免疫治疗常用皮下注射和舌下含服。疗程分为剂量累加阶段和剂量维持阶段，总疗程不少于 2 年，并且应采用标准化变应原疫苗。适应证主要是常规药物治疗无效的变应性鼻炎。哮喘发作期、患者正使用 β 受体阻断剂、合并其他免疫性疾病、妊娠期

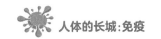

妇女、患者无法理解治疗的风险性和局限性，这些情况下不能进行免疫治疗。另外，免疫治疗可能出现局部和全身不良反应。

药物治疗常用鼻内和口服给药，疗效在不同患者之间可能有差异。停药后无长期持续疗效，因此对持续性变应性鼻炎需维持治疗。延长治疗时间并不发生快速耐药性。鼻内给药具有许多优点，高浓度药物可直接作用于鼻部，减少或避免了全身副作用。但对于伴有其他过敏性疾病患者，药物需要作用于不同靶器官，鼻内给药不是最佳选择，推荐全身药物治疗。妊娠期患者应慎用各种药物。

98. 益生菌是如何促进营养吸收保持肠道健康的？

益生菌是通过定殖在人体内，改变宿主某一部位菌群组成的一类对宿主有益的活性微生物。其通过调节宿主黏膜与系统免疫功能或通过调节肠道内菌群平衡，促进营养吸收保持肠道健康，从而产生有利于健康的单微生物或组成明确的混合微生物。

益生菌对人体有多种功能，如促进营养物质的消化吸收。益生菌可合成消化酶，它们与动物体合成的消化酶一起，参与肠道中营养物质的消化，刺激动物体分泌消化酶，降低小肠隐窝深度，提高绒毛高度，增加小肠表面积，促进肠道营养物质的吸收。益生菌还具有提高机体免疫力的功能，益生菌的自身结构如肽聚糖、脂磷壁酸等成分可作为抗原直接发挥免疫激活作用，或者通过自分泌免疫激活剂，刺激宿主免疫系统，从而提高动物的免疫力，增强机体固有免疫细胞和自然杀伤细胞的活性，激活树突状细胞，刺激机体产生细胞因子，并刺激 B 细胞分泌抗体，益生菌可刺激肠道产生分泌性球蛋白 A（SIgA），保护机体健康。

益生菌可以维持肠道菌群结构平衡。肠道是机体正常的组成部分，参与机体重要的生理活动，肠道中存在复杂的肠道菌群，它们在宿主的生长、发育和健康等方面发挥着重要的功能。① 提高机体抗氧化水平。机体中氧化物如氧自由基和羟基自由基等，含有未配对的电子，容易发生氧化还原反应，当机体中的氧化物过量时会导致机体产生氧化损伤。机体中存在抗氧化系统，它们不断地清除机体合成的氧化物，维持着氧化物的动态平衡。② 抑制肠道炎症，益生菌可缓解机体的炎症反应。③ 保护肠道黏膜屏障，益生菌可降低肠道黏膜渗透性，从而保护肠道黏膜屏障完整性。

益生菌是肠道内有益菌，可以维持肠道正常功能、改善微生态平衡、调理胃肠道菌群、加强肠道黏膜屏障、抑制致病菌繁殖、抑制部分肠道疾病、维持酸性环境、促进营养物质吸收、刺激机体免疫系统，从而增强机体免疫力。还可以预防骨质疏松、消除疲劳、防辐射、促进食物分解。若出现食欲不振、消化不良、急慢性腹泻、吸收功能不良可以补充益生菌。但是需要注意的是,益生菌不会使免疫细胞增加,只有一定的激活作用。

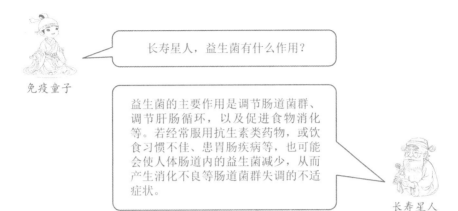

长寿星人,益生菌有什么作用?

免疫童子

益生菌的主要作用是调节肠道菌群、调节肝肠循环,以及促进食物消化等。若经常服用抗生素类药物,或饮食习惯不佳、患胃肠疾病等,也可能会使人体肠道内的益生菌减少,从而产生消化不良等肠道菌群失调的不适症状。

长寿星人

若经常服用抗生素类药物,或饮食习惯不佳、患胃肠疾病等,也可能会使人体肠道内的益生菌减少,从而产生消化不良等肠道菌群失调的不适症状。日常生活中,可以适当通过口服等方式补充益生菌,如富含活性益生菌的酸奶等。益生菌提高免疫力的作用有限,若想提高身体素质,更重要的是养成良好的作息习惯、饮食习惯、生活习惯等。维护好自身免疫系统功能,患病后建议及时就医诊治,切不可盲目用药。

人体、动物体内有益的细菌或真菌主要有酵母菌、益生芽孢菌、乳杆菌、双歧杆菌、放线菌等。研究发现酵母菌具有调节肠道平衡、促进饲料转化以及提高机体免疫功能等良好的益生特性,多作为饲料添加剂用于畜禽养殖。益生芽孢杆菌是一类对机体具有益生特性的、好氧或兼性厌氧、产芽孢的杆状细菌,为革兰氏阳性菌。目前研究发现丁酸梭菌具有维持肠道菌群平衡、增强机体免疫功能、生成营养物质、防治肠炎等良好的益生特性。乳酸菌指发酵糖类主要产物为乳酸的一类无芽孢、革兰氏染色阳性细菌的总称。乳酸菌是最常见的益生菌,已经被广泛应用并认为对人和动物是安全的。双歧杆菌是人体内存在的一种生理性细菌,是最值得重视和研究的人体有益菌,它与人体的健康密不可分。很多酸奶里面都添加了这些益生菌,所以多喝酸奶可以促进肠道健康。

99. 提高免疫力的食疗方法有哪些?

通常认为,食物是为人体提供生长发育和健康生存所需的各种营养素的可食性物质。也就是说,食物最主要的作用是提供营养。其实不然,我们很早就认识到食物不仅能提供营养,而且能疗疾祛病。

食疗就是用食物代替药物而使疾病得到治疗、使细胞恢复功能、使人体恢复健康。

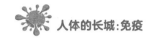

高级均衡营养素能增强细胞营养代谢功能,使细胞获得强大的能量;同时能激活细胞健康免疫基因,使细胞免疫活性增加、免疫细胞的数量增加。强壮的免疫细胞可直接吞噬病死的细胞和代谢废物,帮助功能低下的细胞恢复功能,以达到治疗疾病的目的。

长期使用药物治病往往会产生各种副作用和依赖性,而且还可能对人体的健康造成影响,而食疗相对安全有效。食疗具有无痛苦的优点,让人们在享受美食的过程中祛除病痛,避免了打针、吃药,甚至手术之苦。在我国,食疗文化源远流长,食疗是一种长远的养生行为,是一种健康的健体之道。以前人们通过食疗调理身体,现在人们通过食疗减肥、护肤、护发,提高机体免疫力。

传统理论认为,最早有关食疗的记载是在商朝,商汤时的宰相伊尹创立了汤液,之后食疗就有了陆续的发展。而在西周时已经有了很大的进步,当时就设立了食医、疾医、疡医、兽医,这是医学史上最早的医学分科,其中地位排在第一位的就是食医,专门管理帝王的饮食营养。从西周到以后东周的春秋、战国时期,宫廷医疗处于一个渐进发展时期。周代建立了典章制度,《周礼》中对周代各个官职的划分非常详细,其中对于医疗活动,按照职责的不同,设立了不同岗位。

比如说周代最高的医疗行政长官廷叫做"医师",他负责整个医药的行政管理和御药品的管理,"医师"设有上士二人,下士四人,另有府二人,史二人,徒二十人。其中医师中的上士和下士主要负责医政管理、监督和考核;府负责宫廷药物的保管和供应;史负责宫廷医药的文字资料的整理和管理;徒则护理病人,或干些杂务。

到了隋唐以后,有很多食疗专著问世,如卢和的《食物本草》、王孟英的《随息居饮食谱》及费伯雄的《费氏食养三种》等著作的出现,使食疗养生学得到了全面的发展。遵守食疗原则有利于人体健康和疾病的防治。反之,若不遵守食疗原,则不利于人体健康,甚至有害。

提高免疫力是一个复杂的过程,涉及多种因素,包括饮食、运动、休息和避免压力等。在饮食方面,有些食物被认为有助于提高免疫力:

富含维生素C的食物:如柑橘类水果(橙子、柚子)、草莓、红椒和猕猴桃。

富含维生素E的食物:如坚果、种子、菠菜和菜籽油。

富含锌的食物:如红肉、鸡肉、豆类和坚果。

富含硒的食物:如巴西坚果、鱼和全麦面包。

富含Omega-3脂肪酸的食物:如鲑鱼、鳟鱼、鲭鱼和核桃。

具体来说,我们认为以下食物有助于提高身体的免疫力:

酸奶:以牛奶为原料经过杀菌发酵等工序制成的一种牛奶制品。营养十分丰富,酸奶中含有大量的维生素、蛋白质和乳酸菌,乳酸菌能够有效阻止病毒对人体的入侵,提高人体免疫力。

大蒜:要问吃什么提高免疫力最快,大蒜一定是其中之一。大蒜在我们的生活中非常常见,是世界公认十大健康食品之一,大蒜中含有丰富的蛋白质和矿物质,不仅具有杀菌消毒的功效,还能够提高人体免疫能力。

海鲜:指海中的鱼虾、贝类等海产食物。大部分海鲜中都含有丰富的铁、锌、铜、硒等人体所需的微量元素,补充足够的硒能够增加人体中免疫蛋白的数量,从而提高人体免疫力。

食用菌:常见的有香菇、木耳、银耳、猴头菇等。食用菌中含有的维生素、蛋白质和氨基酸等营养元素是一般蔬菜和水果的几倍甚至几十倍,经常食用对提高人体免疫力非常有帮助。

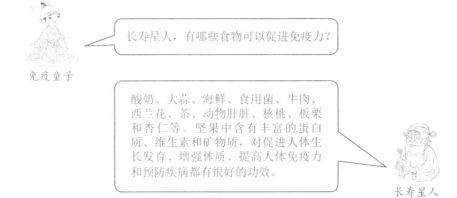

免疫童子

长寿星人,有哪些食物可以促进免疫力?

酸奶、大蒜、海鲜、食用菌、牛肉、西兰花、茶、动物肝脏、核桃、板栗和杏仁等。坚果中含有丰富的蛋白质、维生素和矿物质,对促进人体生长发育、增强体质、提高人体免疫力和预防疾病都有很好的功效。

长寿星人

牛肉:含有丰富的蛋白质、氨基酸以及锌、镁等微量元素,这些微量元素对增强人体的免疫系统有很好的功效,而且牛肉中含有的脂肪和胆固醇也比较低。

西兰花:原产于意大利的一种蔬菜,也是一种营养价值非常高的蔬菜。西兰花中富含的营养成分丰富且全面,包括蛋白质、维生素和钙、磷、铁等微量元素,其维生素C的含量也远远高于普通蔬菜,经常食用能够有效提高人体免疫力。

茶:我国的传统饮品,也是世界公认的健康饮品。茶中含有的茶多酚是一种具有极强抗氧化、抗炎和抗菌功效的物质,含有的茶多糖成分能够有效增加人体白细胞数量,提高人体免疫力。

动物肝脏:大部分动物肝脏中都含有丰富的铁和维生素A,具有很好的补血和护眼功效,其富含的维生素B6以及硒、锌、镁、铁等微量元素对提高人体免疫功能具有很好的功效,但动物肝脏中的胆固醇含量较高,要适量食用。

坚果:人们常见的坚果有核桃、板栗和杏仁等。坚果中都含有丰富的蛋白质、维生素和矿物质,经常食用对促进人体生长发育、增强体质、提高人体免疫力和预防疾病都有很好的功效。

还有一些水果对人体免疫力的提升十分有用,而且容易购得:

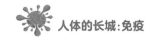

石榴:不仅能够补充人体能量和热量,还能够提高人体免疫力,对人体具有很好的保健功效。

菠萝:含有的菠萝朊酶能够助消化,促进血液循环,富含的维生素B₁还能够促进人体新陈代谢,提高人体免疫力,消除疲劳。

柚子:果肉不仅香甜多汁,而且营养丰富,其果肉中含有丰富的维生素和多种矿物质,具有降血糖、降血脂、美容减肥等多种功效,经常食用对提高人体免疫力很有帮助。

山楂:不仅具有很高的营养价值,而且也具有极高的药用价值,食用山楂能够健脾开胃、消食化滞,而且山楂中含有的一种黄酮类对提高人体免疫力,控制癌细胞生长有很好的功效。

苹果:世界公认十大健康水果之一。果实营养丰富,含有丰富的维生素和矿物质,经常食用不仅能够提高人体免疫力,还具有生津止渴、补脾养胃、润肺和美容等多种功效。

樱桃:维生素C含量非常丰富,常吃能够提高人体免疫力,预防感冒,而且还具有清热解毒、补血益肾等功效,是很好的提高免疫力的水果。

猕猴桃:也叫奇异果,是一种维生素C含量极高的水果,有着"水果之王"的美誉,不仅能够提高人体免疫力,还能够降低人体胆固醇,助消化和预防便秘。

葡萄:不仅能够作为水果生食,还能够制成葡萄干或酿酒,葡萄中含有的果酸能够助消化、健脾胃,含有的多种维生素和矿物质都对提高人体免疫力有很好的功效,葡萄籽还具有极强的表抗氧化功效。

香蕉:一种热带水果,也是我们平时经常吃的水果之一。香蕉果肉中含有丰富的纤维素,能够促进胃肠道蠕动,助消化,同时还能够增强人体对疾病的抵抗力,促进人体生长发育。

木瓜:原产于热带美洲的一种水果。果实不仅具有很高的营养价值,还具有多种药用价值,不仅能够提供人体所需的及钙、铁等微量元素,还能够提高人体免疫力,多吃还可以延年益寿。

石斛是兰科:石斛属植物,多生于海拔不太高的山地林中树干上或山谷岩石上,石斛富含的活性多糖,通常可以增强T淋巴细胞的增殖和分化,进而促进抗体的产生,最终起到增强免疫力的作用。

碧根果:一种常见的坚果食品,它富含许多营养元素,特别是富含锰元素,而锰元素是一种有效地抗氧化剂,有助于增强免疫力,保护脑神经细胞免受自由基的损害。

尽管这些建议基于现有的科学研究,但每个人的身体都是独特的,所以最好咨询医生或营养师以获得个性化的建议。同时,保持健康的生活方式,如规律的锻炼、充足的睡眠和管理压力,也是提高免疫力的关键。

后　记

后新冠时代的免疫力保护

山河无恙,人间皆安。

三年,足以让一个刚出生的孩子从咿呀学语走向幼儿园,也能让一场流行病患不再肆无忌惮。从2020年到2022年这三年多,我国抗疫防疫历程极不平凡,取得伟大成果。以习近平同志为核心的党中央始终坚持人民至上、生命至上,团结带领全党全国各族人民同心抗疫,以强烈的历史担当和强大的战略定力,因时因势优化调整防控政策措施,高效统筹疫情防控和经济社会发展,成功避免了致病力较强、致死率较高的病毒株的广泛流行,有效保护了人民群众生命安全和身体健康。打铁还需自身硬,在党和政府的呵护下,我们也需要提高自己的免疫力,预防疾病,增强抵抗力,减少疾病带来的痛苦。

我们常常可以看到这段话:免疫力过低容易导致禽流感、肺结核、B型肝炎、肺炎、麻疹、伤寒、肠病毒、艾滋病、轮状病毒、食物中毒、脑膜炎、霍乱、腮腺炎、感冒、寄生虫、皮肤霉菌感染等疾病;免疫力过高容易导致红斑性狼疮、类风湿性关节炎、僵直性脊椎炎、甲状腺炎、甲状腺机能亢进、肾上腺皮质机能不足、自体免疫溶血性贫血、肝炎、胆汁性肝硬化、肾炎、一型糖尿病、混合性结缔组织病、溃疡性结肠炎等疾病。

"免疫力过高"是个模糊的说法,通过本书的介绍可以知道我们生活在一个充满各种病原体的世界里,甚至我们体内也生活着很多病原微生物。这些长期存在的病原微生物,对免疫系统来说是一种强大的自然选择力量。当人体免疫力低下的时候,就容易出现疾病症状。在这些症状里,最常见的是感染,因为免疫力降低,免疫系统不能正常地清除病原微生物,便会导致感染的发生且难以自愈。

由于免疫力和很多疾病相关,因此也受到了人们越来越多的关注。那么,免疫力过高真是引起各种免疫性疾病的罪魁祸首吗?其实,与其说是免疫力过高,倒不如直接说是免疫力功能紊乱了,这样更容易理解,也更清楚。

平时,我们会看到有的人闻到烟味或者吸入粉尘就咳嗽不止。其实,这就说明他有

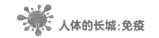

长期呼吸道炎症,呼吸道黏膜已经破损了,烟雾粉尘可直接刺激上呼吸道黏膜,从而加重炎症反应。即使是一点点烟味都能引起上呼吸道的Ⅰ型超敏反应,很容易就咳嗽,说到底这种咳嗽还是炎症反应。

不仅如此,病毒感染也是一样道理:空气中的病毒突破人体皮肤、黏膜等免疫系统防护,进入到体内并寄生下来。我们知道免疫系统是绝对不允许人体内有异物存在的,于是B细胞就会分泌大量抗体去中合这些病毒,然后形成复合物,这在医学上叫免疫复合物,再由吞噬细胞吞噬掉。如果免疫系统的吞噬细胞活性不足,战斗力不强,这些复合物就会一直沉积在局部,引来T细胞以及补体系统的攻击。

免疫复合物,一般沉积在人体三个地方:① 真皮层毛细血管网,沉积在这里就会引发荨麻疹、牛皮癣、白癜风、湿疹;② 人体器官,比如沉积在肝脏引起肝炎,沉积在肾脏引起肾炎,沉积在骨关节引起关节炎;③ 人体血液循环系统,比如沉积在血管引起血管炎,沉积在血小板上则会引起紫癜。

也就是说,免疫复合物沉积在哪里哪里就会有情况,因为它会引起免疫系统的持续攻击,那里的细胞就会难受了。很多人说这是免疫力太强了,恰恰相反,这是吞噬细胞活性力不足,吞噬能力不强的原因。

事实上,这些人经常都是有各种疾病的,比如他们会经常感冒,天气稍微变冷、变凉,来不及加衣服就会打喷嚏,然后的日子便与感冒相伴了,而且要经历好长一段时间才好。有时候由于不小心身体的某个部位被划伤,比如皮肤破了、嘴唇咬破了等,正常情况下,我们的免疫系统会让这些小伤口快速愈合。但是,这些人由于免疫力非常低下,伤口容易被感染,愈合的速度就会变得缓慢。此外,他们经常在工作中提不起精神来,就算勉强工作,过不了多长时间就会觉得筋疲力尽,到医院检查也没有发现器质性病变,休息一段时间后精力可以缓过来,但是刚持续几天,疲劳感又出现了。

现在,你可能明白了,所谓的免疫力过高的说法是不准确的,是免疫功能变差了才导致各种症状,所以最重要的是提高我们的免疫力,才能避免生病。那么,如何来提高我们的免疫力呢?

首先是健康的饮食,保证足够的能量和营养。因为人体内每天都要产生数以百亿计的免疫细胞,还有针对病原微生物的免疫反应需要生成一系列的免疫相关分子,产生这些所需要的原材料需要通过我们的饮食提供。

其次,要经常接受一些免疫刺激,不能过于干净,要知道没有病毒和细菌的刺激,我们人体是没有办法构建起自身的免疫力的,我们经常说,"不干不净,吃了没病",就是这个意思,现在自身免疫性疾病越来越多,也主要是因为我们太缺少安全的免疫刺激了。以前孩子经常要吃打虫药,但是以前孩子发生鼻炎、过敏的较少,现在城市里很少有孩子长蛔虫,但是过敏和鼻炎的孩子却越来越多。克罗恩病是一种自体免疫性疾病,有些地方甚至用蛔虫卵来治疗这种疾病,根源也是希望透过寄生虫刺激肠道淋巴细胞产生细胞因子,进而调整过度亢奋的免疫系统。而什么途径可以获得安全的免疫刺激呢?可以考虑这几种方法:① 打疫苗;② 间断口服益生菌;③ 口服转移因子(调控免疫平衡的主要细胞因子)。

再次就是保持一个良好的生活习惯,包括不吸烟、不喝酒或少喝酒、有规律的作息以及不要给自己太大的压力等。吸烟和过度饮酒会导致免疫力的降低,没有规律的作息也同样会对免疫系统的功效产生负面影响。

最后,特别提醒你不要滥用药物。药物虽然能够快速地杀死或抑制病原微生物,但药物的应用让免疫系统失去了和病原微生物作战的机会。要知道,免疫系统就像军队一样,它的作战能力是需要长期历练出来的,本书已经给出了详细解读。

虽然新冠销声匿迹了,但是能够造成肺炎的因素还有很多,细菌如肺炎链球菌、金黄色葡萄球菌、甲型溶血性链球菌、肺炎克雷伯杆菌、流感嗜血杆菌、铜绿假单胞菌等;病毒也不少,如冠状病毒、腺病毒、呼吸道合胞病毒、流感病毒、麻疹病毒、巨细胞病毒、单纯疱疹病毒等;还可能有其他未知病毒。首先要根据病毒变异和疫苗保护情况,科学谋划下一次感染来临之前的疫苗接种工作。其次要抓好常态化分级分层分流医疗卫生体系建设,继续优化资源布局,建强以公立医疗机构为主体的三级医疗卫生服务网络。最后要加强医疗物资生产保供,完善储备制度和目录,巩固完善人员、物资统筹调配机制,切实解决好基层一线能力、药品、设备等方面的短板弱项,提高自身免疫能力,把感染消除在萌芽状态,达到治未病的效果。

致谢

书稿主体完成以后,最想写的还是致谢部分。

多年以前,我在军事医学科学院(现在的军事科学院医学研究院)学习的时候,就萌生出写作几本有趣的介绍生物医药学常识的书的想法,鉴于学业繁忙,一直未能落笔。后来,几经辗转,先是做了老师,后是进入政府单位,从事的又正好是科普方面的工作,才有机会重拾兴趣,把以前缺的课补上,将许下的诺言实现。其间经历的艰辛,唯有自己知道,如人饮水冷暖自知。

南怀谨先生曾说过:"世味尝来浑是蜡,莫教开口向人啼。"准备这本书的过程,面临同样的境况,废寝忘食,吃瓜代饭,就着水吃馒头,都是常有的事情。这是一次人间的修行,也是一次心灵的旅程。写成之后,觌面相逢,唯有感激。

感谢导师陈薇院士,百忙中回复邮件:"邮件均已收到。我理解你的心情,也非常支

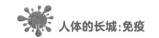

持你的工作。"感谢她多年的教导,感谢她为我们提供的良好的求学环境,钦佩她的胸襟、气度和见识,先生之风,山高水长,仰之弥高,钻之弥坚,很多基础知识都是在那一楼的办公用房五所二室掌握、实践的。

感谢汪涛老师,我们闻风相悦,因文章结识,感谢他能够在繁忙,甚至可以说日理万机的空当,回复我的每条微信信息。他像是"师道尊严"的师长,人言:"经师易遇,人师难遭",他是我遇到的一位"人师"。我读了他的所有书籍,惊为天人,敬畏他的渊博学识和爱国爱民情怀。

感谢我的同学袁斌教授,他和我大学同窗四年,就读于同一个研究院。他从美国学成回国,没过几年获正教授教席,每每让我自愧弗如,他在繁忙的教学之余为我提供了诸多素材,激发了我的后续写作热情,非常感激。

感谢安徽科普作家协会杨多文秘书长,由于事务繁多,我的很多奖状都是他领回来的,而杨先生更是大忙人,还未曾当面一谢,纸短情长,在此谢过。

感谢我所供职的单位,为我提供了边学边干的环境,我的领导、同事对我那么友好,对我的写作想法一直都很支持。

感谢我的爱人和岳父母,此书动笔之际,女儿还不会走路,待收笔之际,已经能够背几十首唐诗,这份亲情难以回报。

感谢经常与我进行"思想交流"的师友及朋友,我从他们那里受惠丰赡。要感谢的人太多了,鉴于篇幅,恕无法一一列举。唯望此书能够对得起大家的支持和期待。

感谢合作的中国科学技术大学出版社,科大"创寰宇学府,育天下英才",科大出版社同享此名,确实是实至名归。

最后,祝大家身体康健,万事顺遂。

任声权

2023 年 11 月